JN193134

食物アレルギー お弁当のABC

食物アレルギーの知識 と 給食おきかえレシピ・アイデア集

第一出版

著者紹介

編著者

有田　孝司　　愛媛生協病院名誉院長・小児科部長

高松　伸枝　　別府大学食物栄養科学部食物栄養学科教授

近藤さおり　　愛媛県在住　主婦

著者（執筆順）

中村　早織　　元 神奈川県立こども医療センター栄養管理科

上野佳代子　　国立病院機構大牟田病院統括診療部循環器科栄養管理室主任栄養士

原　　正美　　昭和女子大学生活科学部管理栄養学科准教授

宮下ひろみ　　東都医療大学管理栄養学部管理栄養学科准教授

松田　康子　　女子栄養大学栄養学部保健栄養学科教授

寺倉　里架　　名古屋女子大学家政学部非常勤講師

鉄穴森陽子　　特定非営利活動法人ヘルスケアプロジェクト理事長

髙橋　享子　　武庫川女子大学生活環境学部食物栄養学科教授

小田　奈穂　　蒲郡市民病院栄養科

林　　典子　　湖北短期大学生活プロデュース学科講師

野間　智子　　甲子園大学栄養学部栄養学科准教授

青木　好子　　認定特定非営利活動法人アレルギー支援ネットワーク理事

近藤　由美　　認定特定非営利活動法人アレルギー支援ネットワーク食物アレルギーマイスター

丹羽　恵子　　認定特定非営利活動法人アレルギー支援ネットワーク食物アレルギーマイスター

中西里映子　　認定特定非営利活動法人アレルギー支援ネットワーク常務理事

西田　京子　　地方独立行政法人大阪府立病院機構大阪はびきの医療センター医療技術部栄養

　　　　　　　管理室総括主査

四竈　美帆　　宮城県立こども病院栄養管理部

畑野　歩奈　　別府大学食物栄養科学部食物栄養学科

今井　孝成　　昭和大学医学部小児科学講座講師

板垣　康治　　北海道文教大学人間科学部健康栄養学科教授

藤澤美津江　　前 学校栄養職員，管理栄養士

レシピ試作協力　別府大学食物栄養科学部の学生と教員の皆さん

　　荒金優奈，甲斐郁望，神河慶祝，熊谷南花，澤部未佑，髙羽実里，田坂衣理，中村詩朱，

　　中山優梨恵，山田奈里沙，後藤駿和，山之口隼人，高畑亮太，中上夏樹，田中成美，

　　坪田尚実，手嶋文花，仲摩優花，西美沙季，西森陽菜，野木眞理子，平野伽奈，堀優吾，

　　前田夏海，幸さよ子，吉武舞，田代萌，浅田憲彦

お弁当写真…笠村幸正（カメラマン，クボタ PHOTO 株式会社），進梨花（コーディネーター）

単品料理写真…鉄穴森陽子

本文イラスト…ヤミーちゃんプロジェクト なかねみちる

序文

　美文ちゃんがお父さんとお母さんに連れられて，私の外来を訪れたのは，2009年5月のことで，美文ちゃんが生後4カ月半の時でした。顔と脚の前側・膝の裏が真っ赤でした。プリックテストを行ったところ卵白が陽性，パッチテストでは，卵白が強陽性，牛乳・パンが陽性でした。こうして，美文ちゃんとご家族，そして，私たち医療者とアレルギーとの戦いが始まりました。

　本書は，治療上，鶏卵・牛乳・小麦・米など，多種の食物除去が必要であったために給食を食べることができなかった患児に対して，給食を模して作った，お母さんの「愛情たっぷり弁当」を記録した分厚い3冊のファイルが基になっています。

　お母さんが日々の弁当の記録を書き留めたファイルを拝見した時，食物アレルギーと日夜格闘している全国のお母さん達や栄養士の方々に是非とも知っていただきたいと思いました。その思いを，友人の別府大学の高松先生にお話ししたところ，幸いにも，第一出版よりご協力を得ることができ，発刊に漕ぎ着けることができました。

　本書を通じて，食物アレルギーの最新の考え方とその治療，給食対応弁当や行事食のレシピ，そして，給食対応の考え方，食物アレルギーに関わる管理栄養士の対応の仕方などを共に学びながら，食物アレルギーと正面から向き合い，日々の代替食や除去食を作成しているお母さんや管理栄養士・栄養教諭・給食関係者の皆様のお役に立てれば幸甚です。

　本書の出版には，大変多くの方々のご協力を頂きました。特に，別府大学食物栄養科学部の高松伸枝教授のご尽力がなければ，出版にたどり着けなかったと思います。また，別府大学食物栄養科学部食物栄養学科の学生の皆さんには弁当の試作をしていただきました。終始ご尽力頂きました第一出版編集部の花岡里沙さん，増岡富士江さん，山本美智子さん他，スタッフの皆様に深謝申し上げます。

2018年6月

編著者を代表して

有田孝司

食物アレルギーの娘をもって

　私の娘は，幼稚園入園から年長の2学期まで，給食をお休みしました。当時はまだ，幼稚園で食物アレルギー対応給食の提供はありませんでした。そのため，①給食に使用されている原因食物は食べない，②家庭から給食の代わりとなるおかずを持参して一部を差し替える，③給食をお休みして家庭から弁当を持参する，のいずれかの方法をとるしかありませんでした。入園当時は，米・小麦・卵・牛乳・大豆など多種のアレルギーがあり，給食で食べられるものはほとんどありませんでした。自分で管理することが難しい年齢でもあり，弁当を持参することになりました。

　弁当は，給食の献立を意識して，できるだけ給食に近い食材を使うように工夫しました。ある日，幼稚園の先生が，「給食と同じものが入っている！」と娘が喜ぶ様子をみて，「可能なら，お弁当を給食用の食器に移して，食べてみてはどうですか」と提案をしてくださいました。

　給食メニューには，家庭で馴染みのないものもあり，献立表とにらめっこしながら組み立てるのが大変なこともありました。しかし，給食のときの様子を先生から伺って，娘の喜ぶ姿が励みになり，弁当作りを続けることができました。原因食物を除いて，見た目を完全に似せることは難しいですが，食器が同じであるおかげで，みんなと同じ給食を食べている感覚により近付いたのだと思います。

　毎日のことなので頑張りすぎず，簡単に作れるように心がけました。慣れてくると，給食では，たびたび同じメニューが出てくるので，調理は楽になります。体調に応じて，食材や内容の加減ができたこともよかったと思います。

　そのうち，症状も軽減して食べられるものも増えて，食事の選択の幅が広がっていきました。娘が幼稚園の頃から，みんなと同じような給食を食べて過ごした経験は，心と身体の成長にも繋がったと思っています。また，これまで，関係者の方々や家族の協力で，大きなトラブルなくやってこられたことに感謝しています。

　小学校の栄養教諭の先生が，「“食”という字が，“人を良くする”と書くように，給食を通して，すくすく成長する子どもたちの心と身体の成長をサポートしていけたら」とおっしゃっていました。私も親として同じような気持ちで，娘と家族の食生活を支えていけたらと思っています。

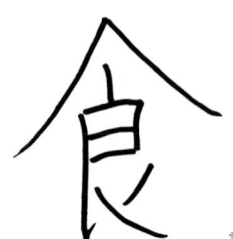

書：みふみちゃん（娘）

愛媛県在住　主婦

近藤さおり

目 次

1章　給食からの展開お弁当レシピ集 ･･･････････････ 5

中村早織，上野佳代子，原正美，宮下ひろみ，松田康子，寺倉里架，鉄穴森陽子，髙橋享子，
小田奈穂，林典子

給食からの展開お弁当を食べていたみふみちゃんと，おにいちゃんからのメッセージ ･･････

2章　お弁当に使える単品レシピ集 ･･････････････････････ 67

野間智子，青木好子，中西里映子，高松伸枝，近藤由美，鉄穴森陽子，西田京子，丹羽恵子，
四竈美帆，上野佳代子，畑野歩奈

加工食品の利用 高松伸枝 ･････････････････････････････････

本書の企画にあたって

1 給食現場の現状と食物アレルギー

保育・教育施設における食物アレルギー児の対応で重要な業務は，給食提供です。食物アレルギーをもつ子ども一人ひとりの原因物質が異なり，その症状も多彩です。生の鶏卵が原因で，症状が口周囲の軽微な蕁麻疹でおさまる子どももいれば，数種類の原因食物をもち，加工食品の選択が難しい子ども，原因食物の微量摂取で重篤な症状をきたすために，アドレナリン自己注射液（エピペン®）を常に携帯しておかなければならない子どもなど様々であるため，個々の状況を把握しながら給食対応を考えていかなければなりません。

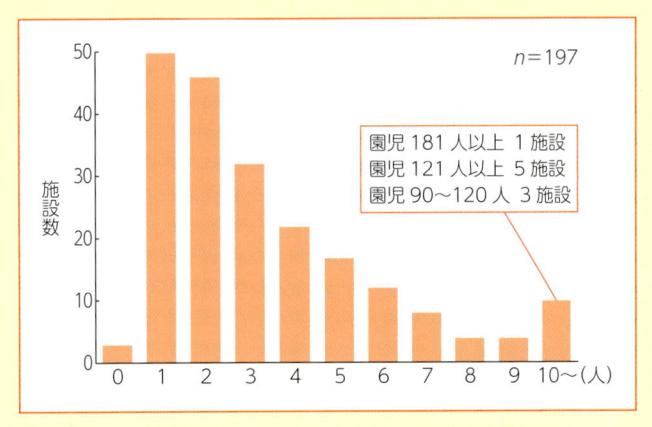

園児 181 人以上 1 施設
園児 121 人以上 5 施設
園児 90～120 人 3 施設

$n=197$

図 1 認可保育所における食物アレルギー児受け入れ施設数（大分県）

資料）高松伸枝：食物アレルギー児への給食対応，アレルギーの子どもの学校生活/西間三馨，158-176（2015）慶応大学出版会

状況把握には，保護者の方々や医療機関からの情報提供が必要になります。基本的に，医師の診断書（学校生活管理指導表）をもとに対応の詳細が検討されます。しかし，ある子どもの診断書には生卵の除去のみ記述され，他の子どもの診断書では，「卵5gまでは摂取可能」と記載されるなど，診断書の形式や記述内容がまちまちなことがあります。また保護者からは，「家庭では除去をしていないが，施設で症状が出ると困るので念のために除去をしてほしい」，「他の子どもの世話で手が回らないので，弁当持参が難しい」など，様々な申し出があります。現場からは，「食物アレルギーには可能な限り対応したいが，家庭とは異なる集団給食の現場では，施設状況や人員，経費，時間などに限界があり，どこまで対応すべきか判断が難しい」という声が聞かれます。

実際の給食現場では，どのくらいの食物アレルギー児を受け入れているのでしょうか。大分県の認可保育所260施設に行ったアンケート調査（図1）では，大半の施設が患児を受け入れており，人数は1施設あたり数人が多く，中には10人以上の施設がありました。一般に保育所の調理員配置は園児50人に1人，園児100人で2人程度ですので，これらの施設では100～200人分の通常給食に加えて10種を超える対応食を2～4人で調理していることになり，少ないスタッフでハイリスクな業務をこなしている状況がうかがえます。

さらに，小・中学校での給食対応では環境が異なってきます。自校式とセンター方式に大別され

ますが（p.141参照），自校式では数百人分，センター方式では数千〜1万人分を超える食数を作製します。1枚の診断書（学校生活管理指導表）にもとづき，給食調理スタッフ，各学校への配送スタッフ，受け入れの学校関係者を含めて数十〜100人がかかわることになります。スタッフ全員が患児個々の食事内容を理解し，誤食・誤配を生じさせない対応が必要になります。

食物アレルギーの給食対応は，これまでになかった新しい業務です。どの現場でも，対応開始直後は混乱しますが，負担が少なく，安全に，かつ持続可能な対応方法を確立していかなければなりません。そのためには，保護者，医療機関，保育・教育施設等の相互理解，協力，連携が不可欠です。

② ある母親と給食関係者の取り組み

本書の根幹となったお弁当メニューは，編著者が非常勤で勤務する病院の診察室から生まれました。多品目除去で給食対応が難しく，保育所に弁当を持参することになった3歳の食物アレルギー児の弁当の記録に，主治医が目を通したことがきっかけです。

母親がつづったその記録は，写真の上に保育所から配布された献立表が切り貼りされていました。献立表中の原因食物に線が引かれ，その代わりになる食材が細かに書き入れられていました（図2）。

献立表は約1カ月前に配布されます。母親は，実際に提供される給食のできあがりを想像しながらお弁当を作ることになります。患児には兄がおり，本物の給食を食べてきた兄からの「給食そっくりだった」，「全然違っていたよ」といった報告に，一喜一憂されていたそうです。

本書のお弁当は，その一部を紹介したものです。一般のお弁当の本やキャラクター弁当のような華やかさはありませんが，原因食物を用いずに身近にある食材で代替する，あるいはアレルギー対応食品を適宜取り入れながら，忙しい朝に手早く，容易に料理できるアイデアが随所にみられます。お友達と同じように給食を食べさせてあげたいという母親の愛情が込められたものです。さらに管理栄養士のアドバイスを追加し，栄養バランスの面からも考えるヒントとなるように工夫しました。

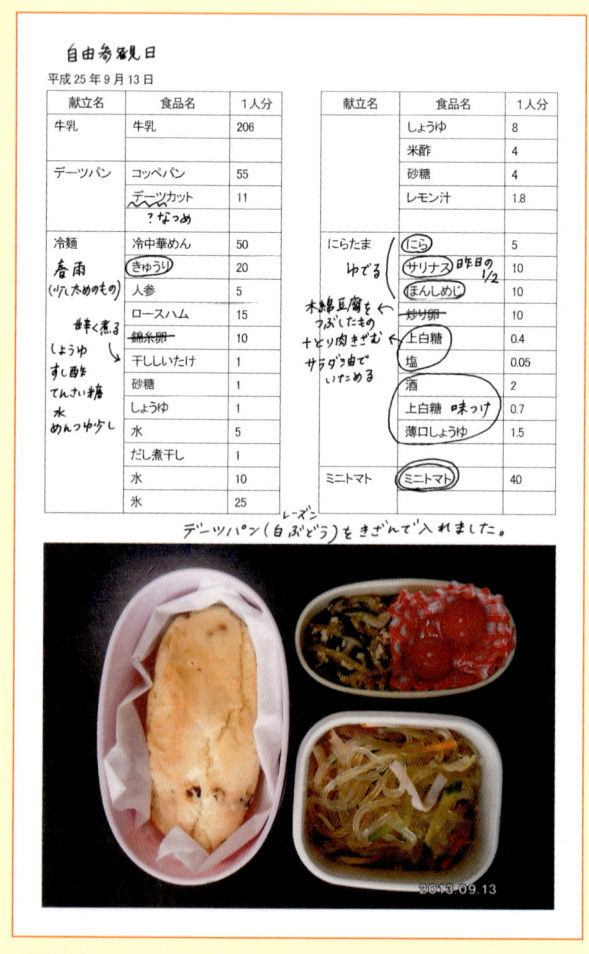

図 2　給食献立を参考にした弁当作製の例

3　食物アレルギー児の食生活のために

　乳幼児期に主な原因食物（鶏卵，牛乳，小麦）によって発症するアレルギーは年齢とともに改善する傾向にあります。発症してしばらくは食生活の負担を強いられますが，いずれ軽快して通常の食生活となることを目標においた定期的な受診が必要です。あわせて，関係者の理解と継続的な支援（十分な話し合い）が，円滑な対応を促進します。

　本書の内容がひとつの事例として，給食対応弁当を作る保護者の方々や，給食の対応や支援を行う栄養士，保育士，調理師等，調理担当者の皆さんの参考になれば幸いです。

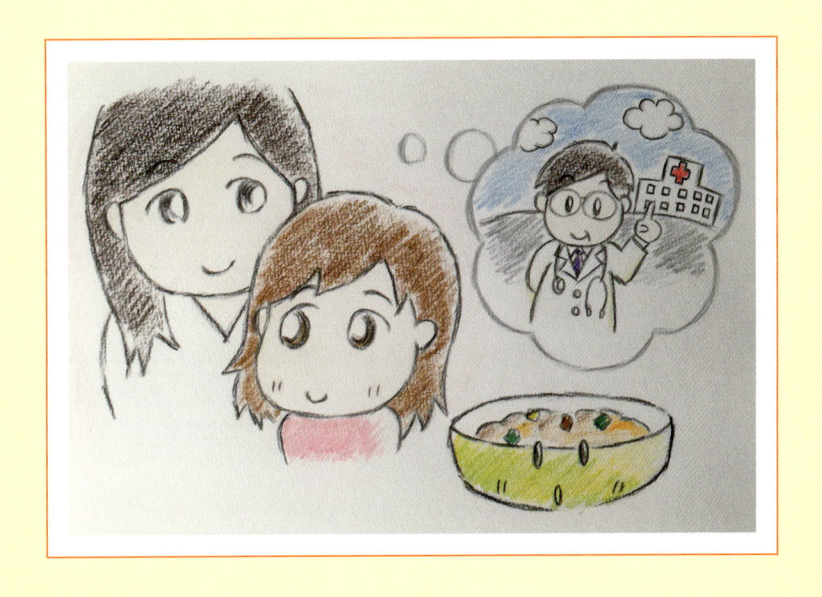

本書のレシピについて

　本書では，鶏卵，牛乳，小麦を使用しないレシピを紹介しています。その他の原因食物の除去についても盛り込まれていますが，それぞれの症状にあわせて使用食材を確認して利用してください。

　本書は，昼食である給食から展開したお弁当を軸に編集しています。その他の食事である朝・夕・間食は，1日全体の食事を考え，栄養バランスがよくなるように食材を選び，主食，主菜（肉，魚，大豆製品等），副菜，汁物を組み合わせて献立を作成しましょう。

　なお，給食という集団の場では，十分に注意を払っていても予期しない事故が起こり得ます。例えば，友達どうしでの交換やおかわり，料理の取り違えなども原因になります。代替食の見た目が本物そっくりで見分けがつかず，事故につながった事例も発生していますので注意しましょう。

献立・調理にあたって

●小麦アレルギーであっても，みそやしょうゆは使用できることが多いです。医師の指示のもと，対象者の症状に応じた調味料を使用してください。

●みそやしょうゆは，地域によって呈味や食塩濃度が異なります。一般的に西日本は甘味が強く，東日本は塩味が強い傾向にあります。また中部地方では，旨味のある豆みそが使用されます。味をみながら加えてください。

●米粉は，上新粉でなく，製菓用米粉（微細米粉）を使用しています。米粉生地は，製品によって吸水量や粘度が大きく異なり，生地の時間経過にしたがって離水や乾燥が起こることがあります。仕上がりがよくない場合は，水の量を調節してください。

●豆乳は，大豆固形成分によって無調整豆乳，調製豆乳，豆乳飲料に分類されます。本書では無調整豆乳（8〜9%）を使用していますが，製品で濃度が異なるので，そのつど調節してください。

●ナッツ類，果物，魚類のアレルギーがある場合は，適宜，食べられる食材に代えて使ってください（キウイの代わりにみかん等）。

●オーブンは，調理の前に予熱しておいてください。

記載について

●各レシピの分量は基本的に小学校低学年1人分で示しています。作りやすい分量で示す場合は，年齢層と人数や大きさ，個数等を示しています。

●各レシピの栄養価計算は，<材料>に示した分量をもとに行っています。お弁当の写真は，お弁当箱の大きさにあわせた量をつめたものです。

●レシピ内，※のついている食品は，鶏卵，牛乳，小麦不使用の加工食品を利用しています。主なものは，p.111の「お弁当に使える加工食品一覧」をご参照ください。こしょうなどの調味料は，製品によって原材料が異なるので，※がなくても，アレルギー表示を必ず確認してください。使用の際には含まれる材料やコンタミネーションの可能性等をよく確認しましょう。

●「1章 給食からの展開お弁当レシピ集」の「献立」は，お弁当の内容を示しています。基になった給食とお弁当で料理が異なる場合は，給食の料理名を（　）内に示しています。

●ごはんは炊きあがりの重量を記載しています。
　<材料（1人分）> 　白米…カップ1/2（80g），水…カップ3/5（120mL）
　<作り方> 　人数分の白米をよく洗い水気をきった後，人数分の水とともに炊飯器に入れ，炊く。

1章

・・・・・・・・・・・・・・・・・・・・・・・・

給食からの展開
お弁当レシピ集

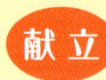

冷麺弁当

(中村)

献立　●ぶどうパン（デーツパン）　●冷麺（ミニトマト入り）　●にらたま

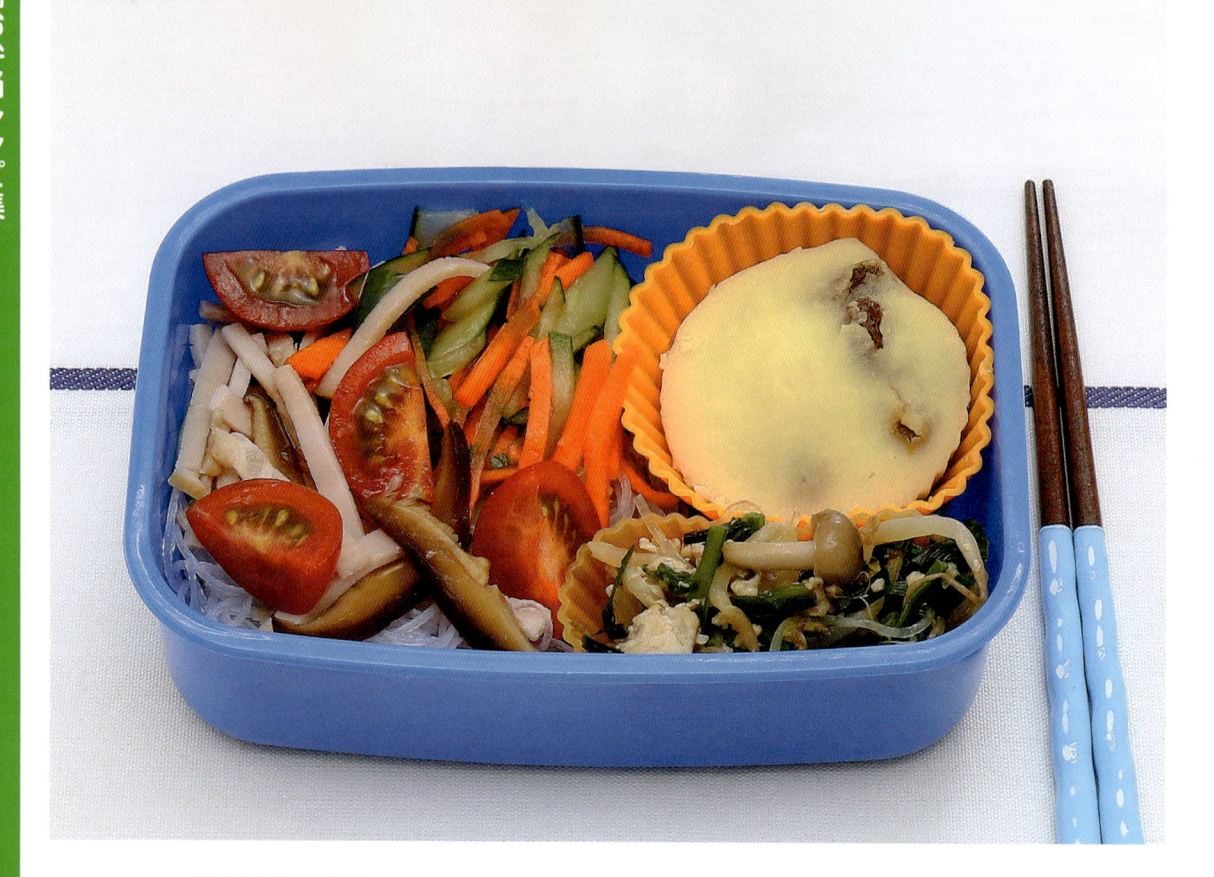

この日の 給食 献立

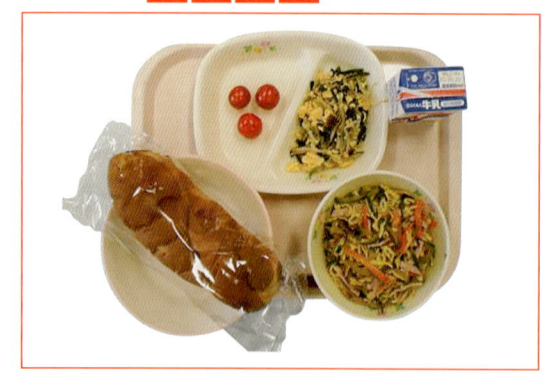

お弁当の栄養価計算

●エネルギー　565kcal
●脂質　22.8g
●カルシウム　57mg
●たんぱく質　10.1g
●炭水化物　87.5g
●鉄　1.1mg

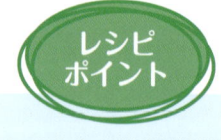
レシピポイント

　ぶどうパンは、市販のケーキミックス※を使用し、水と油、干しぶどうを加えるだけで簡単に作ることができます。電子レンジで作ると簡単ですが、時間が経つと硬くなってしまうので、面倒でもオーブンで焼くことをおすすめします。

　冷麺は、麺をはるさめで代用し、具に卵・乳不使用のロースハム※を使用し、彩りよく盛り付けます。

　にらたまは、細かく刻んだ鶏肉とつぶした木綿豆腐で炒り卵に似せます。

※鶏卵，乳・乳製品，小麦不使用のもの　(p.111 参照)

ぶどうパン

〈材料〉
```
ケーキミックス※········ 1/2 袋 (60g)
水··········· カップ 1/4 強 （55mL）
サラダ油··········· 大さじ 1 (12g)
干しぶどう····················· 10g
```

〈作り方〉
❶ ボウルにケーキミックスと水を入れて泡立て器で混ぜあわせ，少しずつ油を加えながら，さらによく混ぜ，干しぶどうを加える。
❷ ❶のタネを，耐熱カップの半量まで入れる。
❸ 180℃のオーブンで 25 分程度焼く。

にらたま

〈材料〉
```
にら····························· 5g
しめじ························· 10g
もやし························· 10g
鶏肉··························· 10g
木綿豆腐······················ 15g
ごま油············ 小さじ 1/2 (2g)
```
```
    ┌ 砂糖··········· 小さじ 1/4 (0.7g)
A   │ 酒············· 小さじ 1/2 (2.5g)
    └ しょうゆ········· 小さじ 1/2 (3g)
```

〈作り方〉
❶ にら，しめじは 2 ～ 3cm 長さに切り，もやしとともにさっと茹でる。
❷ フライパンにごま油をひき，細かく刻んだ鶏肉と木綿豆腐をつぶしながら炒め，火が通ったら❶と A を加える。

冷麺

〈材料〉
```
はるさめ····················· 20g
きゅうり····················· 20g
にんじん······················ 5g
塩··························· 少々
ロースハム※·················· 15g
干ししいたけ········ 1/2 個 (0.7g)
```
```
    ┌ 干ししいたけ戻し汁
    │       ············· 大さじ 1 (15g)
A   │ 砂糖··········· 小さじ 1/2 (1.5g)
    └ しょうゆ········· 小さじ 1/2 (3g)
    ┌ しょうゆ········· 小さじ 1 (6g)
    │ 酢··············· 小さじ 1 (5g)
B   │ 砂糖··············· 小さじ 1 (3g)
    └ ごま油·········· 小さじ 1/2 (2g)
ミニトマト····················· 1 個
```

〈作り方〉
❶ はるさめを茹で，水洗いして水気をきる。
❷ きゅうり，にんじんは細切りにし，軽く塩をふる。
❸ ロースハムを細切りにする。
❹ 干ししいたけは水で戻して薄切りにし，A で煮る。
❺ B を混ぜあわせてタレを作る。
❻ ❶の上に❷❸❹を盛り付け，❺をかける。
❼ ミニトマトを 4 つに切り，❻にのせる。

栄養学的アドバイス

　牛乳を除去している場合，手軽にカルシウムをとることが難しくなります。カルシウムが豊富な大豆製品を積極的に取り入れましょう。木綿豆腐は絹豆腐と比べ，カルシウムが約 3 倍多く含まれます（カルシウム含有量は，牛乳 100g で 110mg，木綿豆腐 100g で 120mg，絹豆腐 100g で 43mg）。
　また，カルシウムの吸収を助けるビタミン D も必要です。ビタミン D を豊富に含む干ししいたけや魚類を積極的にとるとよいでしょう。

煮込みハンバーグ弁当

（中村）

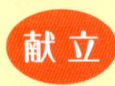

献立
- ●米粉パン（パン）
- ●煮込みハンバーグ
- ●ボイルキャベツ
- ●チンゲン菜スープ（スープ）
- ●みかん

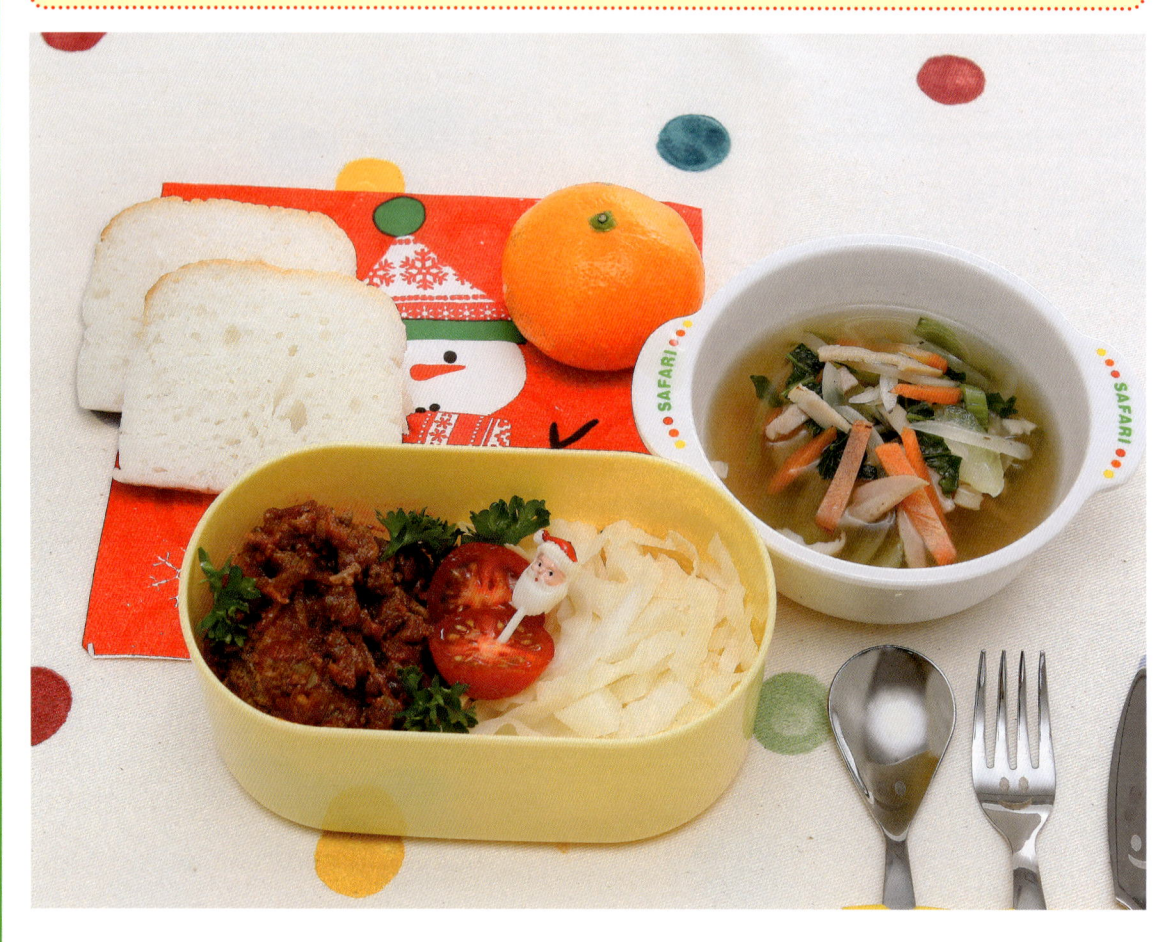

この日の 給食献立

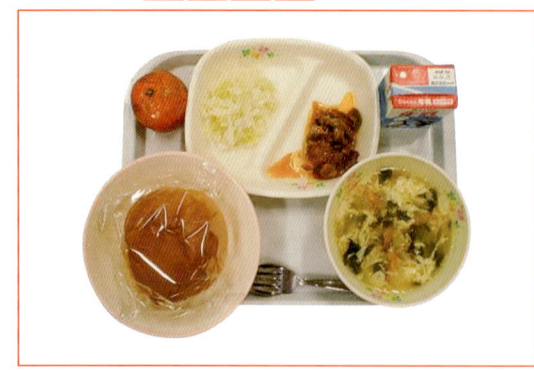

お弁当の栄養価計算

- ●エネルギー　395kcal
- ●たんぱく質　17.5g
- ●脂質　14.2g
- ●炭水化物　50.0g
- ●カルシウム　75mg
- ●鉄　1.6mg

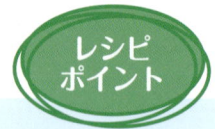

レシピポイント

　煮込みハンバーグのつなぎには，卵や牛乳に浸したパン粉でなく，じゃがいものすりおろしを使いました。片栗粉でも代用できます（水を少し加えると軟らかいタネになる）。また，ソースはレトルトのミートソース※を応用しました。

　米粉パン※は市販品ですが，冷凍品で保存がきき，便利です。食べる際，可能であればラップで包み，電子レンジで30秒加熱しましょう。

　チンゲン菜スープは，焼き豚とチキンブイヨンに卵・乳が含まれるため，卵・乳不使用のロースハム※と粉末ブイヨン※を使用しました。これらはスーパーマーケットで購入できます。

※鶏卵，乳・乳製品，小麦不使用のもの（p.111 参照）

米粉パン[※] スライス2枚

煮込みハンバーグ

〈材料〉
- あいびき肉 ························· 50g
- たまねぎ（みじん切り用）········· 10g
- じゃがいも ························· 10g
- A ┌ 塩・こしょう ··················· 少々
     └ ナツメグ ····················· 少々
- サラダ油 ··········· 小さじ1/2（2g）
- たまねぎ（薄切り用）············· 10g
- B ┌ ミートソース[※] ··········· 50g(1袋)
     │ 水 ············· 大さじ1（15mL）
     │ とんかつソース ··· 小さじ1/2（3g）
     └ ケチャップ ······ 小さじ1/2（2.5g）
- パセリ ···························· 適宜
- ミニトマト ························· 1個

〈作り方〉
1. たまねぎ10gをみじん切りにし，レンジに1～2分かける。じゃがいもはすりおろす。
2. あいびき肉と①を混ぜてよくこね，Aで味をととのえる。
3. ②を丸めて形をととのえ，サラダ油をひいたフライパンで両面焼く。
4. たまねぎ10gは薄切りにしてBとあわせ，③とともに煮込む。
5. パセリと，半分に切ったミニトマトを添える。

ボイルキャベツ

〈材料〉
- キャベツ ·························· 30g

〈作り方〉
キャベツは5mm幅に切り，さっと茹でる。

チンゲン菜スープ

〈材料〉
- チンゲン菜 ······················· 25g
- たまねぎ ························· 20g
- にんじん ··························· 5g
- ロースハム[※] ····················· 10g
- サラダ油 ············ 小さじ1/2（2g）
- A ┌ 水 ········ カップ1/2強（125mL）
     └ 粉末ブイヨン[※] ···· 小さじ1/2（2g）
- 塩・こしょう ······················ 少々

〈作り方〉
1. チンゲン菜は1cm長さ，たまねぎ，にんじん，ロースハムは5mm幅に切り，サラダ油をひいた鍋でさっと炒める。
2. Aを加え，塩・こしょうで味をととのえる。

みかん 1個

栄養学的アドバイス

　きのこ類やキャベツなどの野菜を小さく刻み，少し加熱してからハンバーグのタネに加えると，コクのある仕上がりになり，野菜も無理なく摂取できます。
　また，つなぎの代わりに，肉の分量の1/3程度のごはんをつぶして加えると，よりジューシーで満腹感のあるハンバーグになります。

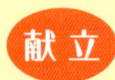

クリームシチュー弁当

（中村）

献立
- ●米粉丸パン（コッペパン）
- ●クリームシチュー（きのこシチュー）
- ●かみかみチップス
- ●野菜サラダ（青じそドレッシングサラダ）

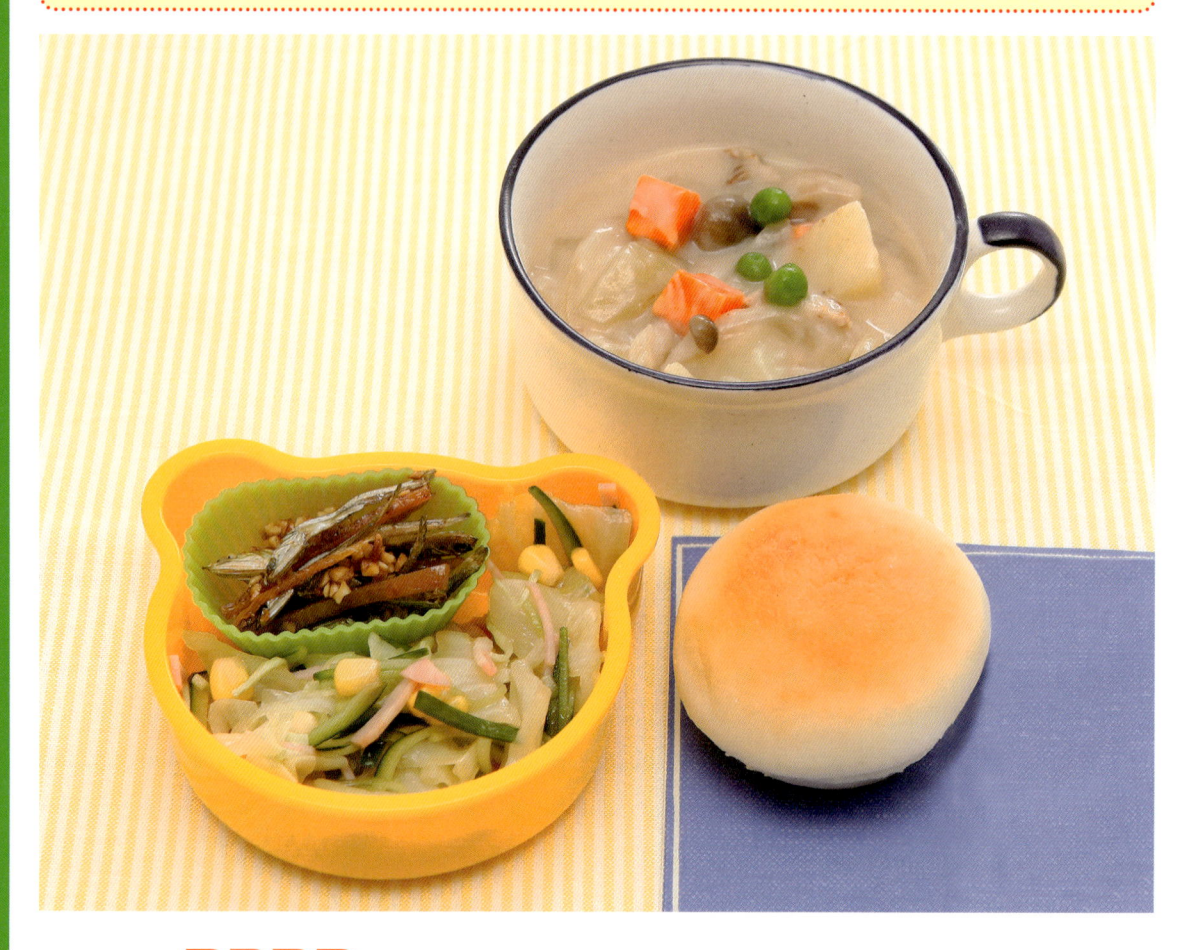

この日の 給食献立

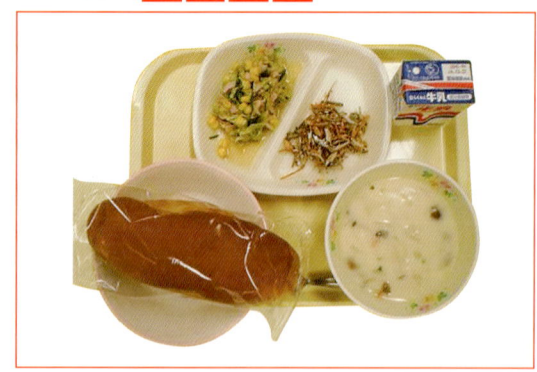

お弁当の栄養価計算

- ●エネルギー　432kcal
- ●たんぱく質　15.2g
- ●脂質　13.5g
- ●炭水化物　63.0g
- ●カルシウム　103mg
- ●鉄　1.4mg

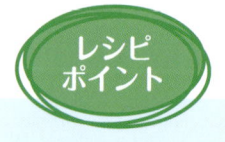

レシピポイント

　クリームシチューは，市販の特定原材料7品目不使用のシチューミックス※を使用しました。シチューミックスが手に入らない場合は，豆乳やクリームコーン缶とコンソメスープの素で代用したり，コーンスープの素※に，水溶き片栗粉でとろみをつけて代用します。

※鶏卵，乳・乳製品，小麦不使用のもの（p.111 参照）

米粉丸パン※ 1個

クリームシチュー

〈材料〉

鶏もも肉 ························· 25g
じゃがいも ······················· 45g
たまねぎ ························· 25g
にんじん ························· 10g
しめじ ··························· 15g
グリーンピース ···················· 5g
サラダ油 ············· 小さじ 1/2 （2g）
水 ········· カップ 1/2 強 （125mL）
シチューミックス※ ··············· 15g

〈作り方〉

❶ 鶏もも肉とじゃがいも，たまねぎ，にんじん，しめじを一口大に切る。
❷ サラダ油をひいた鍋で❶とグリーンピースを炒める。
❸ 水を加えて沸騰したらアクをとり，軟らかくなるまで煮る。
❹ シチューミックスを少しずつ入れ，とろみがつくまで煮る。

かみかみチップス

〈材料〉

煮干し（小）····················· 3g
するめいか ······················· 2g
アーモンドダイス ·················· 3g
A ┌ 砂糖 ··········· 小さじ 1/2 （2.5g）
  │ しょうゆ ········ 小さじ 1/4 （1.5g）
  │ 酢 ············· 小さじ 1/4 （1.2g）
  └ 酒 ············· 小さじ 1/4 （1.2g）

〈作り方〉

❶ 煮干し，するめいか，アーモンドを乾煎りする。
❷ あわせておいた A を加え，からめる。

野菜サラダ

〈材料〉

キャベツ ························· 25g
きゅうり ························· 15g
ロースハム※ ····················· 10g
コーン（缶）······················ 5g
A ┌ 砂糖 ··········· 大さじ 1/2 （4.5g）
  │ 酢 ············· 大さじ 1/2 （7.5g）
  │ しょうゆ ············· 小さじ 1 （6g）
  └ サラダ油 ········· 小さじ 1/2 （2g）

〈作り方〉

❶ キャベツはざく切りし，さっと茹でる。きゅうり，ハムは 1.5cm 幅に切り，コーンは汁気をきる。
❷ あわせておいた A と❶を混ぜる。

栄養学的アドバイス

　クリームシチューは，水の分量の3〜5割程度を豆乳に代えると一層コクが出て，たんぱく質やカルシウム，鉄もとれます。豆乳の独特の香りが苦手な場合は，みそを少量加えると食べやすくなります。市販の豆乳は，商品ごとに風味が異なり，カルシウムなどの栄養成分が強化されたものもあります。好みの豆乳を探してみましょう。

マーボー豆腐弁当

（上野）

献立　●ごはん　●マーボー豆腐　●ばんさんすう　●小煮干し（ミニトマト）

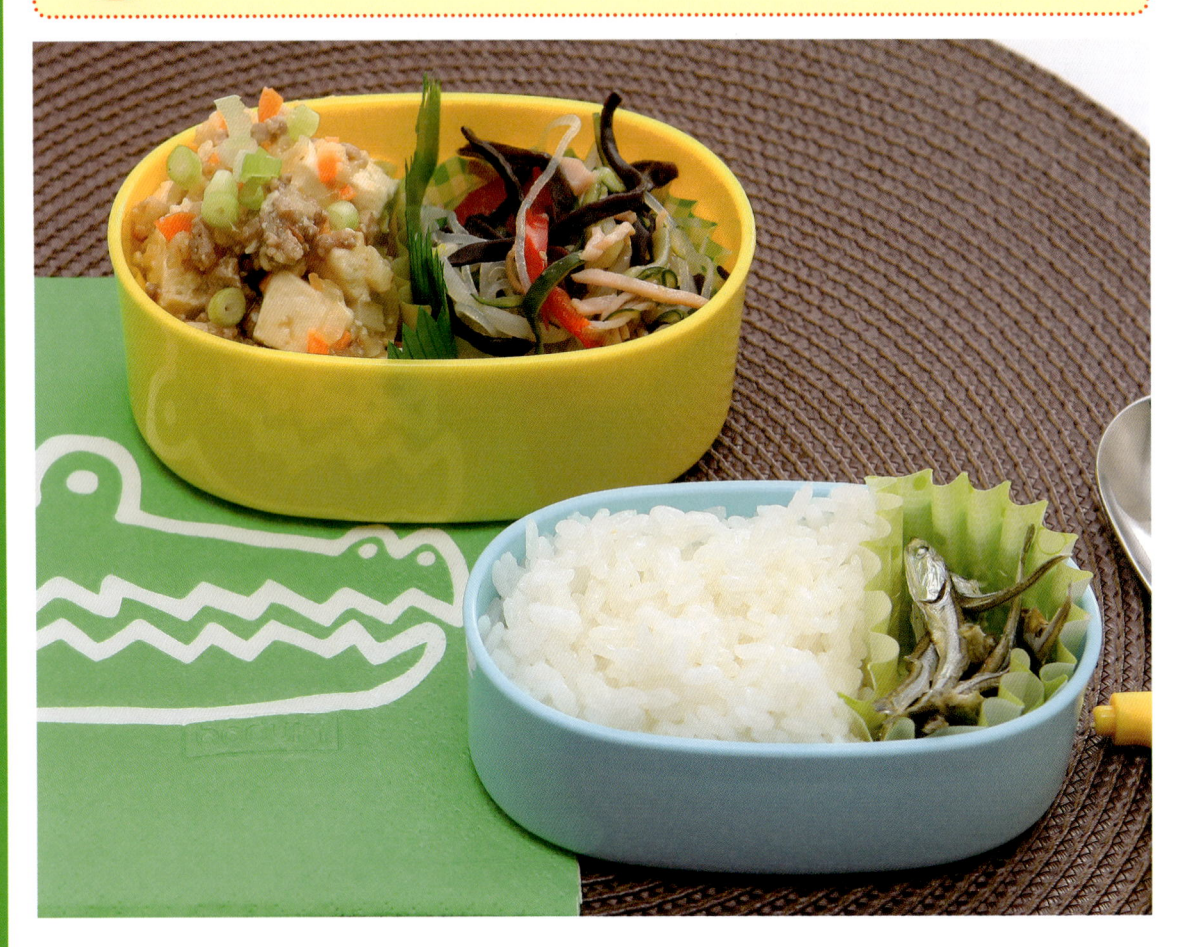

この日の 給食献立

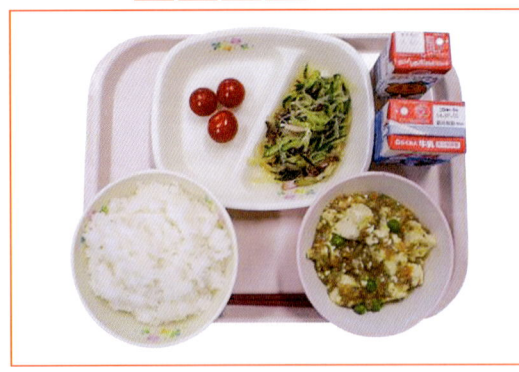

お弁当の栄養価計算

- ●エネルギー　445kcal
- ●脂質　7.1g
- ●カルシウム　163mg
- ●たんぱく質　12.3g
- ●炭水化物　72.6g
- ●鉄　2.9mg

レシピポイント

　マーボー豆腐は，赤みそが味の決め手です。押し豆腐が手に入らない場合は，木綿豆腐を使用し，電子レンジにかけると簡単に水切りができます。また，特定原材料を使用していないレトルトのミートソース※におろししょうがや砂糖，しょうゆを加え，豆腐を入れることで，赤みそやひき肉がなくてもマーボー豆腐を簡単に作ることができます。

　ばんさんすうのロースハム※は，特定原材料不使用のものを使用しています。きくらげを加えることで食感よく仕上がります。

※鶏卵，乳・乳製品，小麦不使用のもの（p.111 参照）

ごはん 150g

マーボー豆腐

〈材料〉

押し豆腐	70g
あいびき肉	20g
たけのこ（水煮）	15g
たまねぎ	25g
にんじん	10g
ねぎ	0.5g
しょうが	0.3g
葉ねぎ	2g

A
ごま油	0.3g
赤みそ	小さじ1強（7g）
薄口しょうゆ	小さじ1/5（1.3g）
砂糖	小さじ1/3（1g）
酒	小さじ1/4弱（1g）

ごま油	0.2g
片栗粉	小さじ1/3弱（0.7g）
水（水溶き用）	大さじ1と1/5（18mL）

〈作り方〉

❶ 押し豆腐は1.5cm角に切る。たけのこ，たまねぎ，にんじん，ねぎ，しょうがはみじん切り，葉ねぎは小口切りにする。

❷ A を混ぜあわせる。

❸ フライパンにごま油をひき，❶のねぎ，しょうがを入れ香りが出るまで炒め，あいびき肉を加えて火が通るまでよく炒める。

❹ ❸に❶のたけのこ，たまねぎ，にんじんと押し豆腐を加えてさらに炒め，火が通ったら❷を加えて味をなじませる。

❺ ❹に水溶き片栗粉を入れてとろみをつける。仕上げに❶の葉ねぎを散らす。

ばんさんすう

〈材料〉

緑豆はるさめ	4g
きゅうり	20g
赤パプリカ	3g
きくらげ（乾）	0.5g
ロースハム※	10g
もやし	10g

A
砂糖	小さじ2/3（2g）
しょうゆ	小さじ1/2（3g）
米酢	小さじ1/2弱（2g）
ごま油	小さじ1/4弱（0.8g）
塩	少々

〈作り方〉

❶ 緑豆はるさめは，沸騰した湯で茹でて戻す。きゅうりは3cm長さのせん切りにして塩もみし，水気を絞る。赤パプリカは薄切りにする。きくらげは水で戻してせん切りにする。ロースハムは半分に切ってせん切りにする。

❷ A を混ぜあわせる。

❸ ❶のきゅうり，赤パプリカ，きくらげ，ロースハムともやしを沸騰した湯でさっと茹で，水気をきる。

❹ ❶のはるさめと❸に❷を加えてよく和える。

小煮干し 5g

栄養学的アドバイス

　きゅうりは傷みやすい食材です。ばんさんすうなどをお弁当に入れる場合は，沸騰した湯でさっと茹でてから使用しましょう。また，はるさめの代わりにひじきを使うとカルシウムをとることができます。
　煮干しはカルシウムが豊富な食材です。そのままで食べにくい場合は，アーモンドダイス，砂糖，しょうゆで甘辛く煮からめてみましょう。小さい子どもでも食べやすくなります。

さんまの蒲焼き弁当

（上野）

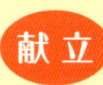

| 献 立 | ●ごはん（ゆかりごはん） | ●さんまの蒲焼き | ●小松菜の磯和え（磯和え） | ●にゅうめん |

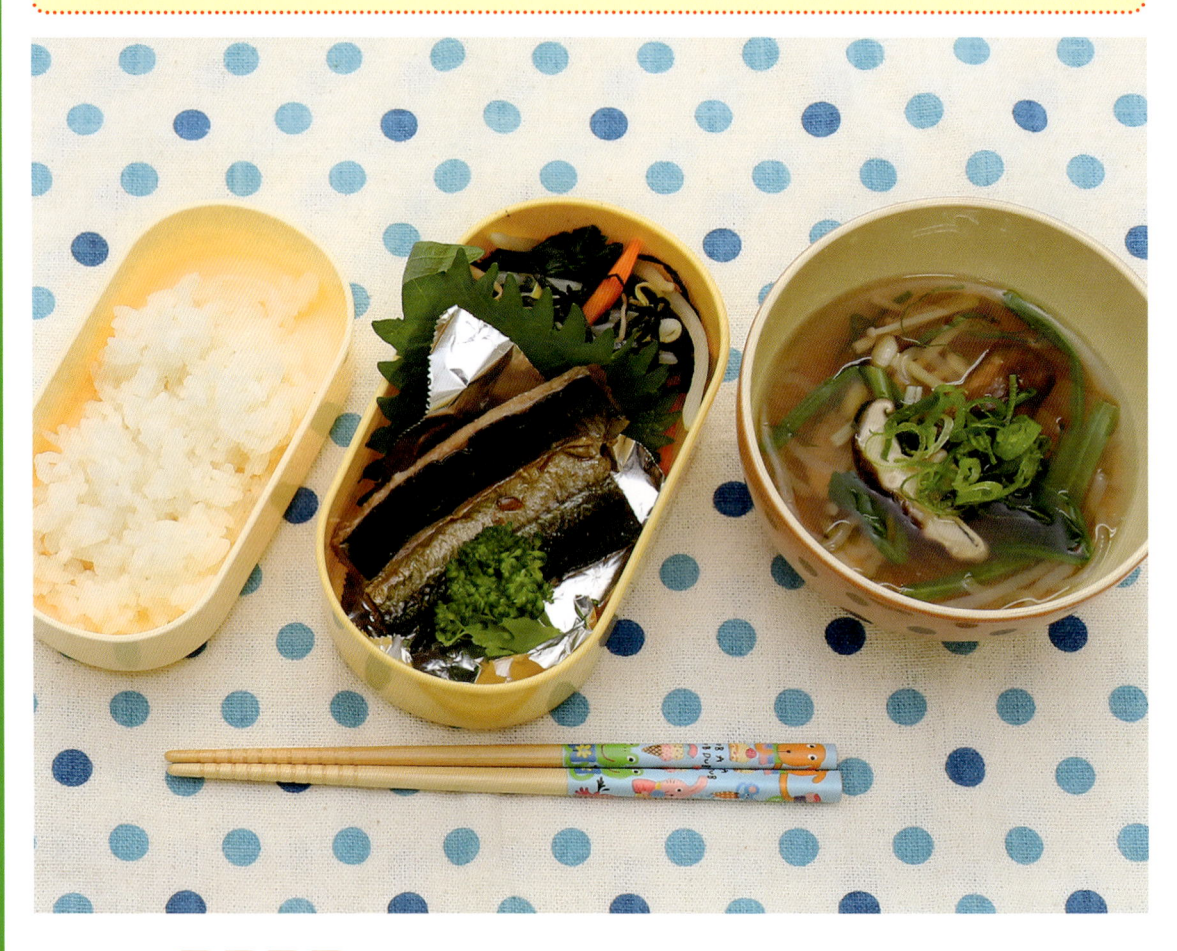

この日の 給 食 献 立

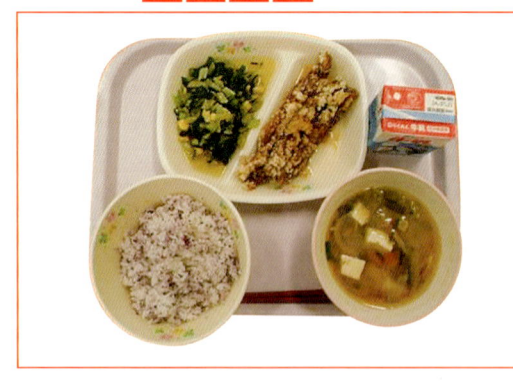

お弁当の栄養価計算

- ●エネルギー　443kcal
- ●脂質　8.3g
- ●カルシウム　92mg
- ●たんぱく質　13.9g
- ●炭水化物　74.9g
- ●鉄　2.5mg

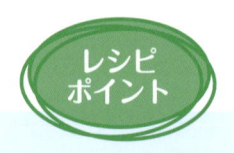

レシピ
ポイント

　さんまの蒲焼きは，食べやすいように3枚におろして片栗粉をまぶして揚げ，甘辛いタレをからめて仕上げます。

　にゅうめんは，そうめんの代わりに緑豆はるさめを使用しています。緑豆はるさめは，じゃがいもでんぷん等で作られるはるさめより煮崩れしにくいため，温かい料理に向いています。また，かまぼこ※は卵不使用のものを利用しています。

※鶏卵，乳・乳製品，小麦不使用のもの（p.111 参照）

ごはん 150g

にゅうめん

〈材料（2人分）〉
緑豆はるさめ·····················16g
干ししいたけ·····小 1/2 個（約 1g）
ほうれんそう·····················30g
えのきたけ·······················20g
かまぼこ※·······················16g
葉ねぎ····························2g
煮干し····························3g
水········カップ 1 と 1/4（250mL）
薄口しょうゆ···········小さじ 1（6g）

〈作り方〉
❶緑豆はるさめは沸騰した湯で約 1 分茹でて
戻す。干ししいたけは，水で戻して薄切り
にする。ほうれんそうとえのきたけは，
2cm 長さに切り，さっと茹でる。かまぼこ
は薄切りにする。
❷葉ねぎは小口切りにする。
❸鍋に煮干しと水を入れて，だしをとる。
❹❸に❶の材料を加えてひと煮立ちさせ，薄
口しょうゆを加えて，❷を散らす。

さんまの蒲焼き

〈材料（2人分）〉
さんま切り身·····················60g
片栗粉···········小さじ 1 強（4g）
サラダ油·························適宜
A ┌ 砂糖···········小さじ 1 弱（2g）
  │ しょうゆ·········小さじ 1 弱（5g）
  │ 酒···········小さじ 1/2 強（3g）
  │ みりん·········小さじ 1/4（1.5g）
  └ 水···········小さじ 1 強（6mL）
ブロッコリー·····················20g

〈作り方〉
❶さんまは 3 枚におろして 7cm 長さに切り，
片栗粉をまぶす。170℃に熱したサラダ油
で揚げる。
❷フライパンに A を入れ，❶を入れて加熱し，
さんまに調味料をからめる。
❸ブロッコリーを小房に分け，塩茹でして添
える。

小松菜の磯和え

〈材料〉
小松菜····························30g
にんじん··························8g
もやし····························20g
A ┌ 薄口しょうゆ·····小さじ 1/3（2g）
  │ 米酢·········小さじ 1/2 弱（2g）
  └ 砂糖···························0.5g
きざみのり························0.5g

〈作り方〉
❶小松菜は 1.5cm 長さに切る。にんじんは
1.5cm 長さの短冊切りにする。
❷❶ともやしは茹でて水気をきる。
❸❷に A ときざみのりを加え，よく和える。

栄養学的アドバイス

　　さんまなどの青魚に含まれる脂質には，健康の維持に欠かせない EPA や DHA が豊富に含まれていま
す。時期的にさんまを入手しにくい場合には，あじやいわしで代用しましょう。
　　にゅうめんのだしには，煮干しだけでなく干ししいたけの戻し汁も加えると，うま味がアップします。副
菜の磯和えに使用している小松菜は，鉄やカルシウムを多く含みます。また，味付けに酢を使用すること
で腐敗防止だけでなく，カルシウムの吸収を高めることも期待できます。
　　ごはんに炒めた大根葉やしらすを加えると，カルシウムや鉄分の摂取量を増やすことができます。

焼きそば風弁当

（上野）

献　立
- ●米粉パン２種（コッペパン）
- ●切干大根の焼きそば風（焼きそば）
- ●はまちのかりんとう揚げ（しいらのかりんとう揚げ）
- ●和風サラダ

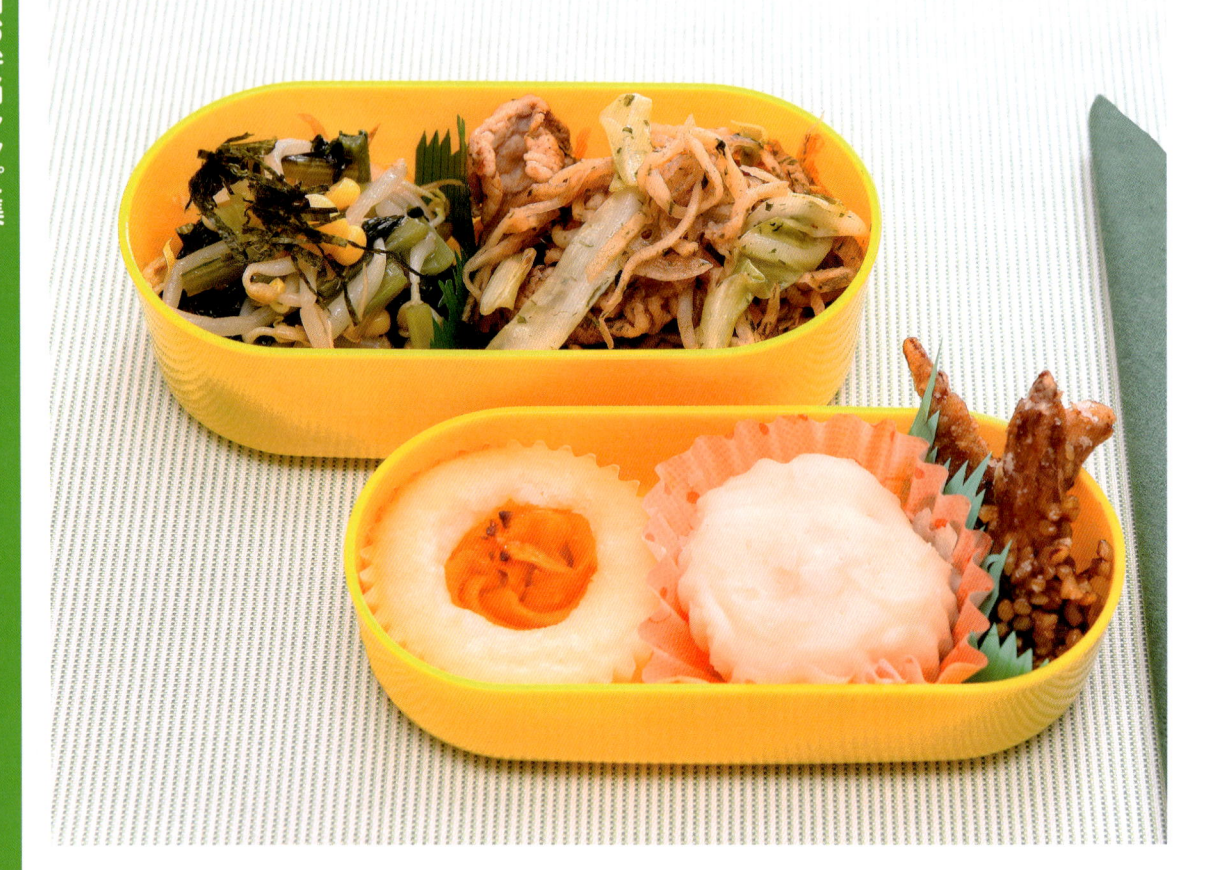

この日の 給 食 献 立

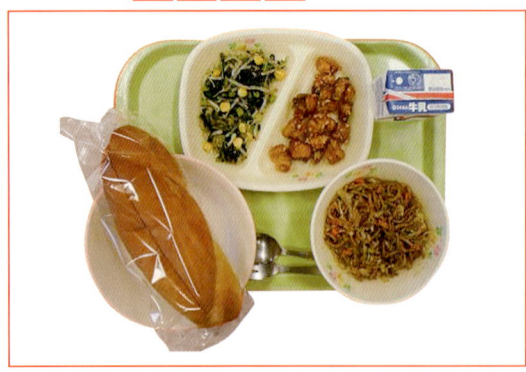

お弁当の栄養価計算

- ●エネルギー　538kcal
- ●脂質　23.5g
- ●カルシウム　146mg
- ●たんぱく質　18.5g
- ●炭水化物　63.1g
- ●鉄　3.7mg

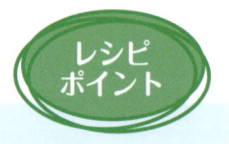

レシピポイント

　焼きそばの麺は切干大根で代用し，味付けはウスターソース※で仕上げます。

　米粉パン※は，原料に米粉を使用した市販品です。

　はまちのかりんとう揚げは，かりんとうと同じスティック状に切ることで食べやすくなります。味付けに黒砂糖を使用するのも，かりんとうのように見せるポイントです。

※鶏卵，乳・乳製品，小麦不使用のもの（p.111 参照）

16

米粉パン2種

〈材料〉

米粉パン（かぼちゃクリーム）※…1個

A
- ケーキミックス※……………30g
- 水…………大さじ2弱（27mL）
- サラダ油………小さじ1強（5g）

〈作り方〉

❶米粉パンはレンジで30秒加熱する。

❷Aをよく混ぜあわせ，電子レンジ対応のカップに入れて500Wの電子レンジで2分程度加熱する（乾いた竹串を刺して，何もついてこなければよい）。

切干大根の焼きそば風

〈材料〉

切干大根…………………………10g
豚もも肉薄切り…………………20g
キャベツ…………………………20g
たまねぎ…………………………25g
にんじん…………………………10g
もやし……………………………10g
サラダ油…………………………0.3g
ウスターソース※…大さじ1/2弱（8g）
青のり……………………………0.3g

〈作り方〉

❶切干大根は水で戻し，沸騰した湯でさっと茹でて水気をきる。豚もも肉は1cm幅，キャベツは1.5cm幅，にんじんは0.5cm幅の短冊切りにする。たまねぎは薄切りにする。

❷フライパンにサラダ油を熱し，豚もも肉を炒め，火が通ったらたまねぎ，にんじんも加え，さらに炒める。野菜に8割ほど火が通ったら，キャベツともやしも加え炒める。

❸❷に❶の切干大根とウスターソースを加えて炒めあわせ，仕上げに青のりをふる。

はまちのかりんとう揚げ

〈材料〉

はまち切り身……………………40g

A
- しょうゆ………小さじ1/5（1.2g）
- 酒…………小さじ1/4弱（1g）
- おろししょうが…………………0.5g

片栗粉…………小さじ1強（4g）
サラダ油……………………………適宜

B
- アーモンドダイス……………1.5g
- 黒砂糖……………………………1g
- しょうゆ…………………………0.65g
- 水…………小さじ1/2弱（2mL）

〈作り方〉

❶はまちは1cm太さのスティック状に切り，Aで下味をつけ，片栗粉をまぶす。170℃に熱したサラダ油で揚げる。

❷フライパンにBと❶を入れて加熱し，からめる。

和風サラダ

〈材料〉

小松菜……………………………30g
もやし……………………………20g
コーン（冷凍）…………………6g

A
- 薄口しょうゆ…………………1g
- 米酢………小さじ1/2弱（2g）
- 砂糖………………………………0.5g
- サラダ油………………………0.5g

きざみのり………………………0.2g

〈作り方〉

❶小松菜は1.5cm幅に切り，もやし，コーンとともに茹でて，水気をきる。

❷❶にAを加えてよく和え，きざみのりを散らす。

栄養学的アドバイス

　切干大根の焼きそば風は，食物繊維が豊富でカルシウムや鉄を多く含む切干大根を使用することで，噛み応えのある料理になります。米粉パンをつけないときには，切干大根の代わりにビーフンや米粉パスタなどを使用することで主食になります。

　はまちのかりんとう揚げにアーモンドダイスを使用することにより，香ばしさが加わるだけでなく，抗酸化作用のあるビタミンEを多くとることができます。和風サラダの小松菜は鉄やカルシウムを多く含みます。

鶏肉のピリ辛焼き弁当

（原）

> **献立**　●ごはん　●鶏肉のピリ辛焼き　●ゆずみそ和え　●すいとん

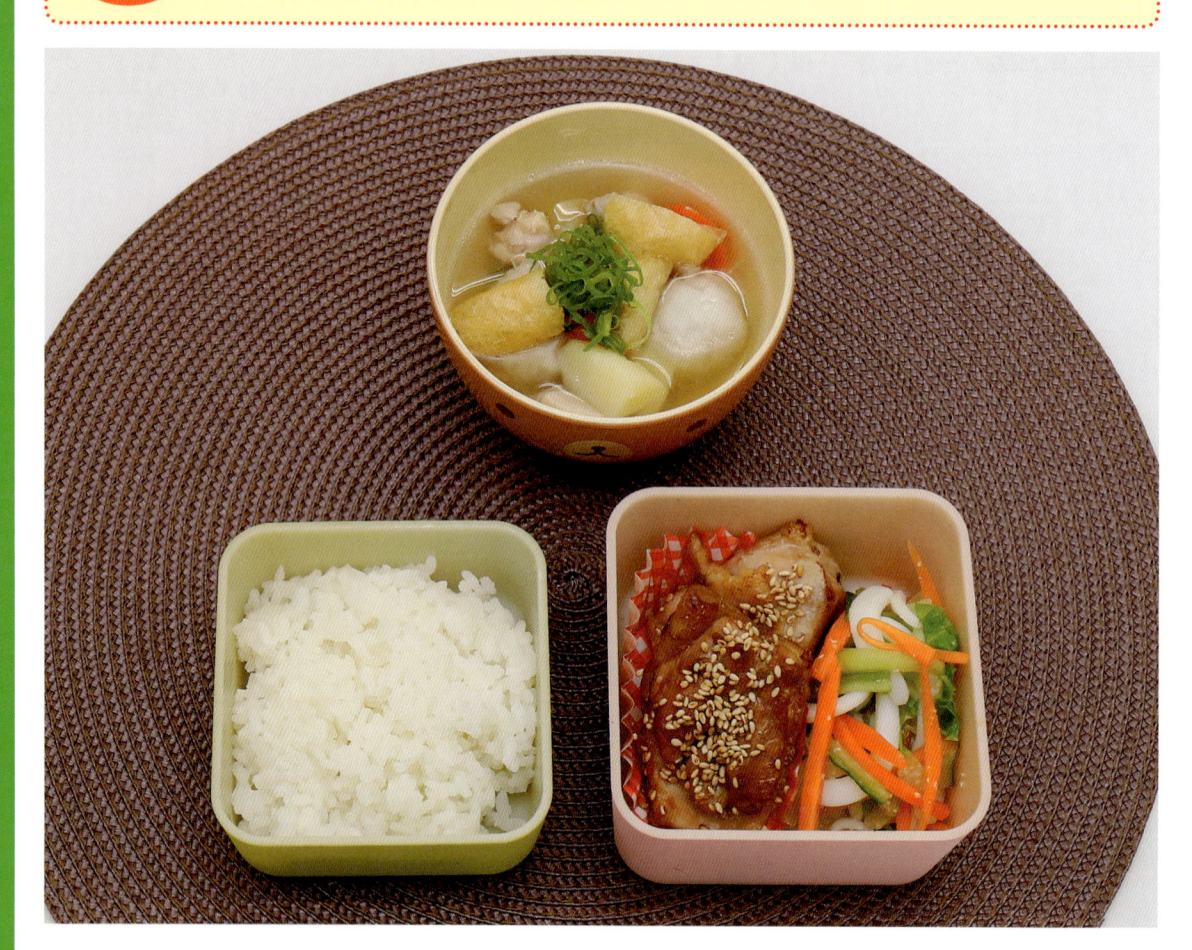

この日の 給 食 献 立

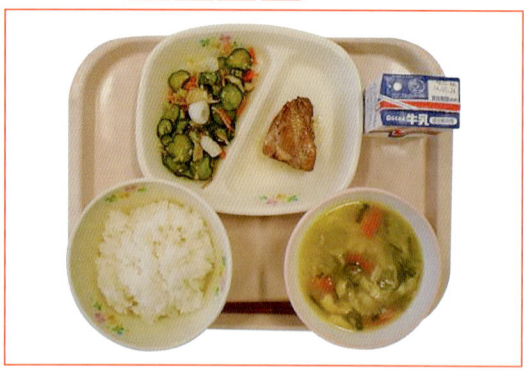

お弁当の栄養価計算

- エネルギー　517kcal
- たんぱく質　21.6g
- 脂質　7.5g
- 炭水化物　87g
- カルシウム　78mg
- 鉄　2.1mg

レシピポイント

　すいとん以外は給食のレシピ通りです。小麦粉の代わりに，さといもと片栗粉を使用します。軟らかく粘り気があるため，成形する際には大きめのスプーンを2本使います。
　鶏肉のピリ辛焼きは，辛すぎる場合はりんごのすりおろしを加えると，辛さを抑えられます。
※鶏卵，乳・乳製品，小麦不使用のもの（p.111 参照）

ごはん 150g

すいとん

〈材料〉
さといも（すいとん用）・・・・・・・・・・60g
A ［ 片栗粉・・・・・・小さじ 2 と 1/3 （7g）
　　 ごま油・・・・・・・・・・・・・・・・・・・・・・・0.1g
　　 塩 ・・・・・・・・・・・・・・・・・・・・・・・・・・0.1g
鶏もも肉・・・・・・・・・・・・・・・・・・・・・・・10g
油揚げ・・・・・・・・・・・・・・・・・・・・・・・・・3g
さといも・・・・・・・・・・・・・・・・・・・・・・・25g
にんじん・・・・・・・・・・・・・・・・・・・・・・・10g
葉ねぎ・・・・・・・・・・・・・・・・・・・・・・・・・7g
水・・・・・・・・・・カップ 1/2 強 （120mL）
顆粒だし※ ・・・・・・・・・・・・・・・・・・・・・0.5g
B ［ 薄口しょうゆ・・・・・小さじ 2/3 （4g）
　　 酒・・・・・・・・・・・・小さじ 1/4 弱 （1g）

〈作り方〉
❶すいとん用のさといもは，泥つきの場合は
よく洗い，水から 15 分程度または水が沸
騰してから 10 分程度茹でる。冷水につけ
て皮をむき，マッシャーでつぶす。A を加
え，よく混ぜあわせる。
❷沸騰した湯に，❶をすいとんの形にしなが
ら入れて固まるまで火を通す。
❸鶏もも肉は小さめのぶつ切り，油揚げは短
冊切り，さといも 25g，にんじんはいちょ
う切り，葉ねぎは小口切りにする。
❹沸騰した水にだしを入れ，❸を入れて，軟
らかくなったら B，❷，葉ねぎを加える。

鶏肉のピリ辛焼き

〈材料〉
鶏もも肉（皮つき）・・・・・・・・・・・・・50g
ごま油・・・・・・・・・・・・・小さじ 1/2 （2g）
A ［ 砂糖・・・・・・・・小さじ 1/2 弱 （1.2g）
　　 おろしにんにく・・・・・・・・・・・・・・・0.1g
　　 唐辛子・・・・・・・・・・・・・・・・・・・・・・少々
　　 しょうゆ・・・・・・・・・・小さじ 1 弱 （5g）
　　 ごま油・・・・・・・・・・・・・・・・・・・・・・0.1g
いりごま・・・・・・・・・・・・・・・・・・・・・・・0.5g

〈作り方〉
❶鶏もも肉を食べやすい大きさに切る。フラ
イパンにごま油をひき，先に皮から，両面
を焼く。
❷火が通ったら，混ぜあわせた A を加えてか
らめ，いりごまをふる。

ゆずみそ和え

〈材料〉
はくさい・・・・・・・・・・・・・・・・・・・・・・・20g
きゅうり・・・・・・・・・・・・・・・・・・・・・・・30g
にんじん・・・・・・・・・・・・・・・・・・・・・・・5g
するめいか・・・・・・・・・・・・・・・・・・・・・1g
いか・・・・・・・・・・・・・・・・・・・・・・・・・・・10g
A ［ 白みそ・・・・・・・小さじ 1/2 弱 （2.5g）
　　 米酢・・・・・・・・・・・・・小さじ 1/4 （1g）
　　 砂糖・・・・・・・・・・・小さじ 1/2 （1.5g）
　　 薄口しょうゆ・・・・・・・・・・・・・・・・・0.7g
　　 ゆず酢・・・・・・・・・・・・・・・・・・・・・・0.6g
　　 すりごま・・・・・・・・・・・・・・・・・・・・1.2g

〈作り方〉
❶はくさい，きゅうり，にんじんはせん切りに
する。
❷するめいかはみじん切りにする。
❸いかは皮をむき，3cm 長さの短冊切りにし
て茹でる。
❹A,❷を混ぜあわせ，❶と❸を加えて和える。

栄養学的アドバイス

　すいとんは，小麦粉の代わりにさといもを使いました。さといもは水分量が多く，100g あたり 58kcal
と，いも類の中では低エネルギーですが，不溶性食物繊維と水溶性食物繊維をバランスよく含んでおり，
腸内細菌叢をととのえる働きがあるので，アレルギー児にはうれしい食材です。たんぱく質分解酵素を含
むので，たんぱく質の吸収を助ける働きがあります。

かき揚げ弁当

（原）

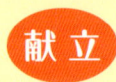

| 献立 | ●バナナレーズンパン
（フルーツパン） | ●かき揚げ
（コーンのかき揚げ） | ●もやしときゅうりのサラダ | ●枝豆 | ●モロヘイヤうどん |

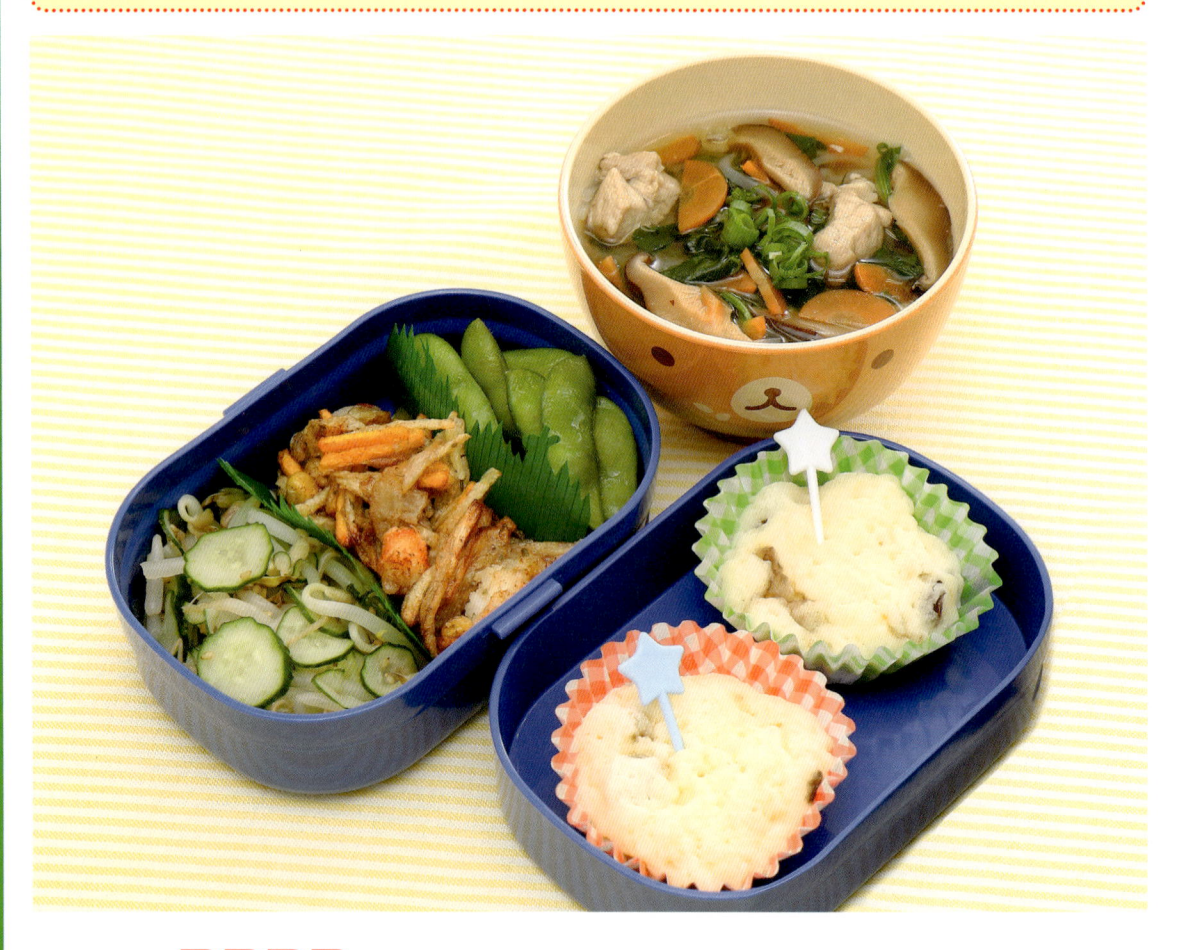

この日の 給食献立

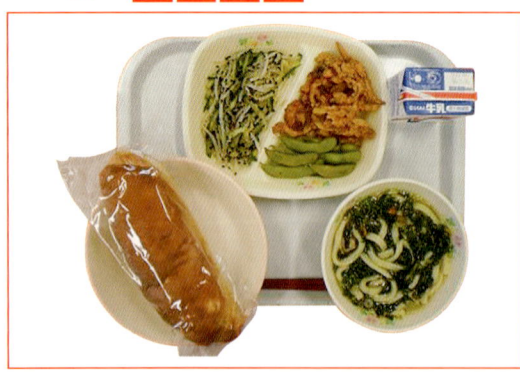

お弁当の栄養価計算

- ●エネルギー　551kcal
- ●脂質　11.7g
- ●カルシウム　75mg
- ●たんぱく質　13.8g
- ●炭水化物　95.7g
- ●鉄　1.7mg

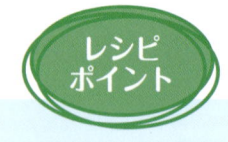

レシピ
ポイント

　かき揚げの衣は，卵と小麦粉の代わりに米粉と片栗粉を水で溶かして使用します。

　バナナレーズンパンは，特定原材料を使用していないホットケーキミックス粉※を使います。液体に近いため，電子レンジ対応のカップに入れて電子レンジで加熱するか，180℃のオーブンで20～30分焼きます。

　モロヘイヤうどんは，うどんの代わりにマロニー※を使用します。マロニーは茹でると2～3倍に増えるため，分量に注意します。

※鶏卵，乳・乳製品，小麦不使用のもの（p.111 参照）

バナナレーズンパン

〈材料〉
ホットケーキミックス※ ………… 100g
水 …………………… 大さじ 4（60mL）
バナナ ………………………………… 40g
干しぶどう ……………………………… 8g

〈作り方〉
❶ホットケーキミックスに水を加えて混ぜる。
❷❶につぶしたバナナと干しぶどうを加える。
❸❷を電子レンジ対応のカップに入れ, 600W の電子レンジで 2 分 30 秒加熱する。

モロヘイヤうどん

〈材料〉
マロニー※ …………………………… 25g
干ししいたけ ………………………… 0.5g
にんじん ………………………………… 5g
鶏もも肉 ……………………………… 15g
モロヘイヤ …………………………… 10g
葉ねぎ …………………………………… 3g

A
┌ 砂糖 ………… 小さじ 1/2（1.5g）
│ しょうゆ ……… 小さじ 1/5（1.2g）
│ 薄口しょうゆ … 小さじ 1/2 強（3.5g）
│ 塩 …………………………… 0.2g
│ 顆粒煮干しだし ………………… 3g
└ 水 …………………………… 適宜

〈作り方〉
❶干ししいたけは水で戻し（戻し汁はとっておく）, 薄切りにする。にんじんは半月切り, 鶏もも肉は 3cm のぶつ切りにする。
❷モロヘイヤは 3cm のざく切り, 葉ねぎは小口切りにする。
❸❶の戻し汁に水を加えて 150mL にして沸騰させ, 干ししいたけ, にんじん, 鶏もも肉と A を加えて煮る。火が通ったら❷のモロヘイヤを加える。
❹沸騰水（分量外）でマロニーを茹でる。
❺❹を器に盛り, ❸を加え, ❷の葉ねぎを散らす。

かき揚げ

〈材料〉
えび ……………………………… 12g
かぼちゃ ………………………………… 8g
じゃがいも …………………………… 10g
たまねぎ ……………………………… 20g

A
┌ 米粉 ……… 大さじ 1/2 弱（4g）
│ 片栗粉 …… 大さじ 1/2 強（5g）
└ 塩 …………………………… 0.1g
水 ………………… 小さじ 2（10mL）
コーン …………………………………… 6g
乾燥パセリ …………………………… 適宜
油 ……………………………………… 適宜

〈作り方〉
❶かぼちゃ, じゃがいも, たまねぎは 2mm 程度の細切りにする。
❷えびはカラをむいて背わたをとり, すすいで水気を拭く。
❸ A に水を加えて溶かし, ❶と❷, コーン, パセリを加えてからめる。
❹❸を 180℃の油で揚げる。

もやしときゅうりのサラダ

〈材料〉
緑豆もやし …………………………… 30g
きゅうり ……………………………… 20g

A
┌ 油 …………… 小さじ 1/4（1g）
│ 米酢 ……… 小さじ 1/4 弱（1g）
│ 薄口しょうゆ
│ ………… 小さじ 1/2 弱（2.5g）
└ いりごま …………………………… 1g

〈作り方〉
❶緑豆もやしは 600W の電子レンジで 2 分 〜 2 分半加熱し, 水にさらして冷ます。きゅうりは薄い輪切りにする。
❷ A を混ぜあわせ, ❶を入れて和える。

枝豆 15g

栄養学的アドバイス

　　かき揚げにえびを使用していますが, えびアレルギーの場合はしらす大さじ 2 に代えてもよいでしょう。しらすにはカルシウムやビタミン D が豊富に含まれています。たんぱく質をさらにとりたい時は, バナナレーズンパンにアレルギー用ミルクを好みで大さじ 2 〜 3 程度入れてもよいでしょう。ミルクの風味が感じられます。

八宝菜弁当

（原）

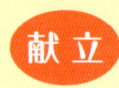

献立
- ●ごはん（炊きこみごはん）
- ●八宝菜
- ●さつまいもかりんとう（大豆かりんとう）
- ●ちくわサラダ（マカロニサラダ）

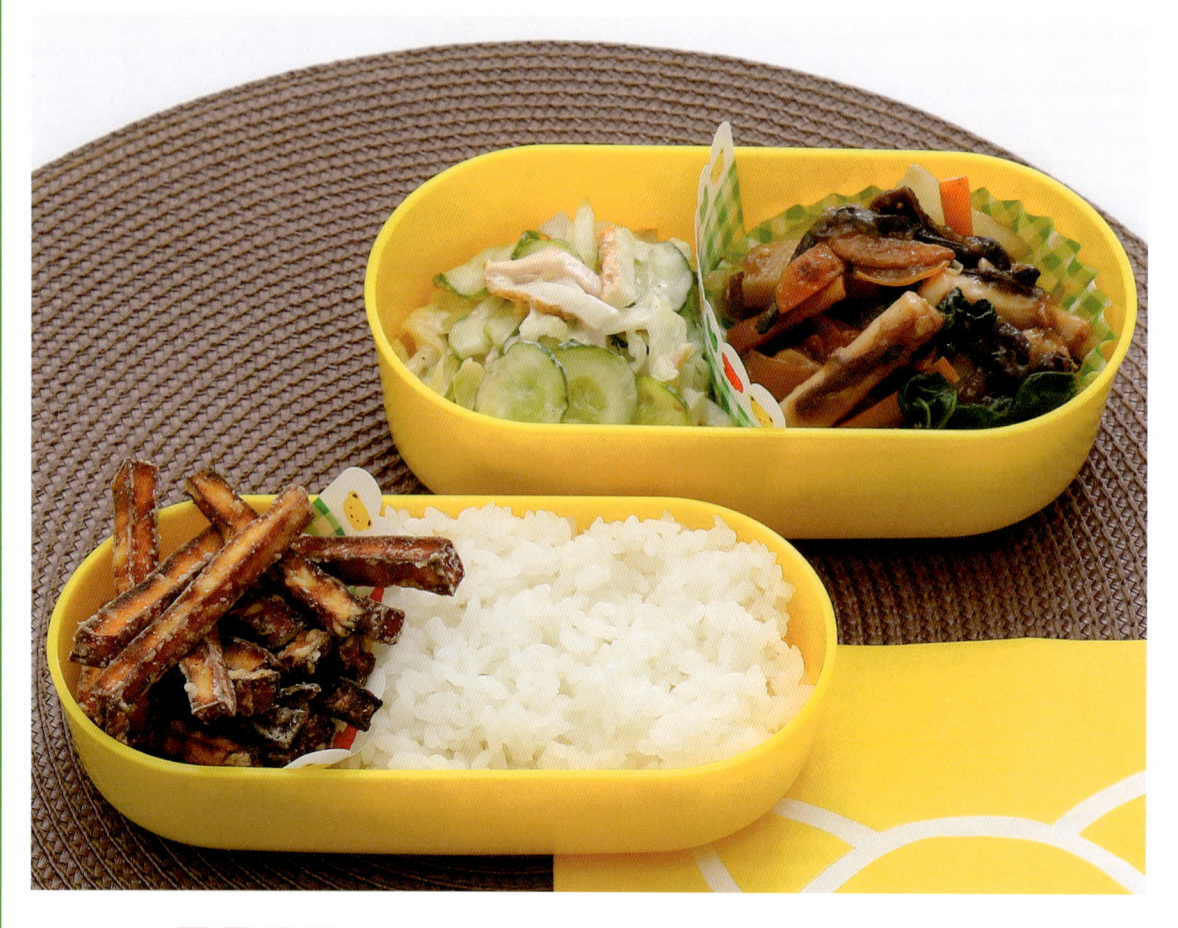

この日の 給 食 献 立

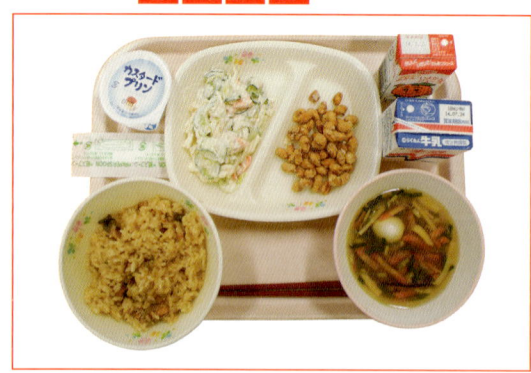

お弁当の栄養価計算

- ●エネルギー　698kcal
- ●たんぱく質　15g
- ●脂質　9.0g
- ●炭水化物　142.4g
- ●カルシウム　95mg
- ●鉄　2.1mg

レシピポイント

　八宝菜の味付けには，中華スープの素の代わりに，特定原材料27品目不使用のスープの素（塩味）※・塩・こしょうを使います。副菜のさつまいもかりんとうは，さつまいもを大豆と同じくらいの大きさに切ると，見た目がより近くなります。また，揚げる時にはキッチンペーパーを敷かず，そのまま網バットで油切りします。ちくわサラダは，マカロニの代わりに卵白不使用のちくわ※を使い，特定原材料を使用していないロースハム※や，卵を使用していないマヨネーズ風調味料※を使います。

※鶏卵，乳・乳製品，小麦不使用のもの（p.111 参照）

ごはん 150g

八宝菜（いか入り）

〈材料〉

豚もも肉薄切り	10g
たけのこ（水煮）	10g
しょうが	1g
にんにく	2g
たまねぎ	10g
にんじん	10g
はくさい	30g
チンゲン菜	10g
いか	20g
きくらげ（乾）	0.5g
ごま油	小さじ 1/2（2g）
水	小さじ 5（25mL）

A
- スープの素※ … 0.5g
- 塩・こしょう … 少々
- 砂糖 … 小さじ 1/3（1g）
- しょうゆ … 小さじ 1/3（2g）

片栗粉	小さじ 1/3（1g）
水（水溶き用）	小さじ 1/3（1.5g）

〈作り方〉

❶ 豚もも肉，たけのこ，いかは食べやすい大きさに切る。しょうが，にんにくはみじん切り，たまねぎは 1cm のくし形切り，にんじんは薄い短冊切り，はくさい，チンゲン菜は 3cm のざく切りにする。きくらげはぬるま湯で戻し，硬い部分を切り落として 4 等分にする。

❷ フライパンにごま油をひき，しょうがとにんにくをさっと炒め，豚もも肉といかを入れる。豚もも肉の色が変わったら，その他の野菜をすべて入れる。

❸ 野菜に火が通ったら水と A を加え，軽く煮詰める。水分が半分程度になったところで水溶き片栗粉を回し入れ，とろみをつける。

さつまいもかりんとう

〈材料〉

さつまいも	50g

A
- 片栗粉 … 小さじ 1 と 1/3（4g）
- 粉糖 … 小さじ 2/3（2g）
- コーンスターチ … 小さじ 1/2（1g）

油	適宜

〈作り方〉

❶ さつまいもを 1cm 太さのスティック状に切り，水にさらした後，しっかり水気をきる。

❷ 混ぜあわせた A をまぶし，170℃の油で揚げる。

ちくわサラダ（ハム）

〈材料〉

ちくわ※	10g
ロースハム※	5g
キャベツ	15g
きゅうり	25g

A
- マヨネーズ風調味料※ … 小さじ 2（8g）
- 塩 … 0.1g
- こしょう … 少々

〈作り方〉

❶ ちくわ，ロースハムは短冊切りにする。キャベツはせん切り，きゅうりは薄い輪切りにして塩もみし，軟らかくなったら水気を絞る。

❷ A を混ぜあわせ，❶を入れて和える。

栄養学的アドバイス

さつまいもにはビタミン B_6，ビタミン C，ビタミン E，葉酸などが豊富です。さらに，腸の蠕動運動を促進し，便を軟らかくする緩下作用のあるヤラピンが含まれています。ビタミン C やカルシウムは皮に，ヤラピンは皮と実の間に多く含まれています。さつまいもは皮ごと揚げて食べましょう。

香りささみフライとぱりぱり皿うどん弁当 (宮下)

献立 ●米粉丸パン（クロワッサン） ●香りささみフライ ●ぱりぱり皿うどん ●ボイル野菜

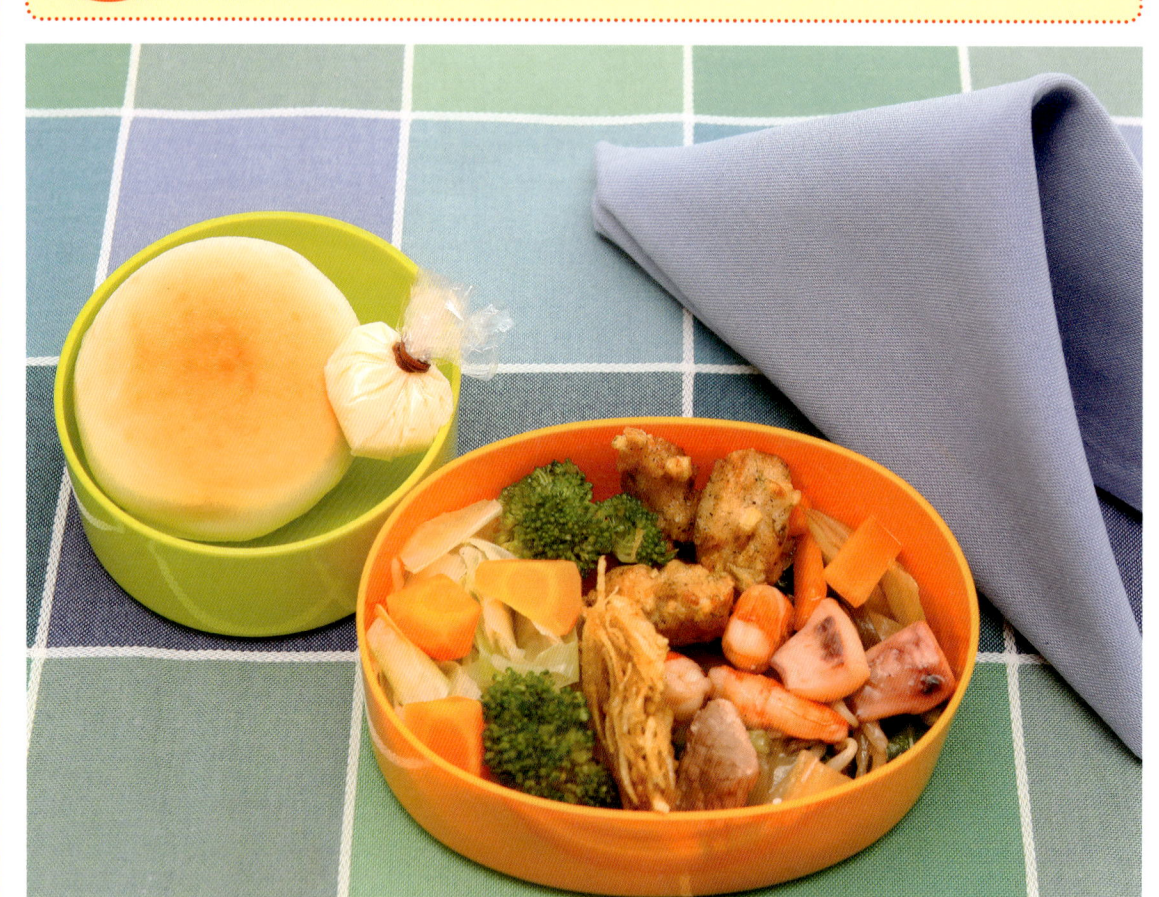

この日の 給食献立

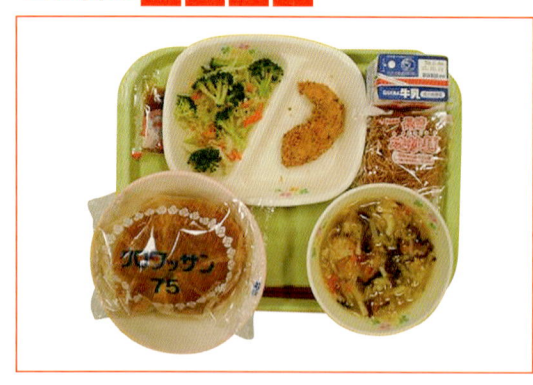
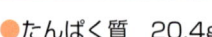

お弁当の栄養価計算

●エネルギー　413kcal ●たんぱく質　20.4g
●脂質　13.0g ●炭水化物　40.0g
●カルシウム　78mg ●鉄　1.9mg

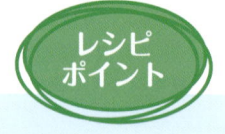

レシピポイント

　ささみフライは小麦粉とパン粉の代わりに，片栗粉とじゃがいものみじん切りを使います。青のりの風味がきいて，サクサクとした仕上がりになります。

　皿うどんは，じゃがいもをせん切りにし，パリパリに揚げて麺にします。パンがあるので麺の量は控えめにし，食べる直前に野菜たっぷりのあんをかけます。あんには市販のスープの素（塩味）※を使用していますが，和風だし，塩，こしょうでも代用できます。

　ボイル野菜には，卵不使用の市販のマヨネーズ風調味料※を添えます。

※鶏卵，乳・乳製品，小麦不使用のもの（p.111 参照）

米粉丸パン[※] 1個

香りささみフライ

〈材料〉

鶏ささみ	40g
塩	0.2g
こしょう	少々
A 片栗粉	小さじ 1（3g）
水	小さじ 2（10mL）
じゃがいもみじん切り	6g
青のり	0.1g
揚げ油	適宜

〈作り方〉

❶鶏ささみは筋をとり，塩・こしょうをする。
❷ A を混ぜて衣を作る。
❸❶に❷をまぶし，170℃の油で揚げて中までよく火を通す。最後に油の温度を少し上げて，カラっと仕上げる。

ボイル野菜

〈材料〉

にんじん	5g
ブロッコリー	20g
キャベツ	30g
マヨネーズ風調味料[※]	小さじ 2 と 1/2（10g）

〈作り方〉

❶にんじんは乱切りか 3cm のスティック状，ブロッコリーは小房に分け，キャベツは芯を除いてざく切りにする。
❷鍋に水とにんじんを入れ，沸騰したらブロッコリー，キャベツを入れ，好みの硬さに茹で，ザルにあげて冷ます（野菜を皿に並べてラップをかけ，電子レンジ加熱してもよい）。
❸マヨネーズ風調味料を，容器に入れるかラップに包んで添える。

ぱりぱり皿うどん

〈材料〉

じゃがいも（メークイン）	20g
揚げ油	適宜
豚もも肉	12g
いか（冷凍）	12g
えび（冷凍）	12g
もやし	12g
にんじん	10g
はくさい	30g
たまねぎ	25g
たけのこ水煮	10g
きくらげ（乾）	0.9g（水戻し後 6g）
煮干し	1g（なくてもよい）
水	カップ 1/4（50mL）
スープの素[※]	0.5g
サラダ油	小さじ 1（4g）
にんにくみじん切り	0.6g
A しょうゆ	小さじ 1/2 弱（2.5g）
こしょう	適宜
片栗粉	小さじ 2/3（2g）
水（水溶き用）	大さじ 1（15mL）

〈作り方〉

❶じゃがいもは，皮をむき，細いせん切りにして水にさらす。
❷❶のじゃがいもの水気をよく拭きとり，170℃の油できつね色に揚げ，さらに 180℃で短時間揚げてパリっと仕上げる。
❸豚もも肉は一口大に切り，いか，えびは解凍しておく。もやしは洗って水気をきっておく。にんじんは短冊切り，はくさい，たまねぎはざく切り，たけのこ，きくらげは食べやすい大きさに切る。
❹鍋に水 50mL と，あれば煮干しを入れ，1分ほど沸騰させて火を止め，スープの素を入れる。
❺別の鍋にサラダ油を入れ，にんにくを炒め，❸の材料を順次炒め，❹を入れてひと煮立ちさせる。A で味付けし，水溶き片栗粉を加えて素早く混ぜ，火を止める。
❻❷の麺と❺のあんを別々の容器に詰める（食べる直前に，❷に❺をかける）。

栄養学的アドバイス

　鶏ささみや豚肉は，良質なたんぱく質を含みます。野菜もたっぷり入っており，ビタミンやミネラルもバランスよくとれるお弁当です。

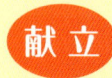

いかのさらさ揚げと男爵うま煮弁当 （宮下）

献立 ●ごはん ●いかのさらさ揚げ ●男爵うま煮（煮物） ●アーモンド和え（和えもの） ●みかん

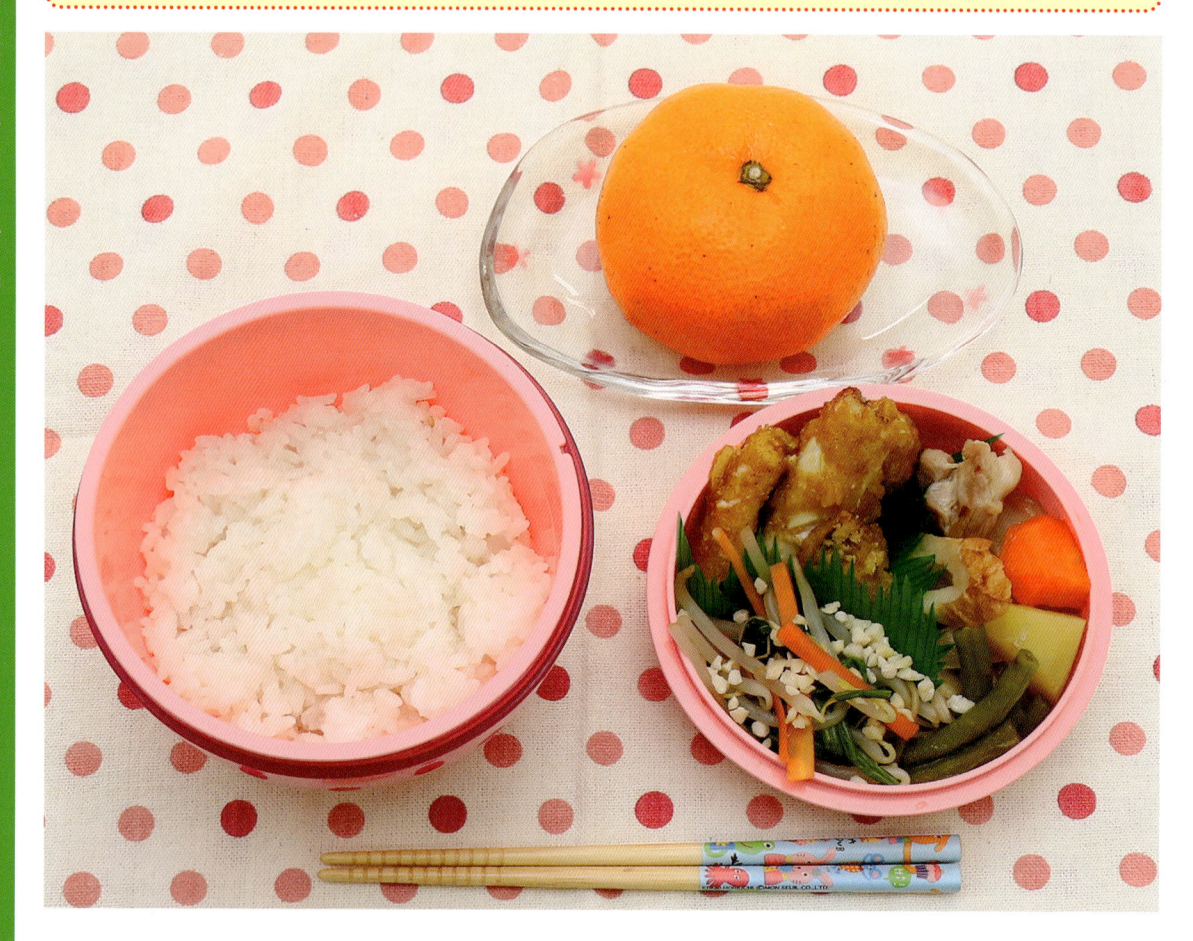

この日の 給食献立

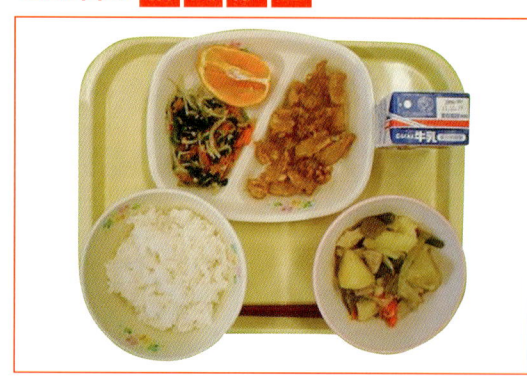

お弁当の栄養価計算

●エネルギー 422kcal ●たんぱく質 17.4g
●脂質 10.2g ●炭水化物 64.4g
●カルシウム 60 mg ●鉄 1.9 mg

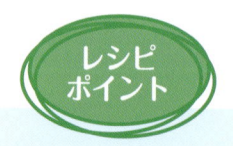

レシピポイント

　カレー風味のいかのさらさ揚げのカレールウは，27品目除去の食物アレルギー対応の顆粒※を使用しました。多少のとろみがあり，揚げ衣の片栗粉を省くこともできます。

　男爵うま煮の練り製品は卵不使用のちくわ※を使用します。

※鶏卵，乳・乳製品，小麦不使用のもの（p.111参照）

ごはん 80g

男爵うま煮

〈材料〉

じゃがいも（男爵）……………… 65g
たまねぎ…………………………… 30g
にんじん…………………………… 10g
鶏もも肉（皮なし）……………… 15g
ちくわ※…………………………… 10g
いんげん…………………………… 5g
サラダ油…………………………… 0.6g

A ┌ 水………………… 大さじ 1（15mL）
　└ 酒………………… 小さじ 1/4 弱（1g）

B ┌ 三温糖（上白糖でも可）
　│ ………………………… 小さじ 1（4g）
　└ しょうゆ……… 小さじ 2/3（4g）

〈作り方〉

❶じゃがいもは，皮をむいて一口大に切り，たまねぎはくし形に切る。にんじん，鶏もも肉，ちくわは適当な大きさに切り，いんげんは 2 〜 3cm 長さに切る。

❷鍋にサラダ油を入れ，❶のじゃがいも，にんじん，たまねぎを炒める。表面がすきとおってきたら，鶏もも肉を入れて軽く炒め，A を入れ，ふたをして 7 〜 8 分煮る（キッチンペーパーかアルミホイルで落としぶたをするとよい）。

❸❷に❶のちくわといんげん，B を加える。弱火で 5 分ほど煮て，火を止める。

みかん 1個

いかのさらさ揚げ

〈材料〉

いか………………………………… 40g

A ┌ おろししょうが……………… 0.5g
　│ 酒………………………………… 0.8g
　│ しょうゆ……… 小さじ 1/5（1.2g）
　│ カレールウ（顆粒）※………… 3g
　└ 塩………… 適宜（なくてもよい）
片栗粉……………… 小さじ 1（3g）
揚げ油…………………………… 適宜

〈作り方〉

❶いかは食べやすい大きさの短冊切りにし，キッチンペーパーで水気を拭きとる。

❷A を混ぜあわせ，❶に下味をつける。

❸❷に片栗粉をまぶし，170℃の油で揚げる。最後に油の温度を少し上げて，カラッと仕上げる。

アーモンド和え

〈材料〉

にんじん………………………… 10g
ほうれんそう…………………… 20g
もやし…………………………… 20g

A ┌ しょうゆ……………………… 1g
　└ 砂糖…………………………… 0.2g
アーモンドダイス……………… 1.5g

〈作り方〉

❶にんじんは 3cm 長さのせん切り，ほうれんそうは 3cm のざく切りにする。

❷鍋に水とにんじんを入れ，沸騰したらもやし，ほうれんそうの順に入れ，2 〜 3 分茹でてザルにあげる。冷めたら軽く水気を絞る。

❸ボウルに A を入れて混ぜあわせ，❷を加えてよく混ぜ，アーモンドダイスを散らす。

栄養学的アドバイス

男爵うま煮に干しえびや桜えびを 2g 程度加えて煮ると，うまみが増し，カルシウムの補給になります。

ミートスパゲティ弁当

（宮下）

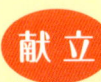 献 立　●米粉丸パン　●ミートスパゲティ　●かみかみサラダ　●りんご
（コッペパン）　　　　　　　　　　　　　　（サラダ）

この日の 給 食 献 立

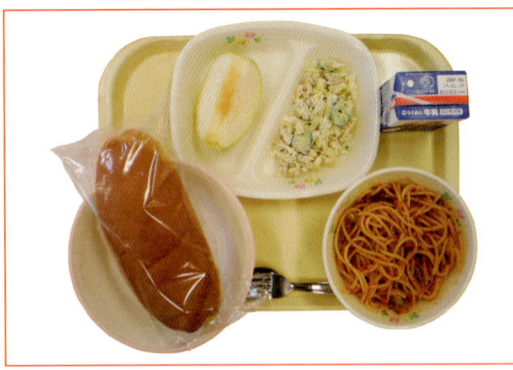

お弁当の栄養価計算

●エネルギー　448kcal　●たんぱく質　13.8g
●脂質　11.7g　　　　　●炭水化物　71.6g
●カルシウム　64 mg　　●鉄　2.1mg

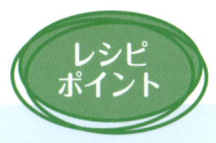 レシピ
ポイント

　ミートスパゲティは，麺には米粉のビーフン，ソースには食物アレルギー対応のミートソース※を使用しました。ビーフンは淡白な味のため，サラダ油で炒め，下味をつけると味もよくなり，麺が固まるのを防ぐことができます。すりおろしにんにくは，少量でも味のポイントになります。市販のミートソースの量を控えめにして，ケチャップ，砂糖，お好みソース※，しょうゆなどでアレンジすると味に深みが出て，好みの味付けにできます。
　かみかみサラダは，大豆の代わりに卵不使用のちくわ※を使い，弾力のある食感にしました。
※鶏卵，乳・乳製品，小麦不使用のもの（p.111 参照）

米粉丸パン※ 1個

ミートスパゲティ

〈材料〉
ビーフン ····························· 35g
グリンピース ························· 5g
サラダ油 ············ 小さじ 3/4 （3g）
A ┌ おろしにんにく ················· 2g
　├ ケチャップ ········· 小さじ 1 （5g）
　└ 塩 ································ 0.2g
牛ひき肉 ···························· 25g
たまねぎ ···························· 40g
にんじん ···························· 15g
サラダ油 ···························· 0.3g
B ┌ ミートソース※ ················ 25g
　├ ケチャップ ······· 小さじ 1 弱 （4g）
　└ お好みソース※ ··················· 4g

〈作り方〉
❶ ビーフンは茹でてザルにあげる。茹であが
　りのころ，グリンピースを入れてさっと茹で
　て，別にする。
❷ 熱したフライパンにサラダ油小さじ 3/4 を
　ひき，混ぜあわせた A を入れ，❶のビー
　フンを加えてからめ，下味をつける。
❸ たまねぎ，にんじんはみじん切りにする。
❹ 小鍋にサラダ油 0.3g を入れ，❸を炒めて
　しんなりしたら，牛ひき肉を入れて色が変
　わりぽろぽろになるまで炒める。B を加え
　て炒め煮にする。
❺ ❷のビーフンの上に❹のソースをかけて，
　グリンピースを散らす。

かみかみサラダ

〈材料〉
ちくわ※ ····························· 10g
きゅうり ···························· 10g
キャベツ ···························· 15g
コーン ······························· 5g
しらす ······························· 3g
ブロッコリー ························· 20g
マヨネーズ風調味料※
　··················· 小さじ 2 弱 （7g）
アーモンド（スライスまたはダイス）
　···································· 4g

〈作り方〉
❶ ちくわ，きゅうり，キャベツは 1cm 角程度
　に切る。熱湯をかけるか，鍋でさっと茹で
　てザルにあげ，冷ます。
❷ コーンとしらすは熱湯をかけ，冷ます。
❸ ❶と❷をあわせ，マヨネーズ風調味料とア
　ーモンドで和える（アーモンドを散らしても
　よい）。
❹ 小房に分けて塩茹でしたブロッコリーを添
　える。

りんご 1/4 個
皮をむいて，食べやすい大きさに切って芯をと
り，塩水にくぐらせる。

栄養学的アドバイス

　噛み応えのあるサラダやりんごが咀嚼力を高めるお弁当です。多くの食材を使用しているので，食感の
違いを楽しめるとともに，栄養素バランスもよくなります。

酢豚弁当

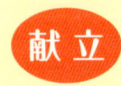

（松田）

献 立　●米粉丸パン（コッペパン）　●酢豚　●しらすとコーンのナムル　●にらたま

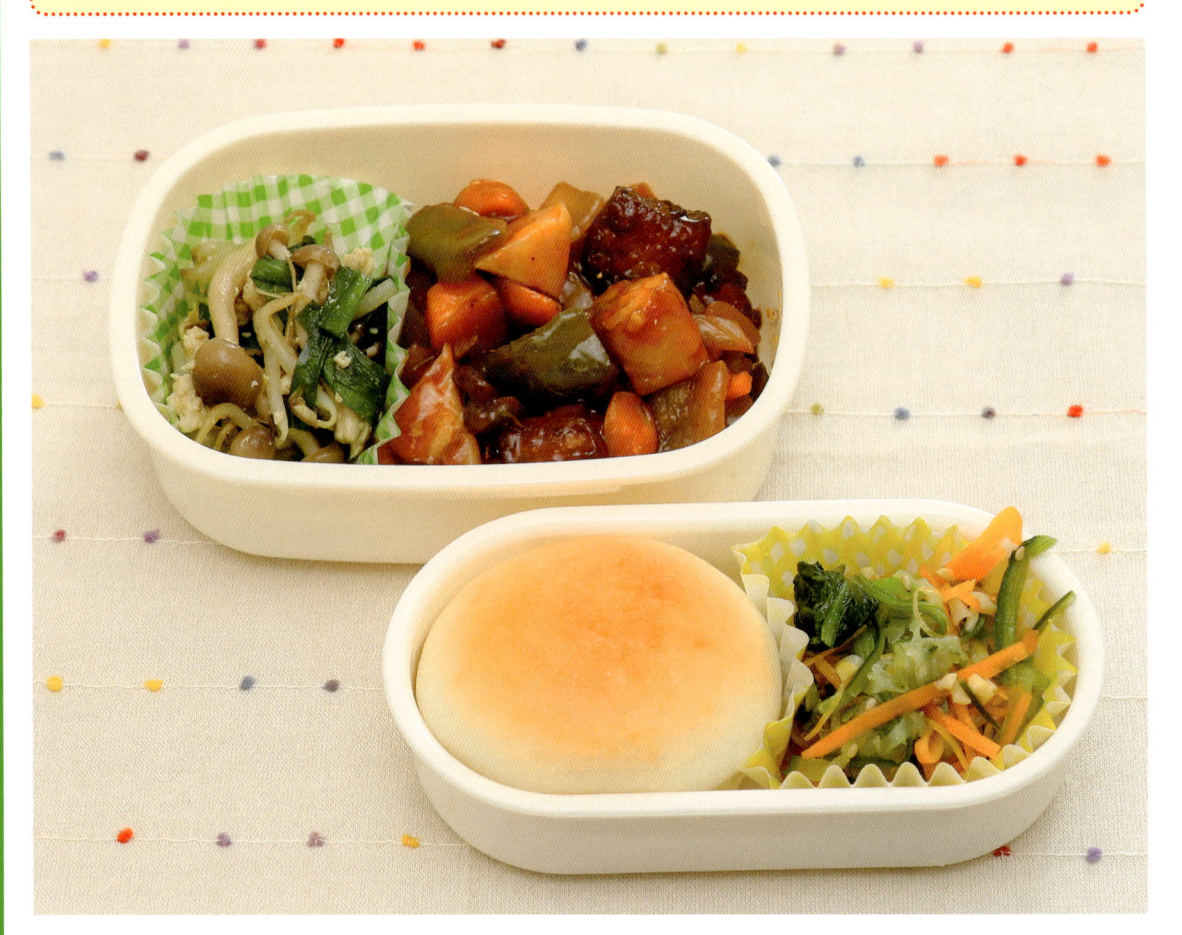

この日の 給 食 献 立

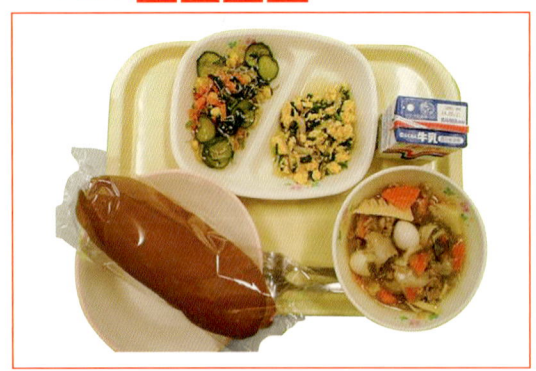

お弁当の栄養価計算

- ●エネルギー　408kcal
- ●たんぱく質　24.7g
- ●脂質　10.6g
- ●炭水化物　52.8g
- ●カルシウム　70mg
- ●鉄　1.6mg

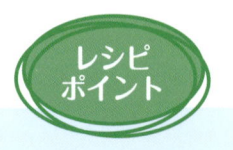

レシピポイント

　にらたまには，卵の代わりに鶏ひき肉を使いました。カレー粉を入れることで，ひき肉に色がつくと同時にコクが出ます。

　パンは，原料が米粉100％の市販品※です。

※鶏卵，乳・乳製品，小麦不使用のもの（p.111 参照）

米粉丸パン※ 1 個

酢豚

〈材料〉

豚もも肉	・・・・・・・・・・・・・・・・・・・・・	40g
A	おろししょうが ・・・・・・・・・・・・・・	0.4g
	薄口しょうゆ ・・・・・・・・・・・・・・・・・	1g
	酒 ・・・・・・・・・・・・・・ 小さじ 1 (5g)	
片栗粉 ・・・・・・・ 小さじ 1 と 1/3 (4g)		
食用油 ・・・・・・・・・・・・・・・・・・・・・・・・・適宜		
にんじん ・・・・・・・・・・・・・・・・・・・・	20g	
きざみきくらげ (乾) ・・・・・・・・・・	0.4g	
たまねぎ ・・・・・・・・・・・・・・・・・・・・・	40g	
ピーマン ・・・・・・・・・・・・・・・・・・・・・	10g	
たけのこ (水煮) ・・・・・・・・・・・・・	20g	
パイナップル (パック) ・・・・・・・・・・	8g	
サラダ油 ・・・・・・・・・・・・・・・・・・・・・	0.3g	
B	しょうゆ ・・・・・・・・・ 小さじ 1 弱 (5g)	
	砂糖 ・・・・・・・・・・ 小さじ 1 弱 (2.5g)	
	ケチャップ ・・・・・・ 大さじ 1/2 (7.5g)	
	おろしにんにく ・・・・・・・・・・・・・・・・ 1g	
	りんご酢 ・・・・・・・・・・・・ 小さじ 1 (5g)	
	水 ・・・・・・・・・・・ カップ 1/4 (50mL)	
片栗粉 ・・・・・・・・・・・・・ 小さじ 2/3 (2g)		
水 (水溶き用) ・・大さじ 2/3 (10mL)		

〈作り方〉

❶ 豚もも肉は，食べやすい大きさの角切りにし，**A** で下味をつける。

❷ ❶に片栗粉をつけて油で揚げる。

❸ にんじんは乱切りにして茹でる。きざみきくらげは水で戻しておく。

❹ たまねぎ，ピーマン，たけのこ，パイナップルを適当な大きさに切って❸とあわせ，サラダ油で炒める。

❺ ❹に❷と **B** のタレを加えてからめ，水溶き片栗粉でとろみをつける。

しらすとコーンのナムル

〈材料〉

ほうれんそう ・・・・・・・・・・・・・・・・・	20g
にんじん ・・・・・・・・・・・・・・・・・・・・・	10g
きゅうり ・・・・・・・・・・・・・・・・・・・・・	15g
しらす ・・・・・・・・・・・・・・・・・・・・・・・	3g
コーン (冷凍) ・・・・・・・・・・・・・・・	8g
いりごま (皮むき) ・・・・・・・・・・・・	0.5g
A	砂糖 ・・・・・・・・・・・・・・・・・・・・・・	0.5g
	薄口しょうゆ ・・・ 小さじ 1/3 弱 (1.7g)	
	塩 ・・・・・・・・・・・・・・・・・・・・・・・・・	0.1g
	米酢 ・・・・・・・・・・ 小さじ 1/3 (1.7g)	
	ごま油 ・・・・・・ 小さじ 1/4 弱 (0.8g)	

〈作り方〉

❶ ほうれんそうは茹でて 3cm 長さに切る。

❷ にんじん，きゅうりはせん切りにして，にんじんは 2 分程度，きゅうりはさっと茹でる。

❸ コーンは解凍し，粗みじん切りにする。

❹ **A** と❸，しらす，いりごまをあわせて，❶❷を和える。

にらたま

〈材料〉

鶏ひき肉 ・・・・・・・・・・・・・・・・・・・・	15g
にら ・・・・・・・・・・・・・・・・・・・・・・・・・	5g
しめじ ・・・・・・・・・・・・・・・・・・・・・・・	8g
もやし ・・・・・・・・・・・・・・・・・・・・・・・	10g
A	酒 ・・・・・・・・・・・・ 小さじ 1/2 弱 (2g)	
	砂糖 ・・・・・・・・・・ 小さじ 1/4 (0.7g)	
	薄口しょうゆ ・・・ 小さじ 1/4 (1.5g)	
	カレー粉 ・・・・・・・・・・・・・・・・・・・・	0.1g
	水 ・・・・・・・・・・・・・・ 大さじ 1 (15mL)	

〈作り方〉

❶ にらは 3cm に切る。しめじはほぐす。

❷ 鍋に **A** を入れ，鶏ひき肉，もやし，しめじの順に重ねてふたをして火にかける。

❸ 5 分くらいで鶏ひき肉に火が通ったら，にらを入れてさっと混ぜながら火を通す。

栄養学的アドバイス

　成長期の子どもにとって必要なたんぱく質が不足しないように工夫しています。にらたまの卵のたんぱく質は鶏ひき肉で補い，酢豚のうずら卵のたんぱく質は，豚肉の量を増やして補っています。また，ナムルにはしらすを入れてカルシウムを補っています。

みそラーメン弁当

（松田）

| 献立 | ●蒸しパン（コッペパン） | ●みそラーメン | ●ささみのレモン煮 | ●青菜のコーン和え（青菜のナッツ和え） |

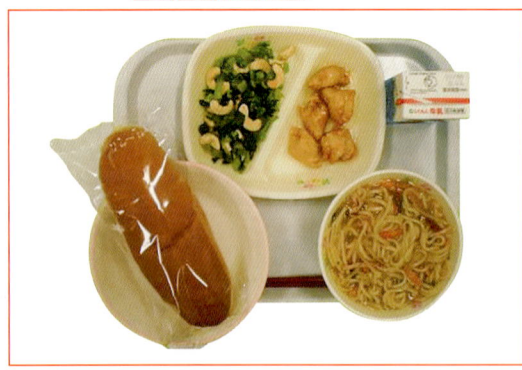

この日の 給食献立

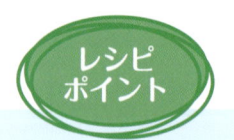

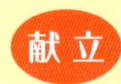
レシピ
ポイント

お弁当の栄養価計算

- ●エネルギー　535kcal
- ●脂質　7.3g
- ●カルシウム　108mg
- ●たんぱく質　16.9g
- ●炭水化物　100.7g
- ●鉄　2.1mg

　みそラーメンは，だしを使っていませんが，具を炒めた後に水を入れて少し加熱をすることでコクが出ます。麺として用いるくずきりは，別に茹でて器に入れ，汁と具をかけます。市販のこんにゃく麺でも代用できます。

　青菜の和え物は，ナッツの代わりにコーンを粗く刻んで加えることで，からみやすく，食べやすくなります。

※鶏卵，乳・乳製品，小麦不使用のもの（p.111 参照）

蒸しパン

〈材料〉
ケーキミックス粉※ ················· 30g
水 ············ 大さじ 2 弱（28mL）*
油 ················ 小さじ 1（4g）*
*ミックス粉の表示分量。

〈作り方〉
❶ケーキミックス粉に水と油を入れて混ぜる。
❷電子レンジ対応のカップに入れて電子レンジで表示通りに加熱する。

みそラーメン

〈材料〉
くずきり ························· 45g
豚もも肉 ························ 10g
にんじん ························ 10g
もやし ·························· 30g
葉ねぎ ··························· 7g
にんにく ························ 0.2g
ねぎ ···························· 2g
ごま油 ·························· 少々
水 ············ カップ 1/2（100mL）
A ┌ 麦みそ ·········· 小さじ 1 強（7g）
  │ 赤みそ ·········· 小さじ 2/3（4g）
  │ 薄口しょうゆ ···················· 1g
  └ 塩・こしょう ··················· 少々

〈作り方〉
❶くずきりは，表示の時間茹でる。
❷豚もも肉はせん切りにする。
❸にんじんはせん切り，葉ねぎは 2 ～ 3cm 長さに切る。にんにくはすりおろす。ねぎは小口切りにする。
❹ごま油で❷を炒め，色が変わったら❸のにんじんを入れて炒める。しんなりしたら，もやし，葉ねぎとすりおろしたにんにく，水を入れ，強火にかける。
❺沸騰したら中火で 4 ～ 5 分加熱し，A で調味をしてねぎを入れて火を止める。
❻丼に❶を入れ，❺の汁を少し入れてほぐす。残りの汁と具を加える。

ささみのレモン煮

〈材料〉
鶏ささみ ························ 40g
片栗粉 ·················· 小さじ 1（3g）
食用油 ·················· 小さじ 1（4g）
A ┌ 砂糖 ·········· 小さじ 1 弱（2.5g）
  │ 薄口しょうゆ
  │   ·········· 小さじ 1/2 弱（2.5g）
  │ レモン汁 ···· 小さじ 1/4 弱（1.2g）
  └ 水 ········· 小さじ 1/3 弱（1.5mL）

〈作り方〉
❶鶏ささみは一口大に切り，片栗粉をつけて油で揚げる。
❷Aをあわせてタレを作る。
❸❷に❶を入れ，火にかけて軽く煮からめる。

青菜のコーン和え

〈材料〉
小松菜 ·························· 50g
コーン ··························· 4g
A ┌ 薄口しょうゆ ····· 小さじ 1/3（2g）
  │ 米酢 ·········· 小さじ 1/4 弱（1g）
  │ 砂糖 ··········· 小さじ 1/3（1g）
  └ サラダ油 ······················ 少々

〈作り方〉
❶小松菜を茹で，3cm 長さに切る。
❷コーンは粗みじん切りにする。
❸Aをあわせ，❷を加える。
❹❸で❶を和える。

| 栄養学的アドバイス |

　青菜のコーン和えでは，青菜の中でもカルシウムを多く含む小松菜を使い，工夫をしています。小松菜はアクも少ないので便利です。

焼き鳥弁当

（松田）

献立　●たこめし　●焼き鳥　●はりはり漬け　●けんちん汁

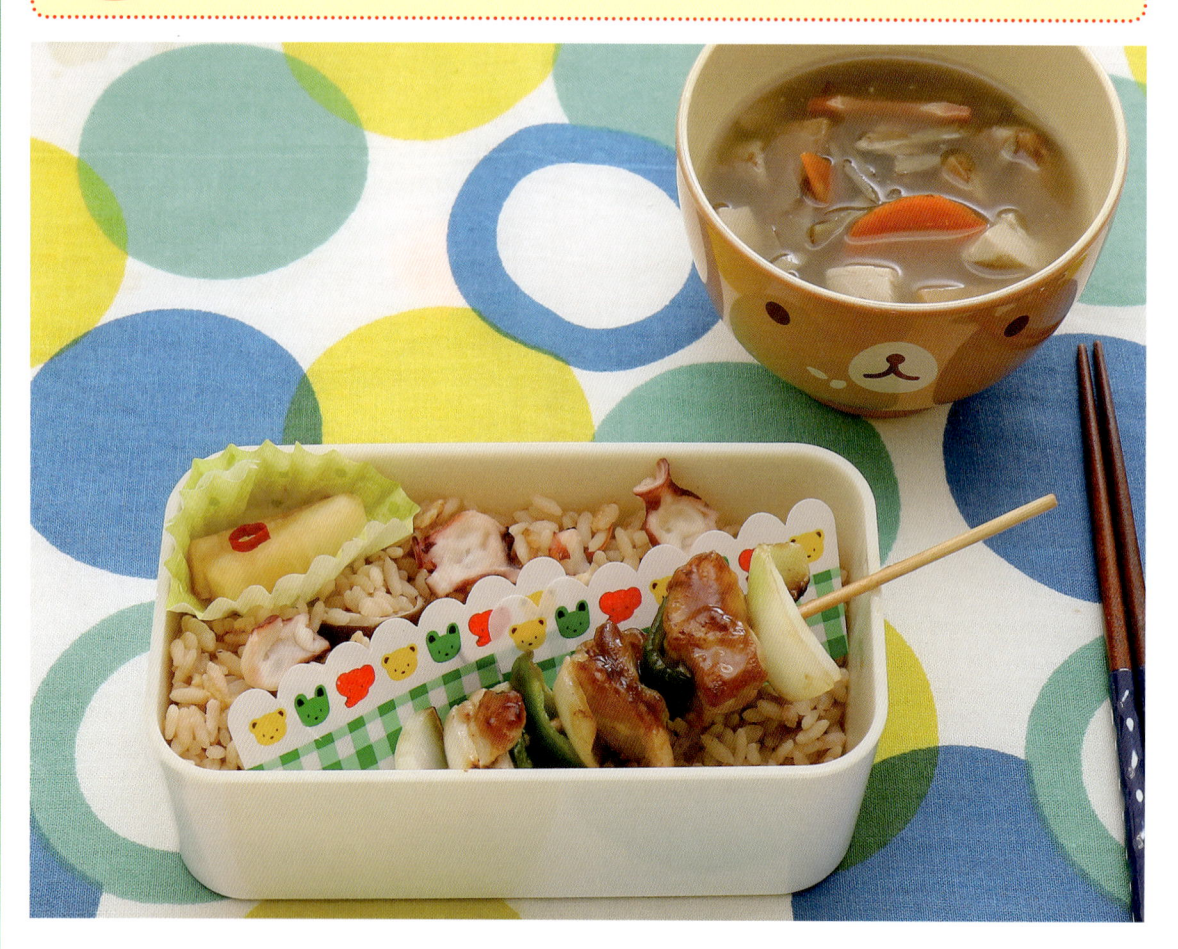

この日の 給食献立

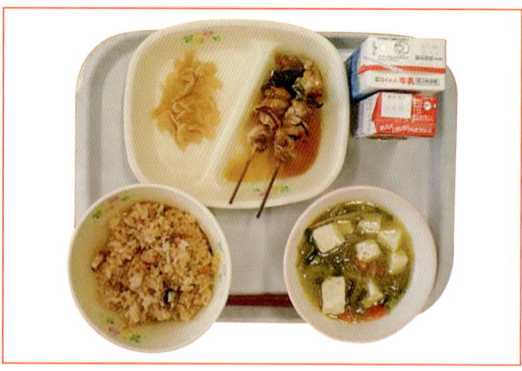

お弁当の栄養価計算

●エネルギー　438kcal
●脂質　7.9g
●カルシウム　56mg
●たんぱく質　20.8g
●炭水化物　66.5g
●鉄　1.4mg

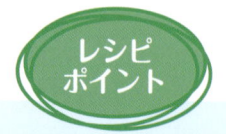

レシピポイント

　焼き鳥は，生の状態で串に刺して加熱するのは難しいので，電子レンジで加熱した後にタレをからめて串に刺し，フライパンかグリルで焼きます。
　はりはり漬けは，少し多めに作って常備菜としておくと便利です。

たこめし

〈材料〉

米……………………………70g
水……………………………適宜
干ししいたけ……1/2 個（約 0.5g）
茹でだこ……………………30g
にんじん……………………10g
油揚げ………………………3g
A ⌈ 酒…………… 小さじ 1/2 弱（2g）
　 ⌊ しょうゆ………… 小さじ 1（6g）

〈作り方〉

❶米を炊飯器の内釜に入れ，1/2 合の目盛り
　の少し下まで水を入れて，30 分浸水する。
❷干ししいたけは，水につけて戻す。
❸茹でだこは 5mm 厚さの薄切りにする。大
　きければ半分に切る。にんじん，油揚げ，
　❷の干ししいたけはせん切りにする。
❹❶に A を加え，米の上に❸をのせて炊く。

焼き鳥

〈材料〉

鶏もも肉（皮つき）……………30g
たまねぎ……………………15g
ピーマン……………………5g
　⌈ しょうゆ…… 小さじ 1/2 強（3.5g）
　│ みりん………… 小さじ 1/2（3g）
A │ 砂糖…………… 小さじ 2/3（2g）
　│ 片栗粉………………………0.5g
　⌊ 水………………… 小さじ 1（5mL）

〈作り方〉

❶鶏もも肉は一口大に切り，電子レンジで 30
　秒加熱する。たまねぎ，ピーマンはそれぞ
　れ一口大に切る。
❷A を煮詰めてタレを作る。
❸❶に❷をからめ，鶏もも肉，たまねぎ，ピ
　ーマンを交互に串に刺す。
❹❸をフライパンかグリルで焼く。

けんちん汁

〈材料〉

A ⌈ だし煮干し…………………3g
　 ⌊ 水……… カップ 1/2 強（110mL）
豚もも肉薄切り………………10g
木綿豆腐……………………15g
さといも……………………20g
にんじん……………………10g
ごぼう………………………12g
大根…………………………10g
ごま油………………………0.2g
B ⌈ 薄口しょうゆ…… 小さじ 2/3（4g）
　 ⌊ 塩……………………………0.1g
片栗粉…………… 小さじ 1/3（1g）
水（水溶き用）……… 小さじ 1（5mL）

〈作り方〉

❶A で煮干だしをとっておく。
❷豚もも肉は一口大に切り，豆腐は食べやす
　い大きさの角切り，さといも，にんじんは
　半月切り，ごぼうはささがき，大根はいちょ
　う切りにする。
❸温めた鍋にごま油を入れて❷を軽く炒め，
　❶のだしを加えて煮る。
❹火が通ったら，B で調味し，水溶き片栗粉
　でとろみをつける。

はりはり漬け

〈材料〉

大根…………………………3g
　⌈ 砂糖………………………0.5g
　│ しょうゆ……… 小さじ 1/4（1.5g）
A │ 米酢………………………0.6g
　⌊ 一味唐辛子（輪切り）………少々

〈作り方〉

❶大根を短冊切りにする。
❷A をあわせ，❶を漬ける。

栄養学的アドバイス

　　代替を必要とする給食献立ではないので，調理上の工夫をして同様の見た目に仕上げています。カル
シウムが不足するので，小松菜やしらすなどを使った一品を加えてもよいでしょう。

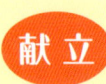

お好み天弁当

（寺倉）

献立　●米粉パン（ロールパン）　●お好み天　●さつまいものサラダ　●もずくスープ　●お好みのジャム

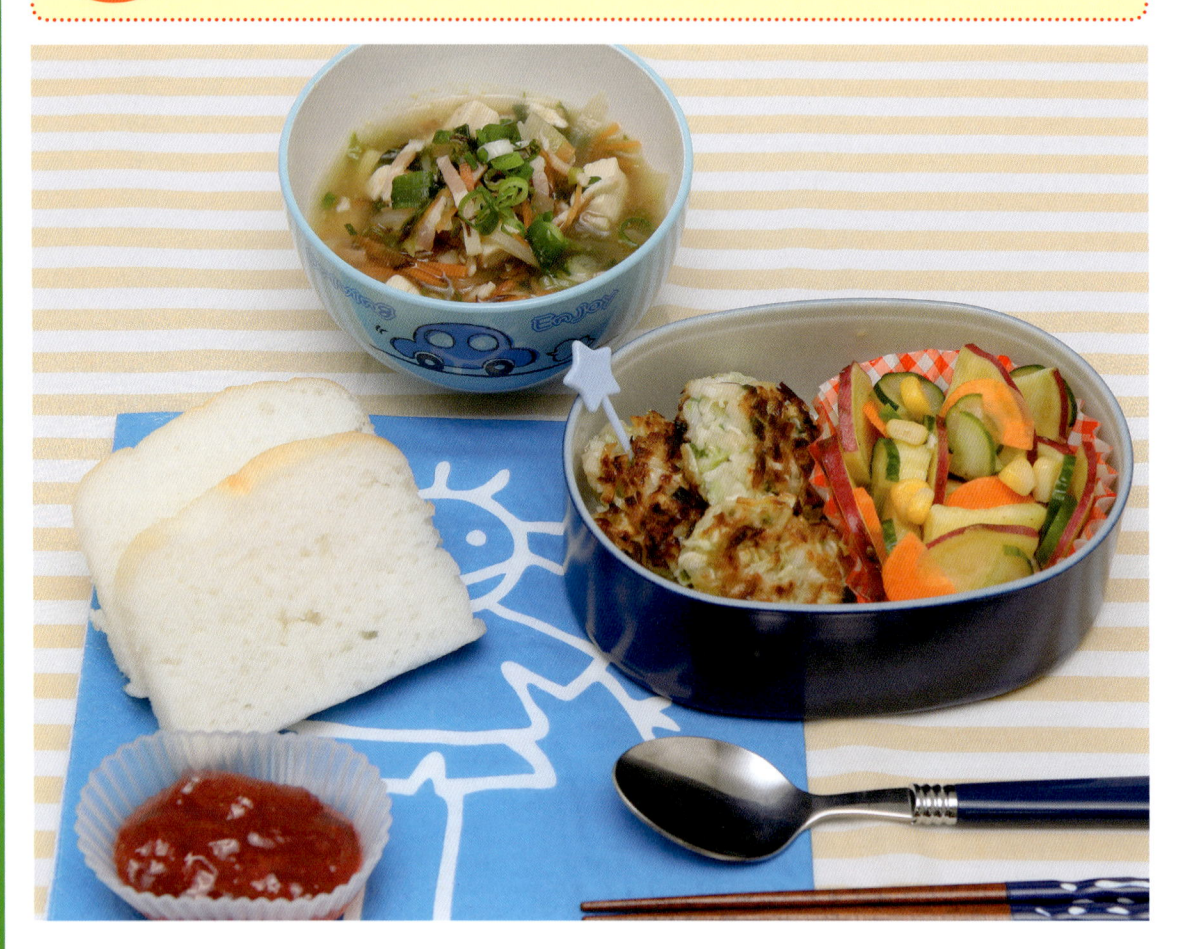

この日の 給食献立

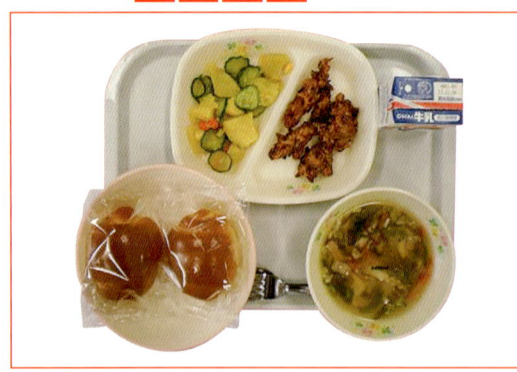

お弁当の栄養価計算

●エネルギー　352kcal　●たんぱく質　13.3g
●脂質　11.4g　●炭水化物　53.8g
●カルシウム　80.7mg　●鉄　1.59mg

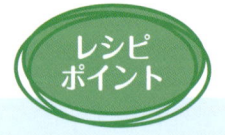

レシピポイント

　お好み天のつなぎは小麦粉の代わりに片栗粉を使います。つなぎには，れんこんのすりおろしや木綿豆腐も使えます。味付けは，しょうゆの代わりにウスターソースとしょうがを加え，お好み焼き風に仕上げてもおいしくいただけます。
　豆腐を使えない場合は，p.47 のたけのこのもずくスープを参考にしてください。
※鶏卵，乳・乳製品，小麦不使用のもの（p.111 参照）

米粉パン[※] スライス2枚

もずくスープ（豆腐）

〈材料〉

もずく	8g
ベーコン[※]	10g
木綿豆腐	15g
にんじん	10g
はくさい	15g
たまねぎ	15g
葉ねぎ	5g

A
塩	0.1g
こしょう	少々
薄口しょうゆ	小さじ2/3（4g）

だし汁……カップ1/2強（110mL）
（p.109参照）

〈作り方〉

❶ベーコン，にんじん，はくさいは細切り，たまねぎは薄切り，葉ねぎは小口切り，木綿豆腐は1cm角に切る。

❷だし汁に❶のベーコン，にんじん，はくさい，たまねぎを加え，野菜が軟らかくなるまで煮る。もずく，豆腐，葉ねぎを加えてひと煮立ちさせ，Aで味をととのえる。

お好みのジャム

お好み天

〈材料〉

茹でだこ	10g
キャベツ	25g
たまねぎ	10g
葉ねぎ	3g
鶏むねひき肉	15g
片栗粉	小さじ1と2/3（5g）

A
薄口しょうゆ	0.5g
酒	0.8g
砂糖	0.3g
塩	0.1g

油……適宜

〈作り方〉

❶茹でだこ，キャベツ，たまねぎ，葉ねぎをみじん切りにする。

❷❶に鶏むねひき肉，片栗粉を加えてよくこねる。Aを加えて味をととのえる。

❸一口大にして油で揚げる。

さつまいものサラダ

〈材料〉

さつまいも	30g
きゅうり	10g
にんじん	5g

A
すりおろしりんご	0.5g
砂糖	0.5g
りんご酢	小さじ1/3弱（1.5g）
サラダ油	0.8g
塩	0.15g
こしょう	少々

コーン……5g

〈作り方〉

❶きゅうり，にんじんは半月切りにする。

❷さつまいもはいちょう切りにし，電子レンジにかけて軟らかくする。

❸Aを混ぜあわせ，ドレッシングを作る。

❹❶❷，コーン，❸を混ぜあわせる。

栄養学的アドバイス

　お好み天は，鶏むね肉の代わりに魚のすり身を利用できます。魚もたんぱく質源として大切な栄養素です。また，健康の維持に欠かせない *n*-3系の脂肪酸（DHA，EPA）やカルシウムの吸収を促進し骨形成を活発にさせるビタミンDも豊富です。

ドライカレー弁当

（寺倉）

献立
- ●ドライカレー（ごはん，キーマカレー）
- ●ミモザサラダ
- ●小煮干しの磯香揚げ

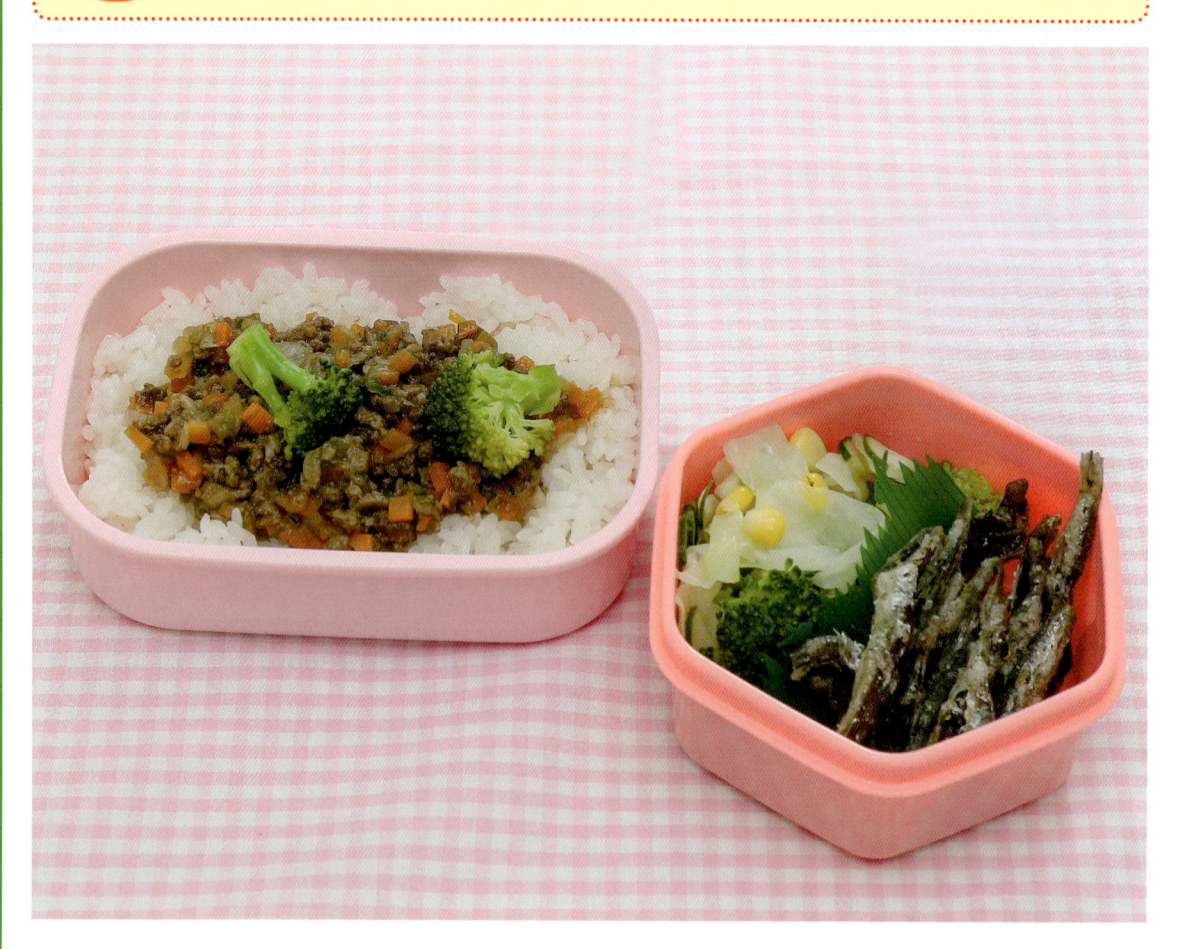

この日の給食献立

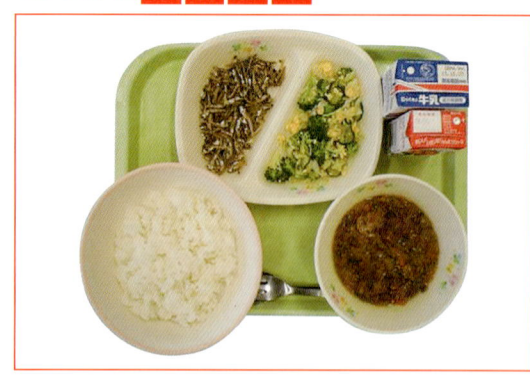

お弁当の栄養価計算

- ●エネルギー　437kcal
- ●たんぱく質　19.3g
- ●脂質　15.5g
- ●炭水化物　51.4g
- ●カルシウム　220.1mg
- ●鉄　3.3mg

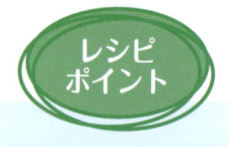

レシピポイント

　ドライカレーのルウは特定原材料を含まないカレールウ※，野菜コンソメスープの素※を使用しています。カレーの色がよくなるように，ウスターソース※を加えます。

　ミモザサラダは，黄色のいり卵の代わりにコーンを利用します。

　小煮干しの磯香揚げは，小麦粉の代わりに片栗粉を使用して揚げます。青のりがない場合はパセリやひじきで代用します。

※鶏卵，乳・乳製品，小麦不使用のもの（p.111 参照）

ドライカレー

〈材料〉

ごはん	80g
牛ひき肉	50g
たまねぎ	45g
にんじん	20g
ピーマン	15g
マッシュルーム	6g
油	小さじ 1 強（5g）

A

ウスターソース※	小さじ 2/3（4g）
カレールウ※	8g
みりん	0.5g
野菜コンソメスープの素※	3g
水	小さじ 2（10mL）
ブロッコリー	10g

〈作り方〉

❶ たまねぎ，にんじん，ピーマン，マッシュルームはみじん切りにする。
❷ フライパンに油をひき，❶と牛ひき肉を炒める。
❸ ❷に水と A を入れて仕上げる。
❹ ごはんを器に盛り，❸をかけて，小房に分け塩茹でしたブロッコリーをのせる。

ミモザサラダ

〈材料〉

きゅうり	15g
キャベツ	20g
ブロッコリー	15g

A

米酢	小さじ 1/3 弱（1.5g）
砂糖	0.2g
塩	0.2g
こしょう	少々
薄口しょうゆ	0.6g
コーン	5g

〈作り方〉

❶ きゅうりは薄い半月切り，キャベツは 1cm 角に切り，ブロッコリーは小房に分ける。
❷ キャベツ，ブロッコリーは 500W の電子レンジで 2 〜 3 分加熱し（または茹で），冷ましておく。
❸ A を混ぜあわせる。
❹ ❶のきゅうり，❷❸を混ぜあわせ，コーンを上に飾る。

小煮干しの磯香揚げ

〈材料〉

小煮干し	8g
青のり	0.05g
片栗粉	小さじ 2/3（2g）
油	0.8g

〈作り方〉

❶ 水で戻した小煮干しをビニール袋に入れ，青のり，片栗粉を加え混ぜあわせる。
❷ ❶を油で揚げる。

栄養学的アドバイス

　卵の黄色は食卓に彩りを与えてくれますが，卵アレルギーの場合，食材として利用することができません。色彩は食欲にも影響する大事な要素です。子どもはお弁当を食べる時，今日は何だろうとワクワクしながらふたを開けます。開けた時に美しい色彩になるよう，緑黄色野菜（かぼちゃ等）のフレークやコーン等を利用してみましょう。

ハヤシライス弁当

（鉄穴森）

献立　●ごはん　●ハヤシライス　●マカロニサラダ　●いちご

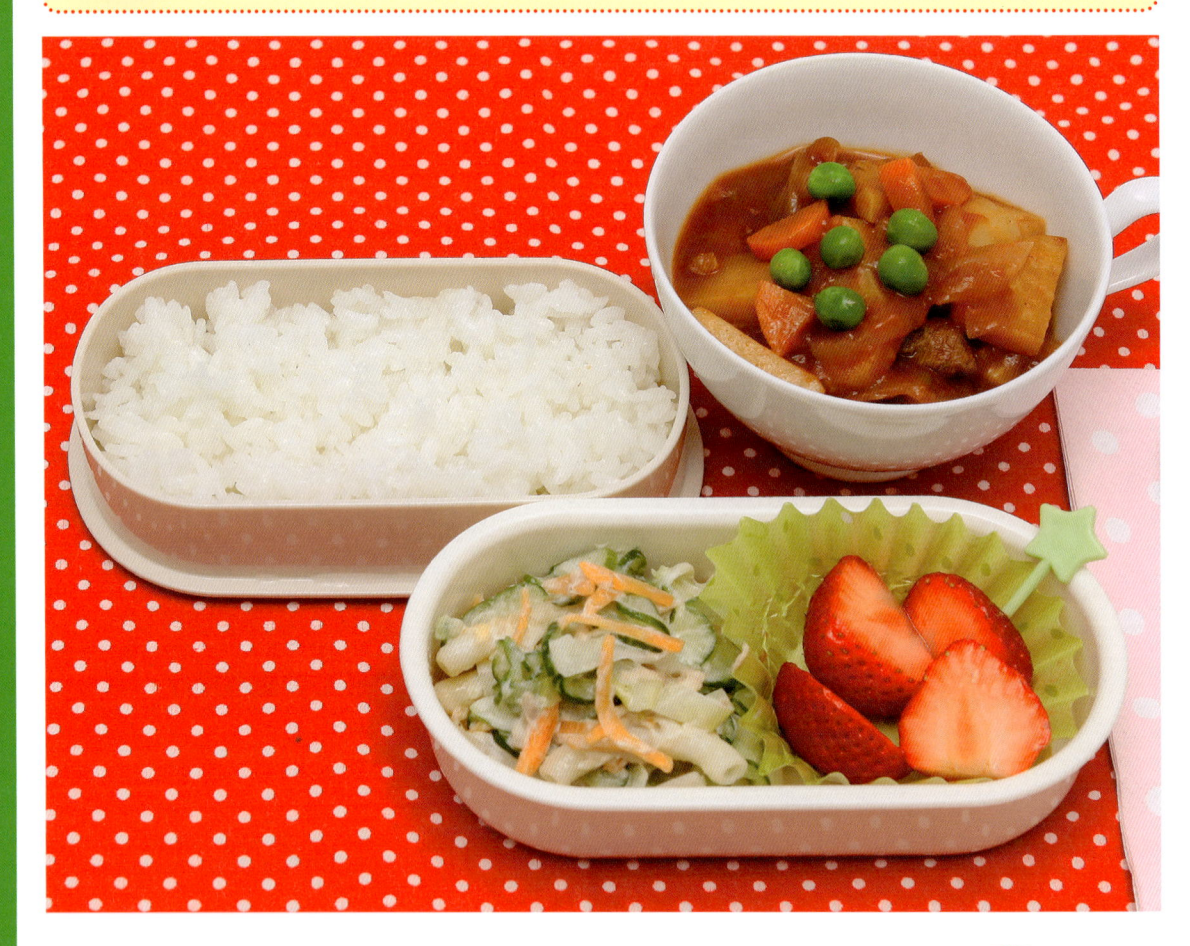

この日の 給食献立

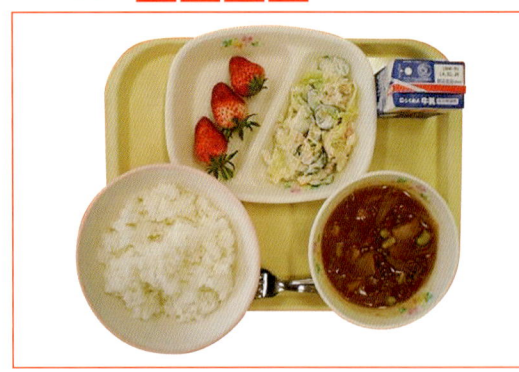

お弁当の栄養価計算

●エネルギー　482kcal　　●たんぱく質　12.6g
●脂質　9.0g　　●炭水化物　85.1g
●カルシウム　37.6mg　　●鉄　1.44mg

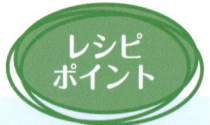

レシピポイント

　ハヤシライスは，特定原材料を使用していないハヤシルウ※を用いました。お好みソース※を使用することでうま味が増すので，加える調味料の種類も少なくてすみます。もう少し甘さがほしい場合には，追加で砂糖を加えると，よりおいしく出来上がります。

　マカロニサラダには，特定原材料を使用していないマカロニ※を使いました。手に入りにくい場合には，ちくわ※をマカロニ風に細く切り，同様に作ることもできます。そのときには塩加減を調節してください。マヨネーズは，特定原材料を使用していないマヨネーズ風調味料※を使いました。

※鶏卵，乳・乳製品，小麦不使用のもの（p.111 参照）

ごはん 180g

ハヤシライス

〈材料〉

牛もも肉	20g
塩	0.1g
こしょう	少々
じゃがいも（メークイン）	40g
にんじん	10g
たまねぎ	45g
グリンピース（冷凍）	5g
サラダ油	0.5g
おろしにんにく	0.25g

A
ハヤシルウ※	8g
ケチャップ	小さじ 1（5g）
お好みソース※	小さじ 1 強（5g）

水 ……… 適宜

〈作り方〉

❶ 牛もも肉は一口大に，じゃがいも，にんじんは半月切り，たまねぎは乱切りにする。

❷ サラダ油を熱し，❶と塩・こしょう，おろしにんにくをあわせて炒める。

❸ 材料が浸るくらいまで水を入れて煮る。

❹ A を入れ，グリンピースも加えて煮る。味が足りなければ，砂糖，しょうゆ（分量外）を足す。

マカロニサラダ

〈材料〉

発芽玄米マカロニ※	4g
キャベツ	15g
にんじん	4g
きゅうり	25g
ツナ	5g

A
マヨネーズ風調味料※	大さじ 1 弱（10g）
塩・こしょう	少々

〈作り方〉

❶ キャベツ，にんじんを 5mm 幅の薄切りにする。きゅうりは薄い輪切りにし，塩もみした後でよく絞る。ツナは汁気をきる。

❷ 鍋に湯をわかし，少量の塩（分量外）を加えてマカロニを茹でる。茹であがる 2 分前ににんじんを，茹であがる直前にキャベツを加えて一緒に茹でる。

❸ ❷の具材が冷めたらボウルに入れ，A を加えてよく混ぜあわせる。

いちご 2 個

栄養学的アドバイス

　牛肉や，たまねぎなどの野菜を煮込んだハヤシライスは，トマトの酸味と甘みが絶妙で子どもにも人気のメニューです。ハヤシライスに使用する牛もも肉は，脂質が少なくビタミン B 群なども含まれています。良質なたんぱく質とたっぷりの野菜で栄養満点です。マカロニサラダもビタミン C の多いキャベツや，免疫力を高める β - カロテンの多いにんじんを入れました。カルシウムの不足分は，朝夕の食事で意識的にとるとよいでしょう。

チャンポン弁当

（鉄穴森）

献立 ●米粉丸パン（コッペパン）　●チャンポン　●花しゅうまい　●もやしのサラダ（ばんさんすう）

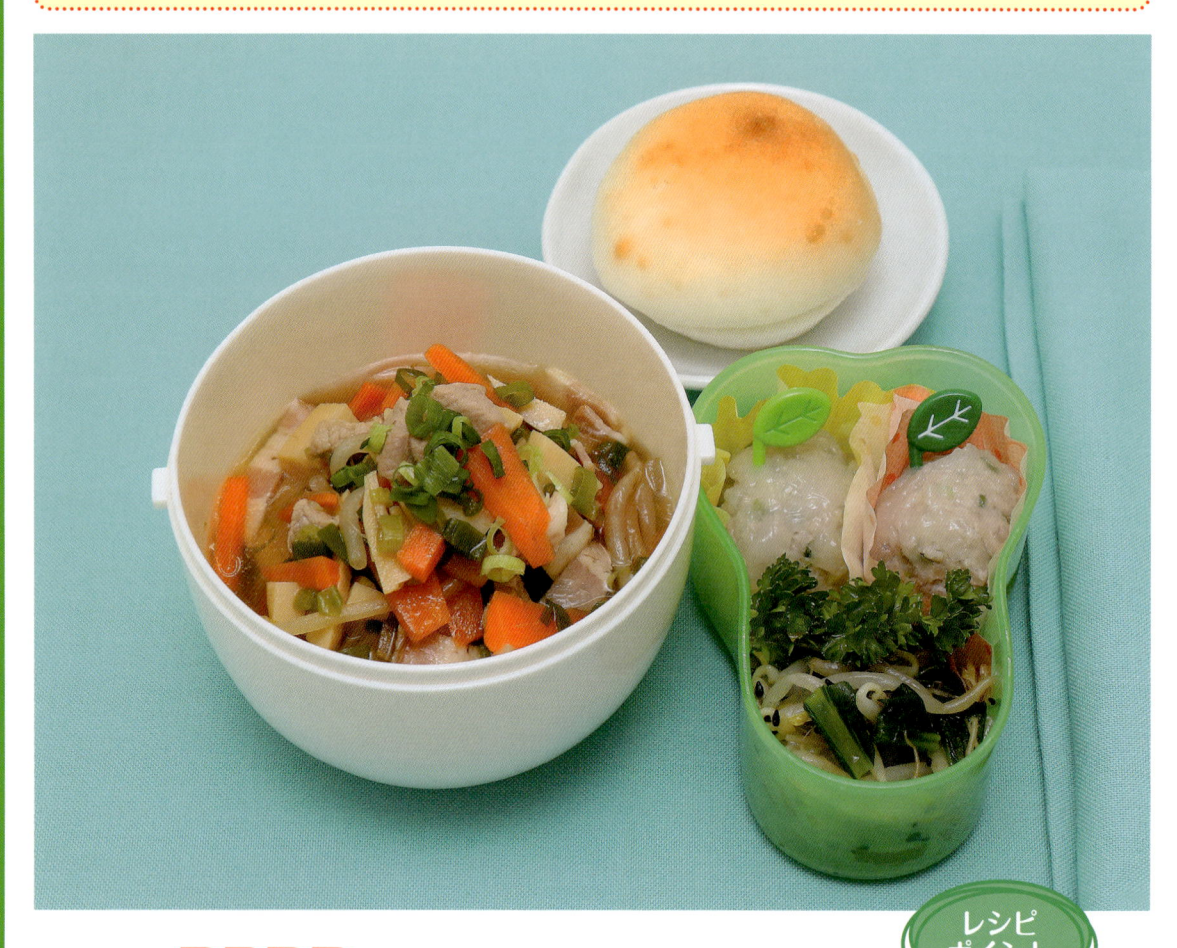

この日の 給食献立

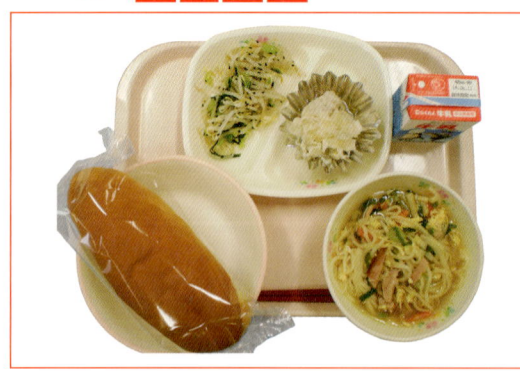

お弁当の栄養価計算

- ●エネルギー　339kcal
- ●たんぱく質　14.2g
- ●脂質　10.3g
- ●炭水化物　47.7g
- ●カルシウム　78.7mg
- ●鉄　1.6mg

レシピポイント

　チャンポンの麺は，こんにゃく麺とくずきりの2種類を使用しています。こんにゃく麺は見た目はよいのですが，味が浸み込みにくいので，くずきりを混ぜて食べやすくしています。焼き豚は，特定原材料を使用していないベーコン※で代用しました。市販のチキンブイヨンとポークブイヨンの代わりに，特定原材料を使用していない，無添加の粉末ブイヨン※を使用しました。

　主食のパンは，米粉を使った市販品※です。食べる際には電子レンジで1分加熱します。

　花しゅうまいの皮は，ライスペーパーで代用しました。なお，給食に揚げしゅうまいが出るときには，形をととのえて片栗粉をつけ，油で揚げると再現できます。

※鶏卵，乳・乳製品，小麦不使用のもの（p.111 参照）

チャンポン

〈材料〉

こんにゃく麺	25g
くずきり	20g
ベーコン[※]	8g
豚もも肉	8g
たけのこ（水煮）	8g
にんじん	8g
葉ねぎ	9g
もやし	15g

A
薄口しょうゆ	小さじ 1（6g）
塩	0.1g
こしょう	少々
粉末ブイヨン[※]	小さじ 1/2 弱（1.5g）
おろししょうが	1g
水	カップ 1/2 弱（90mL）

〈作り方〉

❶ベーコン，豚もも肉，たけのこは 1cm 幅に，にんじんは 5mm 幅に切る。葉ねぎは小口切りにする。

❷鍋に A を入れて煮立たせる。

❸こんにゃく麺とくずきり，❶ともやしを加えて煮る。

花しゅうまい

〈材料〉

豚ひき肉	35g
たまねぎ	20g
葉ねぎ	5g
おろししょうが	0.2g

A
塩	少々
砂糖	0.3g
薄口しょうゆ	0.75g
片栗粉	小さじ 1/4（0.75g）
ライスペーパー	3g

〈作り方〉

❶たまねぎと葉ねぎをみじん切りにする。

❷ライスペーパーを湯に浸して軟らかくし，せん切りにする。

❸豚ひき肉と❶，おろししょうがと A をボウルに入れてこねる。

❹❸をカップに入れ，具材を覆うように❷のライスペーパーをのせる。

❺中火で 10 分蒸す。

もやしのサラダ

〈材料〉

もやし	50g
小松菜	15g

A
サラダ油	小さじ 1/4（1g）
米酢	小さじ 1/4 弱（1g）
薄口しょうゆ	小さじ 1/2 弱（2.5g）
黒ごま	0.6g

〈作り方〉

❶小松菜は 1cm 幅に切る。

❷もやしと小松菜を茹でる。

❸ A をボウルにあわせ，❷，黒ごまを入れてよく混ぜる。

栄養学的アドバイス

　豚肉にはビタミン B_1 が豊富です。ビタミン B_1 は糖質の代謝を促進し，エネルギーを作り出すのにとても大切な栄養素です。食品の中でも豚肉のビタミン B_1 含有量はトップクラスなので，積極的に取り入れましょう。

　もやしのサラダは，小松菜を入れることで，成長期に欠かせないカルシウムや鉄を補給できます。

カレーピラフ弁当

（鉄穴森）

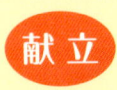

献立　●カレーピラフ　●鶏肉のスタミナ焼き　●中華スープ　●フルーツ白玉

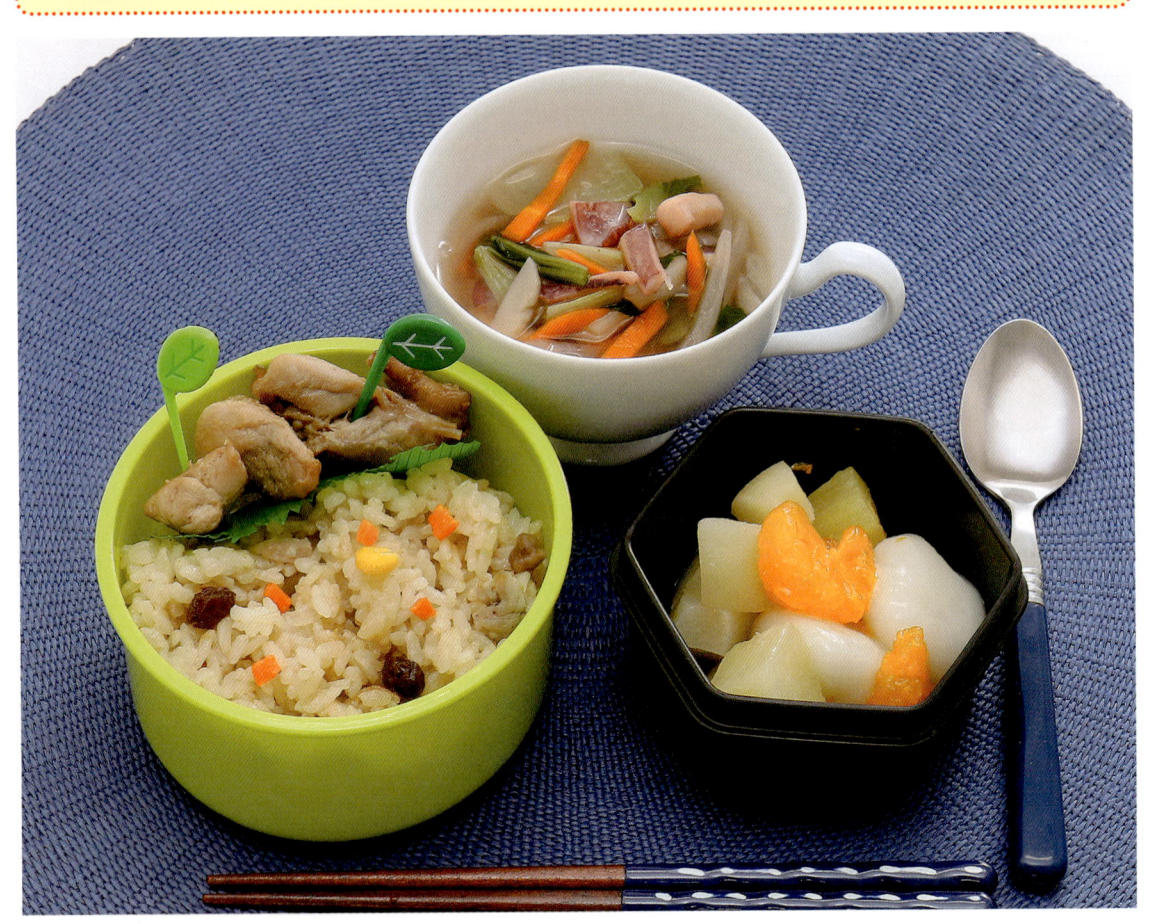

この日の 給 食 献 立

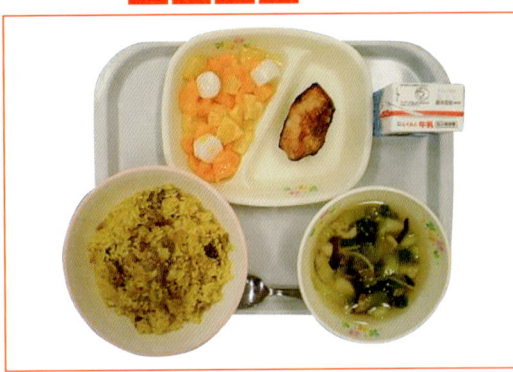

お弁当の栄養価計算

- エネルギー　470kcal
- たんぱく質　19.1g
- 脂質　6.9g
- 炭水化物　79.9g
- カルシウム　49.4mg
- 鉄　1.8mg

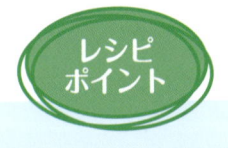

レシピ ポイント

　カレーピラフは，市販のコンソメの代わりに特定原材料不使用のブイヨン※，顆粒状のカレールウ※で代用しました。また，マーガリンをサラダ油で代用しました。

　中華スープは，市販のチキンブイヨン，スープストックの代わりに，特定原材料を使用していない，粉末ブイヨン※を使いました。

　フルーツ白玉の白玉餅は，市販のわらび餅で代用できます。

※鶏卵，乳・乳製品，小麦不使用のもの（p.111参照）

カレーピラフ

〈材料（5人分）〉
米·····················2合（300g）
水·····························適宜

A
┌ サラダ油·······大さじ1強（15g）
│ カレールウ※·················4g
│ 粉末ブイヨン※······小さじ1（4g）
└ しょうゆ·········小さじ2（12g）

豚もも肉·····················75g
ミックスベジタブル···············25g
たまねぎ·····················50g
干しぶどう···················10g
塩···············小さじ2/3（4g）
こしょう·····················少々

〈作り方〉
❶炊飯器に，米と水2合分を入れる。Aを加え，軽くかきまぜる。
❷細かく切って塩・こしょうをした豚もも肉，みじん切りのたまねぎ，ミックスベジタブル，干しぶどうを米の上にのせて炊く。

鶏肉のスタミナ焼き

〈材料〉
鶏もも肉（皮なし）·············40g
ごま油·······················少々

A
┌ おろしにんにく·············0.3g
│ しょうゆ·····小さじ1/2弱（2.4g）
└ 砂糖·······················0.4g

〈作り方〉
❶ごま油で，一口大に切った鶏もも肉を炒める。
❷Aを混ぜあわせ，鶏もも肉にからめるように炒める。

中華スープ

〈材料〉
チンゲン菜···················25g
たまねぎ·····················20g
にんじん······················5g
いか（冷凍）··················12g
じゃがいも（メークイン）·········15g
粉末ブイヨン※······小さじ1/2（2g）
水·········カップ1/2強（115mL）

A
┌ 薄口しょうゆ·····小さじ1/2（3g）
└ 塩・こしょう··················少々

〈作り方〉
❶いかとじゃがいも，チンゲン菜は1cm幅に切る。たまねぎとにんじんは5mm幅に切る。
❷水，粉末ブイヨンでスープを作り，❶の具材を加えて煮る。Aで味付けする。

フルーツ白玉

〈材料〉
白玉粉·····················15g
砂糖···············小さじ1/3（1g）
水·····························適宜

A
┌ もも（パック）···············15g
│ パイナップル（パック）·········20g
└ みかん（パック）··············15g

〈作り方〉
❶白玉粉，砂糖に，耳たぶくらいの硬さになるまで水を加えてこねる。
❷❶を小さく丸めて耐熱ボウルに入れ，ひたひたになるまで水を入れる。ラップをかけて電子レンジで1分半加熱する（白玉が浮いてくるまで）。
❸❷を氷水で冷やし，Aと一緒に器に盛る。

栄養学的アドバイス

　カレーピラフにはミックスベジタブルを使い，時間をかけずに野菜をプラスしています。また，具材のひとつの豚もも肉は，ビタミンB_1が豊富で，米の糖質を効率的にエネルギー源にかえてくれます。中華スープに使うチンゲン菜には免疫力を高めるβ-カロテン，カルシウムやビタミンCが豊富に含まれています。ビタミンCなど，水に溶ける栄養素もスープにすれば無駄なく補給できます。スタミナ焼きの鶏もも肉は，良質なたんぱく質源で，成長期には欠かせない食材です。

あじのアングレーズ弁当

（髙橋）

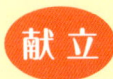

献　立
- ●ごはん
- ●あじのアングレーズ（いわしのアングレーズ）
- ●ほうれんそうのごま和え
- ●もずくスープ

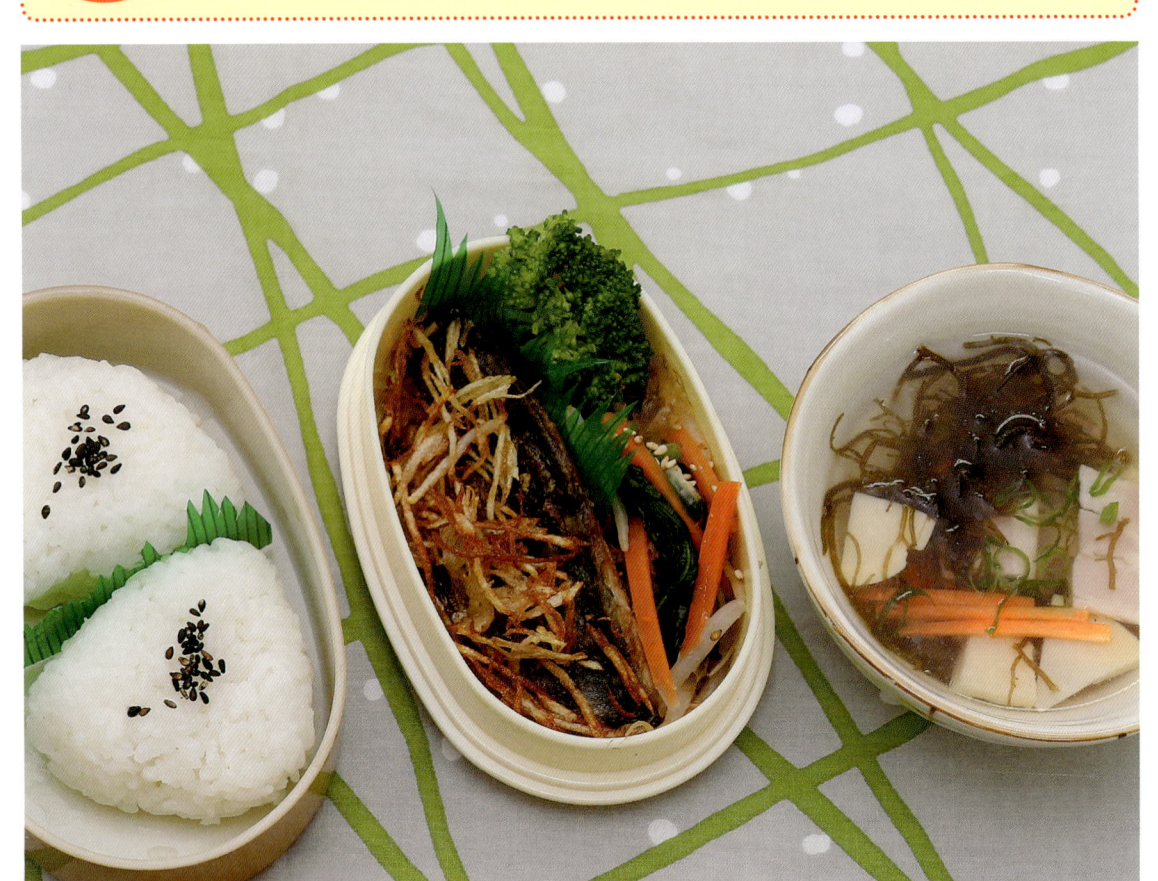

この日の 給 食 献 立

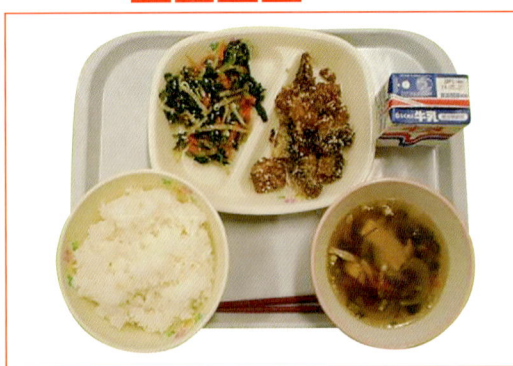

お弁当の栄養価計算

- ●エネルギー　555kcal
- ●脂質　15.0g
- ●カルシウム　79mg
- ●たんぱく質　20.5g
- ●炭水化物　81.8g
- ●鉄　2.3mg

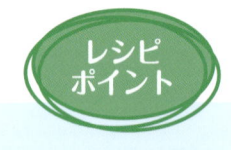
レシピポイント

　あじのアングレーズには，パン粉を使わず，じゃがいもをせん切りにして揚げたものを使用しました。また，特定原材料を使用していないウスターソース※を使用しました。ここではあじを使っていますが，給食と同様，いわしを使ってもよいでしょう。

　もずくスープは彩りで白さを加えるため，豆腐の代わりにたけのこを使用しました。豆腐を使える場合は，p.37 のもずくスープを参照してください。

※鶏卵，乳・乳製品，小麦不使用のもの（p.111 参照）

ごはん 80g
黒ごまをふる。

あじのアングレーズ

〈材料〉
あじ（3枚おろし）……1枚弱（40g）
A［ おろししょうが………………0.8g
　　薄口しょうゆ……小さじ 1/2（3g）
片栗粉………………大さじ 1（9g）
サラダ油…………大さじ 1/2（6g）
B［ ウスターソース※……小さじ 1（6g）
　　砂糖………………小さじ 1（3g）
じゃがいも……………………………4g
サラダ油……………………………適宜
ブロッコリー………………………適宜

〈作り方〉
❶あじを一口大に切る。
❷A で下味をつける。
❸❷に片栗粉をつけ，サラダ油をひいたフライパンで少し焦げめがつくまで焼く。
❹❸に B を混ぜあわせたソースをまぶす。
❺じゃがいもをせん切りにし，フライパンに適量のサラダ油を熱し，さっと揚げる（すぐに揚がるので注意する）。
❻❹に❺をふりかける。
❼ブロッコリーを小房に分け，塩茹でして添える。

ほうれんそうのごま和え

〈材料〉
ほうれんそう…………………………30g
にんじん………………………………10g
もやし…………………………………10g
A［ いりごま………………………適宜
　　しょうゆ………小さじ 1/3（2g）
　　みりん………………………0.5g
削りかつお節…………………………適宜

〈作り方〉
❶6cm 長さに切ったほうれんそう，せん切りにしたにんじん，もやしを茹でる（電子レンジで加熱してもよい）。
❷❶の水気をしっかりきる。
❸混ぜあわせた A で❷を和える。
❹❸にかつお節をのせる。

もずくスープ（たけのこ）

〈材料〉
もずく酢………………………………12g
A［ ベーコン※……………………12g
　　たけのこ（水煮）……………15g
　　たまねぎ………………………20g
　　にんじん………………………10g
　　葉ねぎ…………………………7g
B［ 黒こしょう………………………適宜
　　薄口しょうゆ…小さじ 3/4（4.5g）
顆粒だし※……………………………3g
水…………………カップ 3/4（150mL）

〈作り方〉
❶もずく酢は軽く洗って水気をきる。
❷A を適当な大きさに切る。
❸水に顆粒だしを入れ，火にかける。
❹❷の火が通りにくいものから❸に入れる。
❺❹に火が通ったら❶のもずくを入れ，B で味をととのえる。

栄養学的アドバイス

　主菜のあじは，アミノ酸価が高く良質のたんぱく質を含む魚です。汁もののもずくには，ミネラルや食物繊維のフコイダンが多く含まれています。さらに野菜，ベーコン等がたっぷり入って栄養素のバランスのよいスープです。

親子丼風弁当

（髙橋）

献立　●親子丼風　●ちくわの磯辺揚げ　●たこ入り酢の物

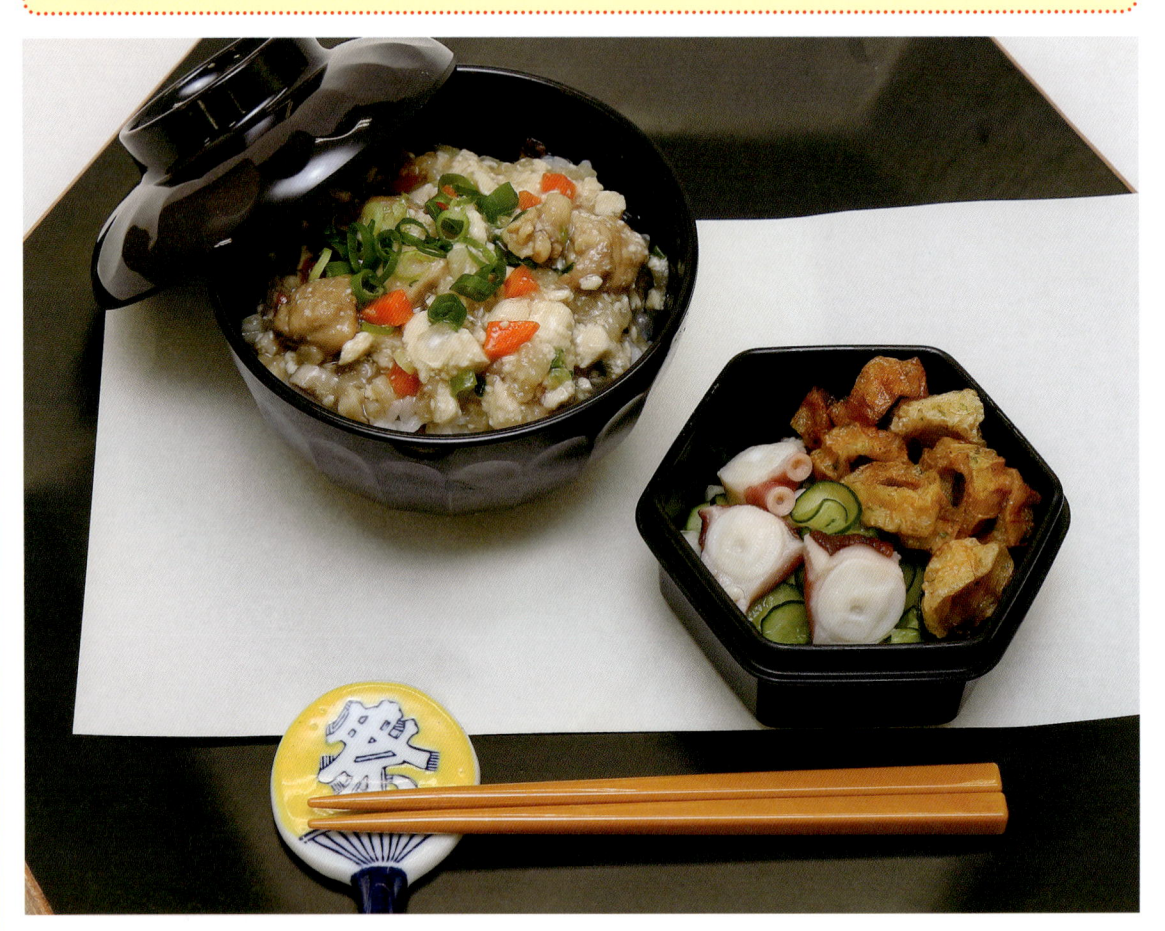

この日の 給 食 献 立

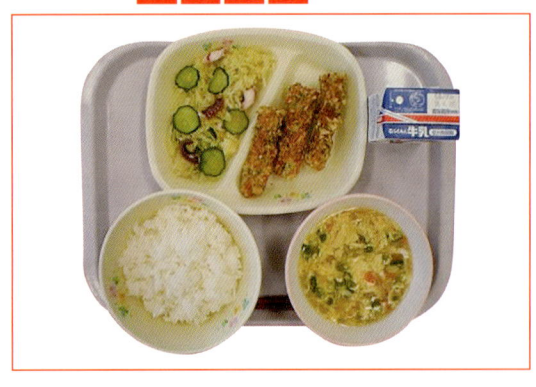

お弁当の栄養価計算

- ●エネルギー　502kcal
- ●脂質　9.9g
- ●カルシウム　113mg
- ●たんぱく質　18g
- ●炭水化物　82.5g
- ●鉄　1.7mg

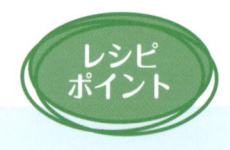

**レシピ
ポイント**

　親子丼風では，卵の代わりにやまいもを使用しました。また，片栗粉でとろみをつけて食べやすくしました。

　ちくわの磯辺揚げでは，薄力粉と卵は使わず，片栗粉で代用しました。また，パルメザンチーズの代わりに市販のコンソメスープの素※を使用して，味にアクセントをつけました。

※鶏卵，乳・乳製品，小麦不使用のもの（p.111 参照）

親子丼風

〈材料〉

ごはん	……………………	80g
鶏もも肉（皮つき）	……………	20g
にんじん	…………………………	13g
たまねぎ	…………………………	25g
干ししいたけ	…………………	0.5g
やまいも	…………………………	30g
葉ねぎ	……………………………	3g

A	しょうゆ	……… 小さじ 1 弱（5g）
	みりん	……………………… 1g
	顆粒だし※	………………… 1.4g
	水	……… カップ 1/3 強（80mL）

片栗粉	…………………………	0.5g
水（水溶き用）	……………	0.5mL

〈作り方〉

❶ 鶏もも肉は一口大に切り，にんじん，たまねぎ，水で戻した干ししいたけ，やまいもは粗いみじん切り，葉ねぎは小口切りにする。

❷ 鍋に A を入れ，沸騰させる。

❸ ❶の鶏もも肉，にんじん，たまねぎ，しいたけ，やまいも，葉ねぎの順で❷に加える。

❹ 水溶き片栗粉を入れてとろみをつけ，ごはんの上にのせる。

ちくわの磯辺揚げ

〈材料〉

ちくわ※	………………………	30g

A	片栗粉	………… 小さじ 1（3g）
	青のり	……………………… 0.2g
	コンソメスープの素※	…… 0.25g

水	……………… 小さじ 2（10mL）
油	…………………………… 適宜

〈作り方〉

❶ ちくわを一口大に切る。

❷ A と❶をボウルに入れ，混ぜる。ちくわに粉がまんべんなく行き渡るよう，水を調整し加える。

❸ フライパンに油をひき，揚げ焼きにする。

たこ入り酢の物

〈材料〉

きゅうり	…………………………	20g
キャベツ	…………………………	20g
茹でだこ	…………………………	15g

A	砂糖	………… 小さじ 1/3（1g）
	薄口しょうゆ	…… 小さじ 1 弱（5g）
	米酢	………… 小さじ 1/3 強（2g）

〈作り方〉

❶ きゅうりは薄い輪切りにし，キャベツ，茹でだこは一口大に切る。

❷ 混ぜておいた A を❶とあわせ，冷蔵庫に入れ，時折混ぜて，しんなりするまで置く。

┤栄養学的アドバイス├

　親子ではないですが，栄養価の高い鶏肉と野菜たっぷりのどんぶり風は，ごはんによく合います。また，酢の物やちくわの磯辺揚げとの組み合わせで，味の変化が楽しめる献立です。

魚のホイル焼きと切干大根のうま煮弁当

（髙橋）

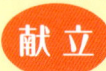

献立　●ごはん（麦ごはん）　●魚のホイル焼き　●切干大根のうま煮　●即席漬け

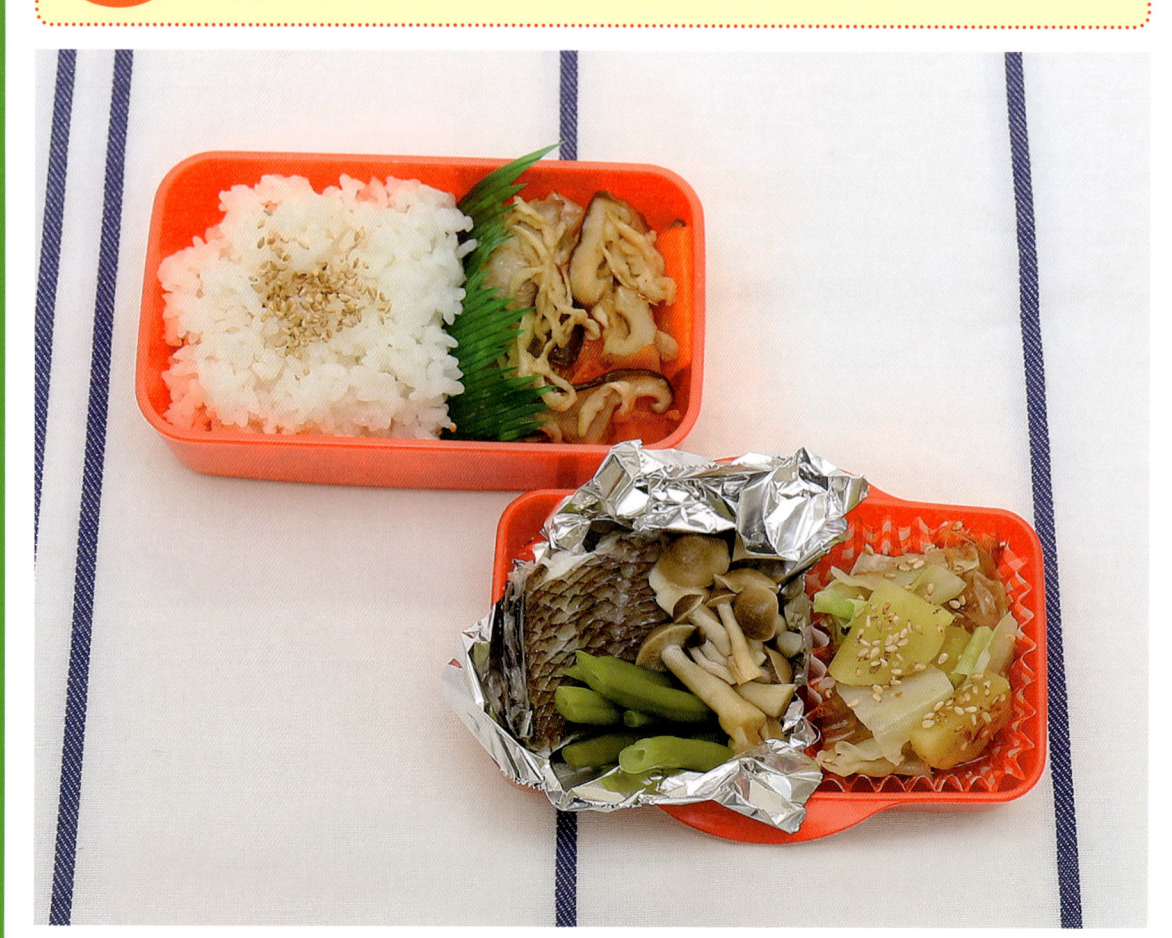

この日の 給 食 献 立

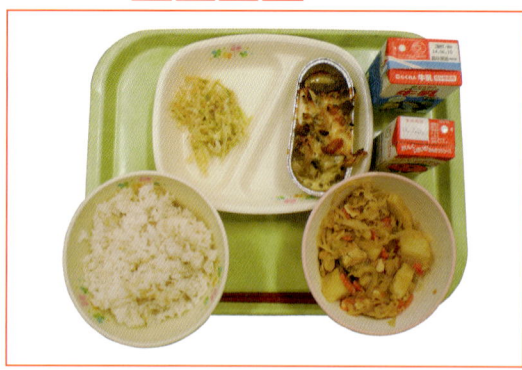

お弁当の栄養価計算

●エネルギー　683kcal　　●たんぱく質　26.2g
●脂質　13.6g　　●炭水化物　120.2g
●カルシウム　195mg　　●鉄　4.2mg

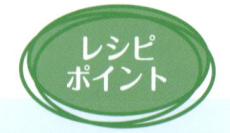

レシピ
ポイント

　魚のホイル焼きは，あらかじめ真鯛を調味料に浸して下味をしっかりつけることがポイントです。
　切干大根のうま煮は，油揚げの代わりにちくわ※を使います。豚肉を入れることでコクが増し，ごはんがすすむおかずになります。
　にんじんやパプリカなどを加えると，さらに彩りよく仕上がります。
※鶏卵，乳・乳製品，小麦不使用のもの（p.111 参照）

ごはん 80g
いりごまをのせる。

切干大根のうま煮

〈材料〉

切干大根 ····························· 25g
干ししいたけ ························ 4g
豚もも肉薄切り ····················· 10g
にんじん ···························· 40g
じゃがいも ·························· 40g
ちくわ※ ···························· 15g
サラダ油 ···························· 少々

A
| しょうゆ ·········· 小さじ 2/3　(4g)
| 薄口しょうゆ
| ··········· 小さじ 1 と 1/3　(8g)
| 砂糖 ·············· 小さじ 1　(3g)
| かつお昆布だし汁 (p.109 参照)
| ·········· カップ 1/2　(100mL)
| なたね油 ········· 小さじ 1/4　(1g)

〈作り方〉

❶切干大根と干ししいたけをそれぞれ水で戻す（切干大根の戻し汁はとっておく）。しいたけは短冊切りにする。
❷豚もも肉を一口大に切る。
❸にんじん，じゃがいもは細い短冊切りにする。
❹ちくわは縦半分に切り小口切りにする。
❺鍋にサラダ油を入れて温め，❷を炒める。
❻❺に，❸の具材を加えて炒め，油が回ったら❶のしいたけと❹のちくわも加えて炒める。
❼❶の切干大根を，戻し汁カップ 1 程度とともに入れ，Aを加えてふたをし，弱火にかける。
❽煮汁が少なくなるまで，時々かき混ぜながら煮込む。

魚のホイル焼き

〈材料〉

真鯛 ······························· 40g
ぶなしめじ ·························· 20g
いんげん ···························· 10g
たまねぎ ····························· 8g

A
| 薄口しょうゆ ········ 小さじ 1　(6g)
| 酒 ·············· 小さじ 2　(10g)
| みりん ············ 小さじ 1　(6g)
| 塩・こしょう ················ 少々

〈作り方〉

❶真鯛を A に浸して下味をつける。
❷いんげんは 3 等分に，たまねぎは薄切り，ぶなしめじは小分けにしてレンジで温める。
❸油（分量外）を塗ったアルミホイルの中に，❶と❷を盛り付ける。
❹フライパンに❸をのせ，アルミホイルが半分浸るぐらいの水を入れてふたをし，15 分蒸す。

即席漬け

〈材料〉

キャベツ ···························· 30g
たくあん ····························· 5g

A
| 薄口しょうゆ ·················· 0.8g
| いりごま ····················· 0.4g

花かつお ··························· 適宜

〈作り方〉

❶キャベツ，たくあんを一口大に切る。
❷キャベツを沸騰した湯で茹で，冷水で冷やした後，水気をきる。
❸キャベツとたくあんに A を加え，和える。
❹花かつおをトッピングする。

栄養学的アドバイス

　鯛には，*n*-3 系の脂肪酸 (DHA，EPA) が豊富に含まれています。切干大根は，炭水化物，カルシウムや鉄，食物繊維が多く含まれている栄養価の高い乾物です。

鯛のクリームコーン焼き弁当

（小田）

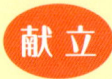

献立 ●ごはん ●鯛のクリームコーン焼き ●糸こんにゃくすき煮 ●みかん ●豆乳
（麦ごはん）　　　　　　　　　　　　　　　　（糸こんにゃくの卵とじ）　　　　　　（牛乳）

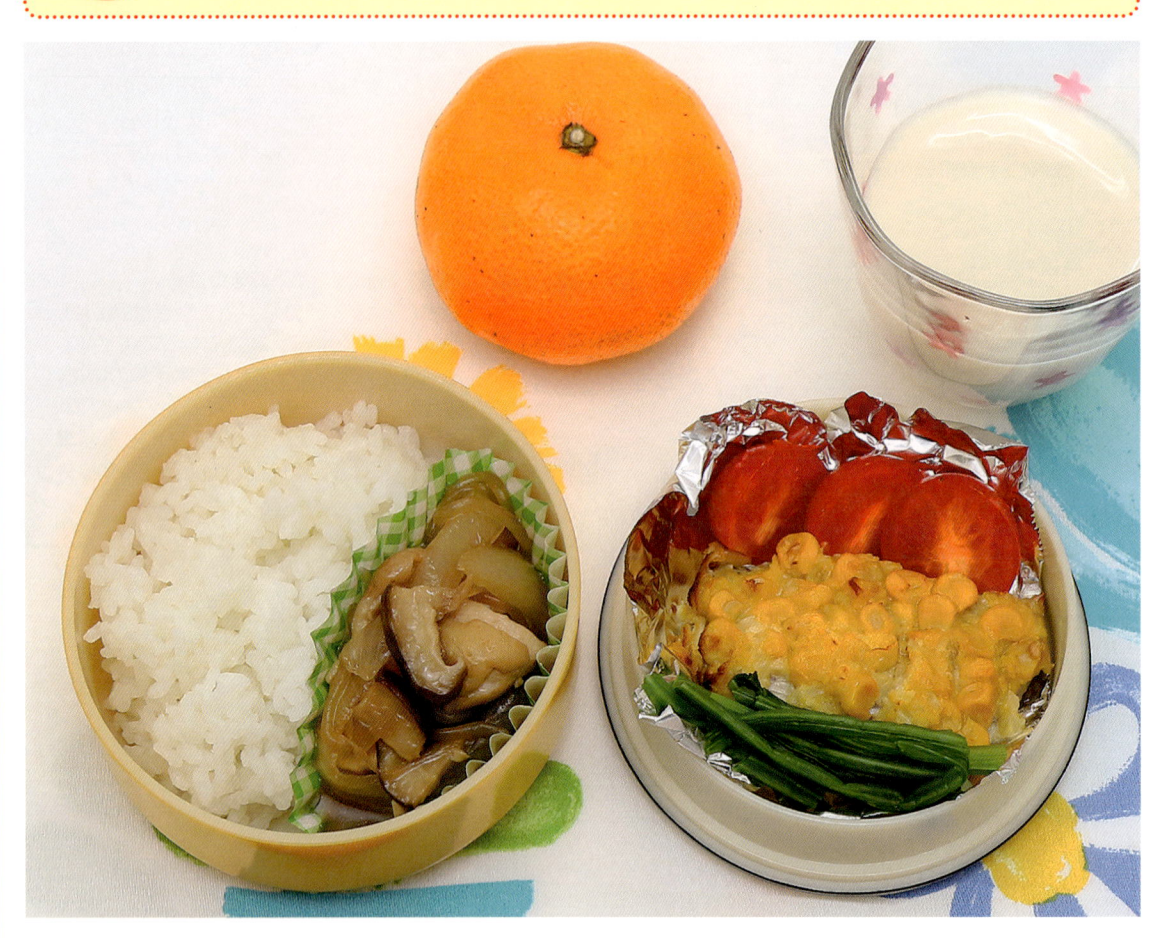

この日の 給食献立

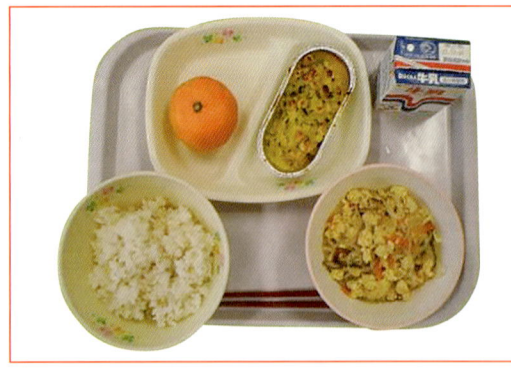

お弁当の栄養価計算

●エネルギー　586kcal　●たんぱく質　27.4g
●脂質　11.6g　　　　　●炭水化物　89.7g
●カルシウム　427mg　●鉄　1.6mg

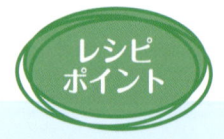

レシピポイント

　鯛のクリームコーン焼きは，コーンクリーム※と
マヨネーズ風調味料※をあわせてソースにし，オ
ーブンで焼き上げます。見た目，味もほぼ給食と
変わりない仕上がりになります。カルシウム強化
と彩りに小松菜を添えています。
　糸こんにゃくの卵とじは，すき焼き風にしまし
た。
※鶏卵，乳・乳製品，小麦不使用のもの（p.111 参照）

ごはん 180g

糸こんにゃくすき煮

〈材料〉

糸こんにゃく・・・・・・・・・・・・・・・・・・・・・・ 20g
鶏もも肉（皮なし）・・・・・・・・・・・・・・・ 20g
干ししいたけ・・・・・・・・・・・・・・・・・・・・ 0.5g
高野豆腐・・・・・・・・・・・・・・・・・・・・・・・・・・ 5g
たまねぎ・・・・・・・・・・・・・・・・・・・・・・・・・ 25g

A
酒・・・・・・・・・・・・ 小さじ 1/4 弱 （1g）
砂糖・・・・・・・・・・・・ 小さじ 2/3 （2g）
しょうゆ・・・・・ 小さじ 1/3 強 （2.5g）
薄口しょうゆ
・・・・・・・・・・・・・ 小さじ 1/3 強 （2.3g）
顆粒だし※ ・・・・・・・・・・・・・・・・・・・・・ 1g
水・・・・・・・・・・・ カップ 1/4 （50mL）
サラダ油・・・・・・・・・・・・・・・・・・・・・・・ 0.3g

〈作り方〉

❶ 干ししいたけ，高野豆腐は水で戻し，食べやすい大きさに切る。
❷ 糸こんにゃくはさっと茹でる。
❸ たまねぎは薄切りにする。
❹ 鍋にサラダ油をひいて熱し，食べやすく切った鶏もも肉を炒め，表面の色が変わったら❸を入れ，しんなりしたら A を加え，❷の糸こんにゃく，❶の高野豆腐，しいたけを入れて煮込む。
❺ 全体に火が通り，味がしっかりついたら盛りつける。

鯛のクリームコーン焼き

〈材料〉

真鯛・・・・・・・・・・・・・・・・・・・・・・・・・・・・・ 40g
塩・・・・・・・・・・・・・・・・・・・・・・・・・・・・・ 0.15g
こしょう・・・・・・・・・・・・・・・・・・・・・・・・ 少々
酒・・・・・・・・・・・・ 小さじ 1/4 弱 （1g）
たまねぎ・・・・・・・・・・・・・・・・・・・・・・・・ 10g

A
コーンクリーム※ ・・・・・・・・・・・・・・・ 8g
コーン ・・・・・・・・・・・・・・・・・・・・・・・・・ 5g
マヨネーズ風調味料※
・・・・・・・・・・・・・ 小さじ 1 弱 （3g）
小松菜・・・・・・・・・・・・・・・・・・・・・・・・・・ 25g
ミニトマト・・・・・・・・・・・・・・・・・・・・・・ 15g

〈作り方〉

❶ 小松菜はざく切りにし，沸騰した湯に塩少々（分量外）を入れて茹で，水にさらし水気を絞る。
❷ 真鯛に塩・こしょうをし，酒をふる。
❸ たまねぎはみじん切りにし，A と混ぜる。
❹ キッチンペーパーで❷の真鯛の水気を拭きとり，オーブンシートを敷いた鉄板にのせ，❸をのせる。
❺ 180℃に熱したオーブンで 10 分焼き，表面に焦げめがついたら取り出す。
❻ ❶と半分に切ったミニトマトを添える。

みかん 1個

豆乳※ カップ 1 弱 （200mL）

│ 栄養学的アドバイス │

　カルシウム添加の豆乳※を加えると，給食の牛乳と同等量のカルシウムを摂取できます。豆腐除去で豆乳を飲めない場合は，糸こんにゃくすき煮の鶏もも肉を増量してください。

ハートのコロッケ弁当

(小田)

献 立　●わかめごはん　●ハートのコロッケ　●レモンサラダ　●みそ汁　●ゼリー
（コッペパン）　　　　　　　　　　　　　　　　　　　　　　　　　　　　（チョコレートムース）

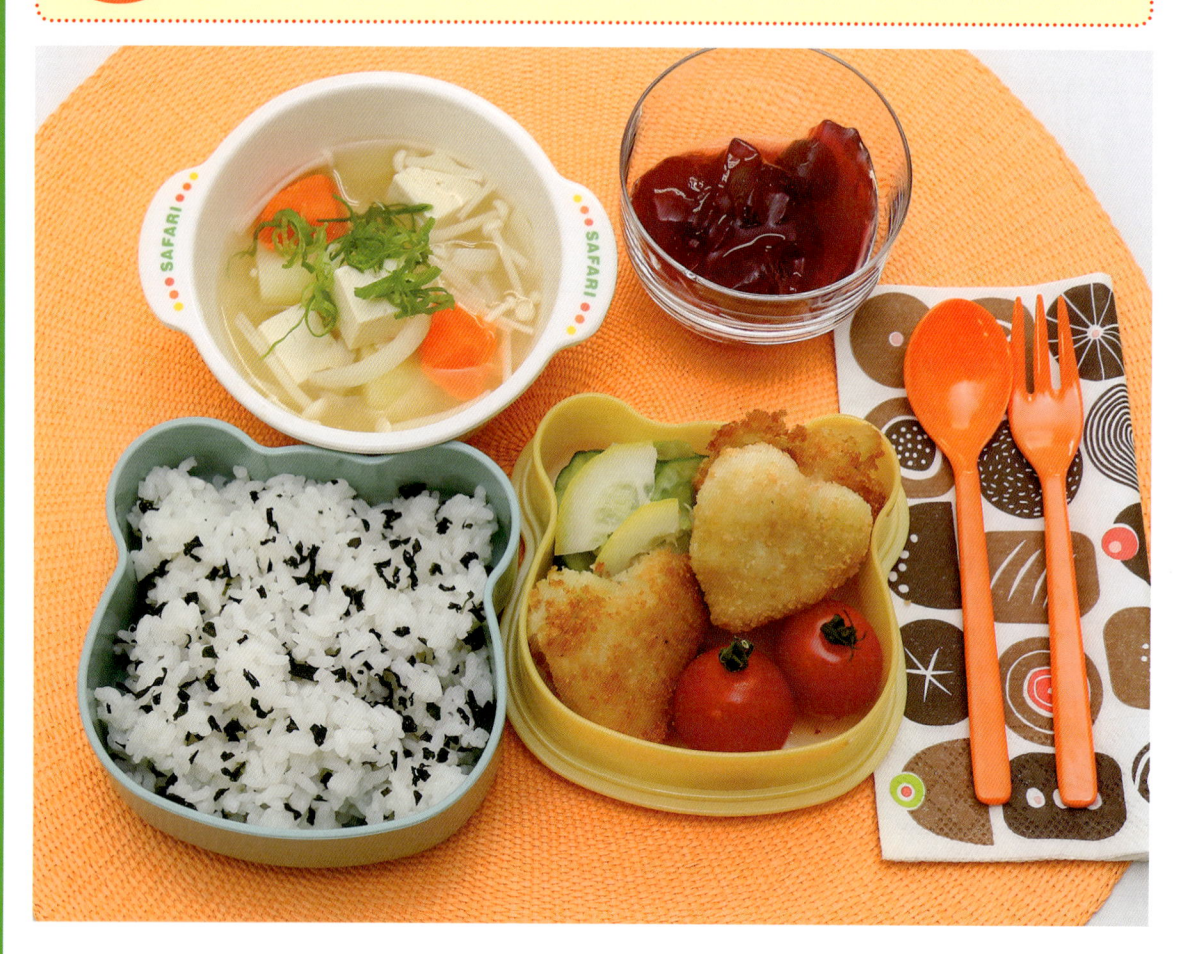

この日の 給食献立

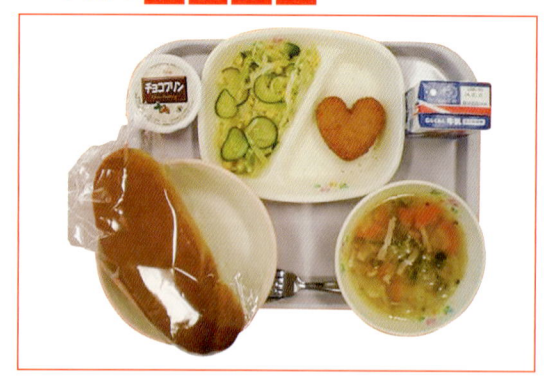

お弁当の栄養価計算

●エネルギー　573kcal　　●たんぱく質　14.5g
●脂質　8.8g　　●炭水化物　106.3g
●カルシウム　141mg　　●鉄　1.7mg

レシピ ポイント

　ハートのコロッケは，冷凍保存しておくと忙しい朝の手間が省けます。鉄分強化のために牛ひき肉を使用しています。米粉のパン粉でも硬くならず，冷めてもおいしいコロッケです。
※鶏卵，乳・乳製品，小麦不使用のもの（p.111 参照）

わかめごはん

〈材料〉
ごはん ･･････････････････････ 180g
わかめふりかけ ･･････････････ 1.5g

〈作り方〉
❶炊きたてのごはんに，わかめふりかけを混ぜる。

ハートのコロッケ

〈材料〉
じゃがいも ･･････････････････ 30g
牛ひき肉 ･･･････････････････ 10g
油 ･･････････････････････････ 0.5g
たまねぎ ･･･････････････････ 13g
片栗粉 ･･････････ 小さじ 1 と 2/3（5g）
水（水溶き用）･･････ 小さじ 1（5mL）
米粉パン粉※ ････････････････ 5g
塩 ･･････････････････････････ 0.2g
こしょう ･･･････････････････ 少々
揚げ油 ･･････････････････････ 適宜
ミニトマト ･･････････････････ 2 個

〈作り方〉
❶たまねぎをみじん切りにする。
❷フライパンに油を熱し，牛ひき肉を炒める。色が変わってきたら❶を加え，塩・こしょうで味付けする。全体的に火が通ったらフライパンから取り出し冷ます。
❸じゃがいもは皮をむき，乱切りにして水にさらし，水気をよくきる。耐熱ボウルに入れてラップをかけ，電子レンジで約 3 分熱し，竹串が通ったら熱いうちにつぶす。
❹❸に❷を混ぜあわせ，ハート形に成形する。
❺水溶き片栗粉を❹の両面につけ，米粉パン粉をまぶす。
❻熱した油でカリッと揚げる。
❼ミニトマトを添える。

レモンサラダ

〈材料〉
キャベツ ･･････････････････ 25g
きゅうり ･･･････････････････ 20g
レモン（薄切り）･････････････ 適宜
A ┌ 薄口しょうゆ ･･･････････ 1g
　├ 砂糖 ･･････････････････ 0.2g
　└ 塩 ･･････････････････････ 少々

〈作り方〉
❶キャベツを 5mm 幅に切り，軽く茹でる。きゅうりは薄い輪切りにし，塩もみしておく。
❷薄切りのレモンをいちょう切りにし，A とあわせる。
❸❶❷を和える。

みそ汁

〈材料〉
木綿豆腐 ･･････････････････ 30g
たまねぎ ･･････････････････ 13g
にんじん ･･････････････････ 7g
じゃがいも（メークイン）･･･････ 10g
えのきたけ ･･･････････････ 5g
葉ねぎ ･･･････････････････ 3g
みそ ･･･････････ 大さじ 1/2 強（10g）
顆粒だし※ ･････････････････ 1g
水 ･･･････････ カップ 1/2 強（120mL）

〈作り方〉
❶鍋で水を沸騰させ，顆粒だしを入れる。
❷木綿豆腐は 1cm 角，たまねぎは薄切りにし，にんじん，じゃがいも，えのきたけは食べやすい大きさに切る。
❸❶に❷のにんじん，じゃがいも，えのきたけ，たまねぎ，木綿豆腐を順に入れ，軟らかくなったらいったん火を止め，みそを溶く。
❹再度加熱し，小口切りした葉ねぎを加える。

お好みの果物ゼリー 1つ

栄養学的アドバイス

　デザートのチョコレートムースはゼリーを代わりにしています。カルシウムの摂取量を増やすには，市販のココア味の豆乳飲料※などにしてもよいでしょう。
　豆腐除去の場合は，みそ汁の豆腐を豚こま切れ肉（20g）に代替してください。

トマトスープ弁当

(小田)

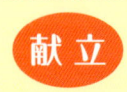

献 立 ●米粉パン（コッペパン） ●トマトスープ ●小松菜サラダ ●カレーポテト（チーズポテト） ●豆乳（牛乳）

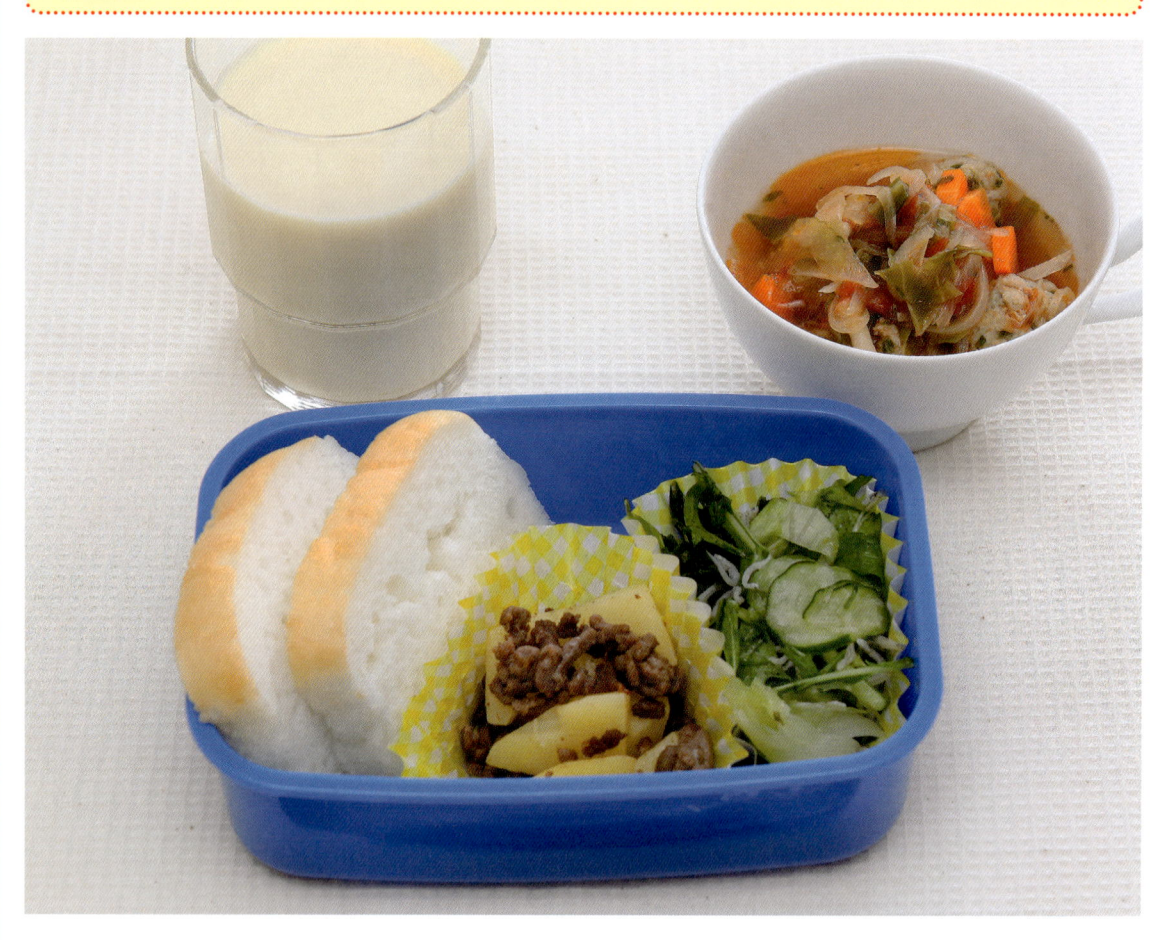

この日の 給食 献立

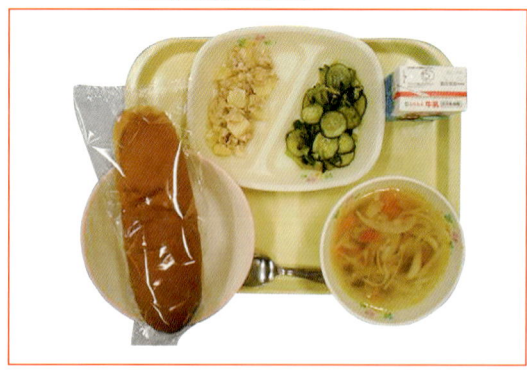

お弁当の栄養価計算

●エネルギー　578kcal　●たんぱく質　25.9g
●脂質　21.5g　●炭水化物　68.7g
●カルシウム　320mg　●鉄　1.8mg

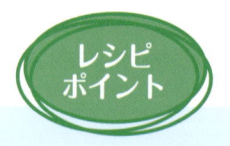
レシピ ポイント

トマトスープの肉団子は，給食での鶏ひき肉を豚ひき肉に代え，エネルギーを増加させました。

米粉パンは手作りでもよいですが，市販の米粉パン※を使用しています。手軽で，時間がたってもおいしく食べられます。

チーズポテトは給食そっくりにこだわらず，鉄強化に牛ひき肉を使用し，子どもが好きなカレー風味にしました。

※鶏卵，乳・乳製品，小麦不使用のもの（p.111 参照）

米粉パン※ スライス4枚

トマトスープ

〈材料〉

豚ひき肉	……………………	45g
葉ねぎ	………………………	3g
片栗粉	………………小さじ1	(3g)

A
塩	……………………………	0.1g
酒	………… 小さじ1/4 弱	(1g)

B
にんじん	……………………	10g
たまねぎ	……………………	15g
キャベツ	……………………	15g
セロリ	………………………	5g
ほんしめじ	…………………	10g

カットトマト（缶）	…………	15g

C
塩	……………………………	0.1g
こしょう	……………………	少々
薄口しょうゆ ……小さじ1/2		(3g)

粉末ブイヨン※		
………… 小さじ1/2 弱		(1.5g)
水 ………… カップ1 強		(110mL)

〈作り方〉
❶鍋で水を沸騰させ，ブイヨンを入れる。
❷豚ひき肉に A を入れてこね，片栗粉を入れて硬さを調整し，細かく切った葉ねぎを入れ団子にする。
❸ B の野菜類は食べやすい大きさに切って❶に入れ，カットトマトを加える。沸騰したら❷の肉団子を入れ，アクを取って C で味をととのえる。
❹野菜，肉団子に火が通るまで煮込む。

豆乳※ カップ1弱（200mL）

小松菜サラダ

〈材料〉

小松菜	……………………	25g
きゅうり	……………………	15g
レタス	………………………	10g
水菜	…………………………	1g
しらす干し	…………………	5g

A
オリーブ油 ……小さじ1/4		(1g)
りんご酢 …… 小さじ1/3 強		(2g)
レモン汁	……………………	少々
薄口しょうゆ		
………… 小さじ1/3		(2g)
塩	……………………………	0.1g
砂糖	…………………………	0.5g

〈作り方〉
❶小松菜は食べやすい大きさに切り，鍋で沸騰させた湯に塩を入れて茹で，水にさらし水気をきる。
❷きゅうりは薄い輪切りにして塩でもむ。
❸レタス，水菜は洗って水気をよく拭きとり，レタスは1cm，水菜は3cmほどのざく切りにする。
❹ A を混ぜあわせてしらす干しを加え，❶❷❸を和える。

カレーポテト

〈材料〉

じゃがいも	…………………	50g
牛ひき肉	……………………	20g

A
塩	……………………………	0.1g
カレー粉	……………………	少々
マヨネーズ風調味料※		
……………… 小さじ1 強		(5g)
サラダ油 ………… 小さじ1/4		(1g)

〈作り方〉
❶じゃがいもは乱切りにし，水にさらす。
❷鍋で湯をわかし，塩を少々入れ，じゃがいもを竹串が通る程度に茹でる（電子レンジで加熱してもよい）。
❸熱したフライパンにサラダ油を入れて牛ひき肉を炒め，❷を加え，A で味付けする。

栄養学的アドバイス

豆乳除去の場合は，トマトスープの肉団子の量を増やします。

チキンライス弁当

（林）

| 献立 | ●チキンライス | ●ちくわサラダ
（チーズサラダ） | ●ナッツいりこ | ●ゆば汁
（かき玉汁） | ●豆乳
（牛乳） |

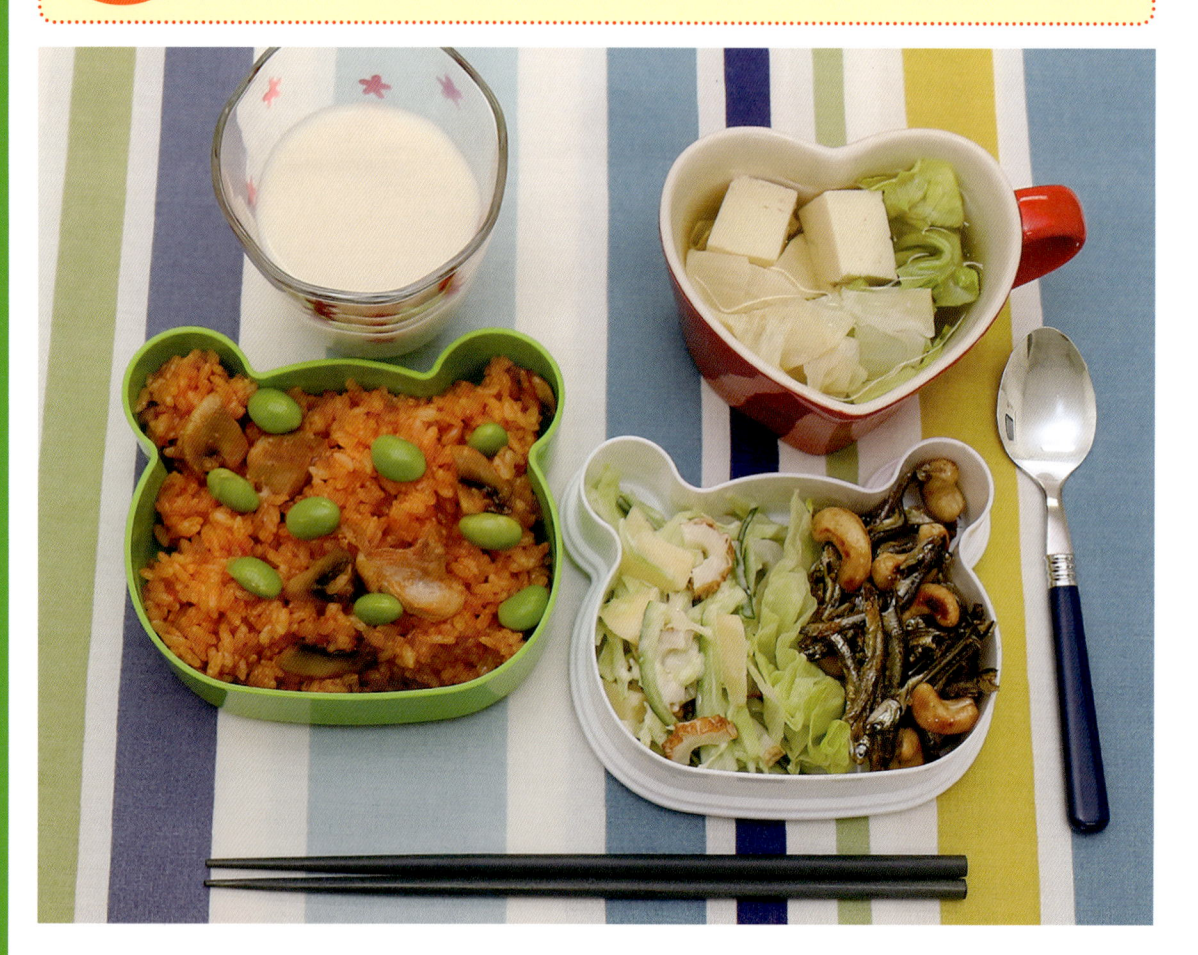

この日の 給食 献立

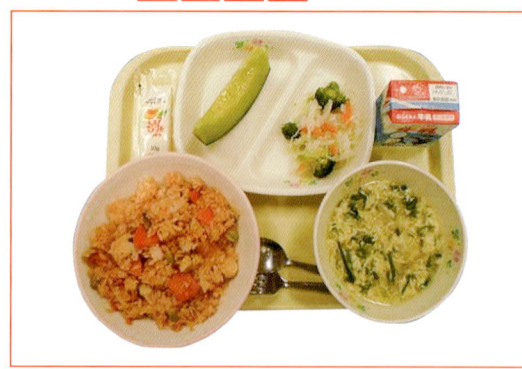

お弁当の栄養価計算

- ●エネルギー　576kcal
- ●たんぱく質　28.3g
- ●脂質　19.0g
- ●炭水化物　70.3g
- ●カルシウム　607.4mg
- ●鉄　6.1mg

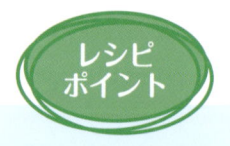

レシピ
ポイント

　チキンライスは，忙しい朝に手軽にできるように炊飯器で作ります。

　ちくわサラダでは，チーズの代わりに，卵や小麦を使っていないちくわ※を使います。マヨネーズの代わりにマヨネーズ風調味料※を利用できます。

　かきたま汁の卵はゆばで代用しています。

※鶏卵，乳・乳製品，小麦不使用のもの（p.111 参照）

チキンライス

〈材料〉

米	60g
水	カップ 2/5（80mL）
鶏むね肉	15g
たまねぎ	30g
にんじん	10g
マッシュルーム	5g
ケチャップ	小さじ 4（20g）
A ┌ 塩	0.5g
├ こしょう	少々
└ サラダ油	0.5g
枝豆（冷凍）	5g

〈作り方〉

❶米をとぎ，ザルにあげて水気をきる。
❷鶏むね肉は 1cm 角程度に切り，たまねぎ，にんじんはみじん切り，マッシュルームは薄切りにする。
❸炊飯器に❶❷と水，ケチャップ半量と A を入れて炊く。
❹炊き上がったらよく混ぜ，解凍した枝豆と残りのケチャップをトッピングする。
＊炊飯時，粉末ブイヨン※を少々加えてもよい。
＊たまねぎは，炒めたものを使用してもよい。

ちくわサラダ（りんご）

〈材料〉

キャベツ	15g
きゅうり	10g
りんご	8g
ちくわ※	8g
A ┌ マヨネーズ風調味料※	大さじ 1/2（6g）
└ 塩・こしょう	少々

〈作り方〉

❶キャベツ，きゅうりはせん切り，りんごはいちょう切り，ちくわは縦半分に切り小口切りにする。
❷❶をボウルに入れ，A を加えてよく混ぜる。

ナッツいりこ

〈材料〉

小煮干し	7g
カシューナッツ（塩分なし）	4g

〈作り方〉

小煮干しとカシューナッツをよく混ぜあわせ，フライパンで乾煎りする。

ゆば汁

〈材料〉

生ゆば	20g
木綿豆腐	25g
たまねぎ	15g
キャベツ	7g
だし煮干し	3g
水	カップ 3/5（120mL）
A ┌ しょうゆ	小さじ 2/3（4g）
└ 塩	0.1g
片栗粉	小さじ 1/3 強（1.2g）
水（水溶き用）	小さじ 1/4 弱（1.2mL）

〈作り方〉

❶鍋に水を入れ，煮干しを加えて沸騰させる。
❷たまねぎは薄くスライスし，生ゆばとキャベツは一口大に切り，木綿豆腐は 1cm 角程度の角切りにする。
❸❶から煮干しを取り除き，キャベツを入れて煮る。キャベツが軟らかくなったらゆば，豆腐を加え，A で調味する。
❹水溶き片栗粉を❸に加え，全体をかき混ぜる。
＊煮干しだしの代わりにアレルゲンを含まない市販の顆粒だし※を利用してもよい。その場合の味の調整は食塩を控えめにする。

豆乳※ カップ 1 弱（200mL）

栄養学的アドバイス

大豆アレルギーの場合は，チキンライスの枝豆の代わりにグリンピースを使用します。ゆば汁では，生ゆば，木綿豆腐を大根，かぶなどで代用します。また，豆乳は果物のジュースに代えるとよいでしょう。

ししゃもフライ弁当

（林）

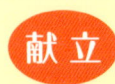

献 立　●米粉丸パン（コッペパン）　●ししゃものカラフル揚げ　●ビーフン炒め　●大根サラダ　●豆乳（牛乳）

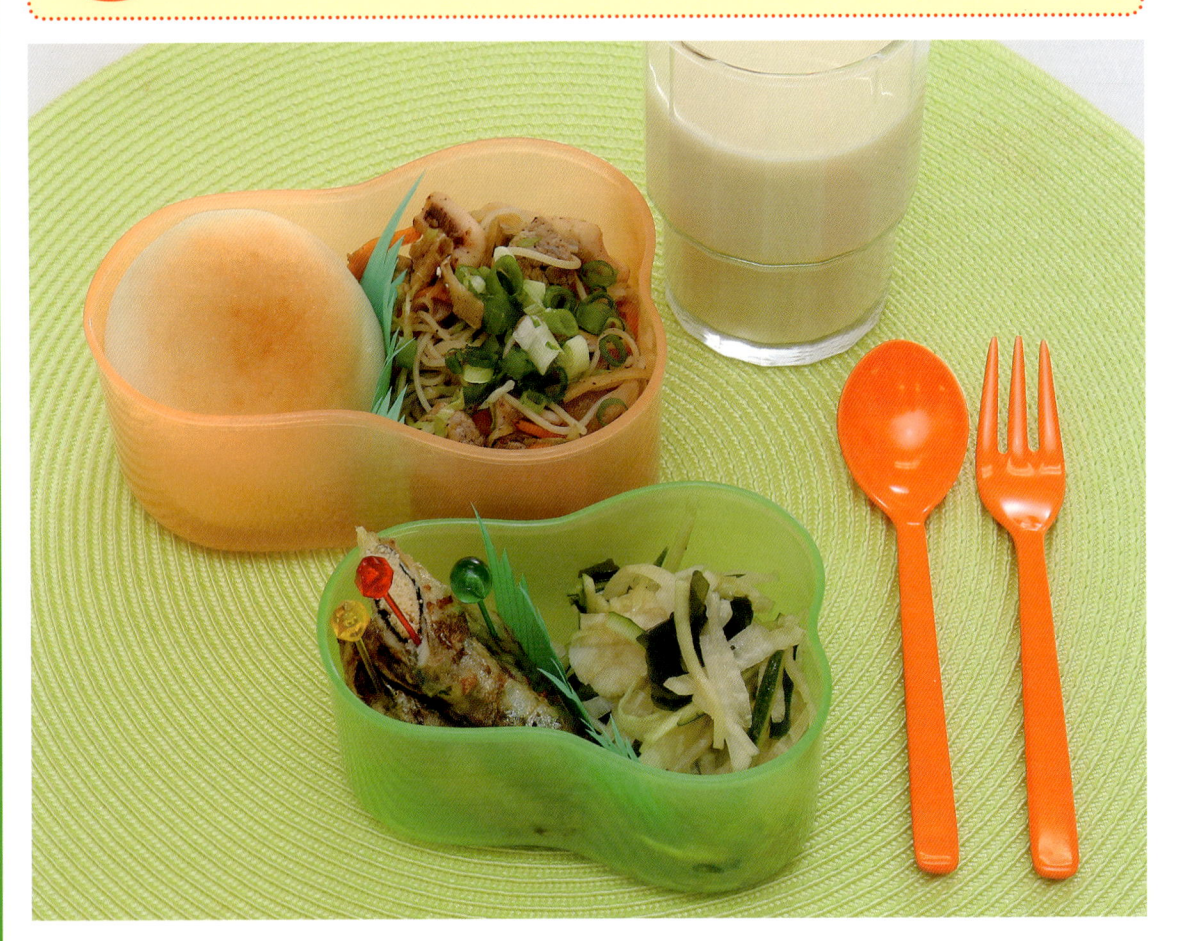

この日の 給食献立

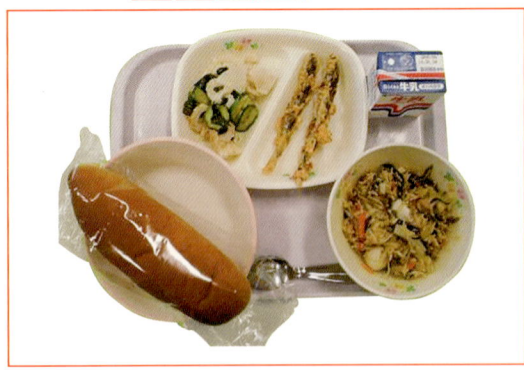

お弁当の栄養価計算

- ●エネルギー　499kcal
- ●脂質　17.5g
- ●カルシウム　540.3mg
- ●たんぱく質　25.1g
- ●炭水化物　74.0g
- ●鉄　3.8mg

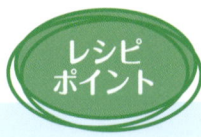
レシピポイント

　パンは，米粉で作られたパン※で代用します。自分で作る場合には，小麦アレルギーの場合はグルテン不使用の米粉を利用しましょう。市販の米粉パン用ミックス粉※を利用してもよいでしょう。

　ビーフン炒めには，うずら卵を使用しません。

　ししゃものカラフル揚げの衣には，卵，チーズ，小麦粉は利用せずに，米粉と水を溶いた衣にしています。

　大根サラダには，卵・小麦不使用のちくわ※を利用します。ドレッシングも卵，牛乳などを使用していないものを使いましょう。

※鶏卵，乳・乳製品，小麦不使用のもの（p.111 参照）

ビーフン炒め

〈材料〉

ビーフン	10g
豚もも肉	20g
いか	20g
たまねぎ	30g
キャベツ	20g
たけのこ（水煮）	10g
にんじん	10g
きくらげ	0.8g
葉ねぎ	7g
にんにく	0.1g
しょうが	0.4g
油	0.5g
A 砂糖	小さじ 1/3 （1g）
塩	0.3g
しょうゆ	小さじ 2/3 （4g）
こしょう	少々

〈作り方〉

❶ ビーフンは熱湯に 3 分程度つけて戻し，ザルにあげて水気をきる（ビーフンの戻し方は，メーカーによって異なるので商品パッケージ記載の指示に従う）。

❷ 豚もも肉，いかは食べやすい大きさに切る。

❸ にんにく，しょうがはすりおろす。

❹ たまねぎを薄切り，キャベツ，たけのこ，にんじん，きくらげはせん切りにする。

❺ 葉ねぎは小口切りにする。

❻ フライパンに油と❸を入れて熱し，❹のたまねぎを加え，しんなりしてきたら❷を加えて炒める。火がだいたい通ったら，残りの❹を加えて炒める。

❼ 野菜に火が通ったら，A で調味し，❶を加えて炒め煮にする。

❽ ❺を散らす。

ししゃものカラフル揚げ

〈材料〉

子持ちししゃも	36g
米粉	大さじ 1 弱 （8g）
水	大さじ 2 （30mL） 程度
にんじん	3g
パセリ	0.3g
油	適宜

〈作り方〉

❶ にんじんとパセリを細かいみじん切りにする。

❷ 米粉に水を加えて硬めの衣を作り，❶を加える。

❸ 子持ちししゃもに❷の衣をつけ，少なめの油で揚げ焼きにする。

大根サラダ

〈材料〉

大根	30g
きゅうり	15g
カットわかめ	0.5g
ちくわ[※]	8g
A ドレッシング	4g （なくてもよい）
しょうゆ	小さじ 1/2 （3g）
りんご酢	0.5g
油	0.4g
砂糖	0.25g

〈作り方〉

❶ 大根，きゅうりを 3 〜 4cm 長さのせん切りにする。カットわかめは水につけて戻す。ちくわは薄切りにする。

❷ ボウルに❶を入れ，混ぜあわせた A を加えてよく混ぜる。

＊ごまペーストを A に少量加えてもよい。

栄養学的アドバイス

　鶏卵アレルギーの場合に，子持ちししゃもなどの魚卵を除去する必要はありません。

　また，大豆アレルギーの場合でも，通常，大豆油は利用できます。豆乳は，果物のジュースに代えるとよいでしょう。

おでん弁当

（林）

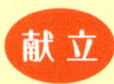

献立
- ●ごはん（もち麦ごはん）
- ●おでん
- ●くるみ和え
- ●ふりかけ
- ●豆乳（牛乳）

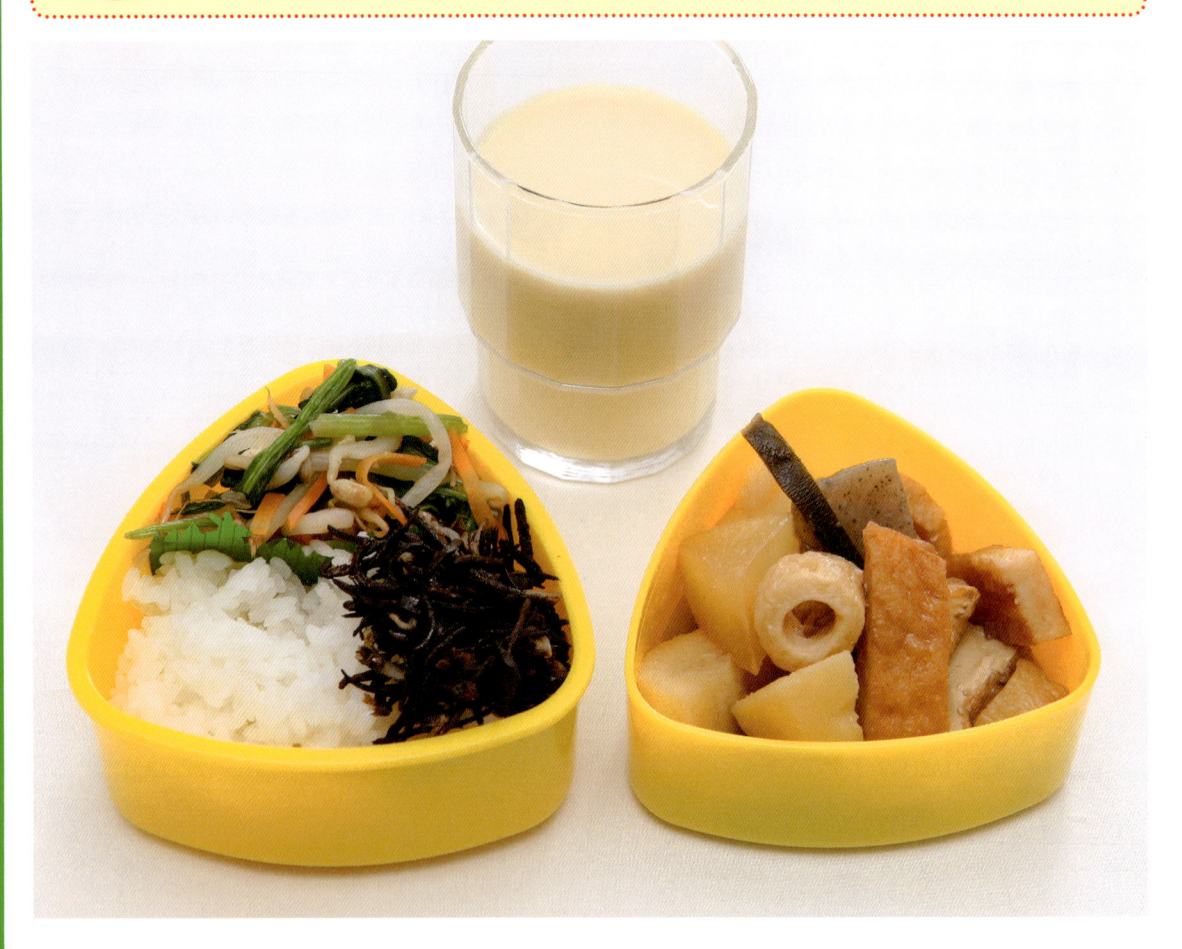

この日の 給食献立

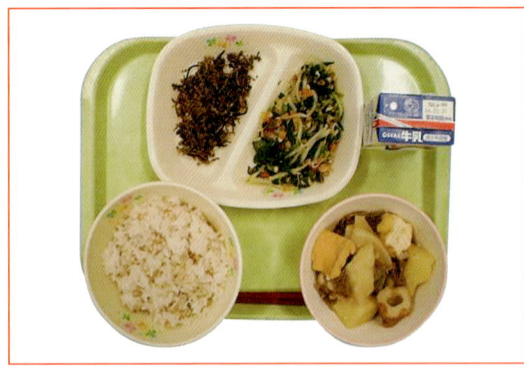

お弁当の栄養価計算

- ●エネルギー　583kcal
- ●脂質　18.2g
- ●カルシウム　293.8mg
- ●たんぱく質　25.9g
- ●炭水化物　79.6g
- ●鉄　6.4mg

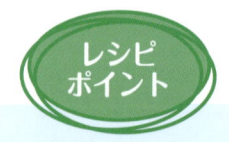
レシピポイント

　小麦アレルギーであっても大麦は食べられることが多いですが，医師から大麦も除去するように指示されている場合には，もち麦は使用できません。

　おでんの具材のちくわ※は，卵や小麦を使用していない練り物でも代用できるので，お好みのものを使ってください。

※鶏卵，乳・乳製品，小麦不使用のもの（p.111 参照）

ごはん 150g

おでん

〈材料〉
牛もも肉 ······················· 15g
じゃがいも ····················· 40g
大根 ··························· 25g
厚揚げ ·········· 15g（なくてもよい）
ちくわ※ ························ 10g
こんにゃく ····················· 20g
昆布 ···························· 1g
だし煮干し ······················ 2g
水 ················· カップ 1（200mL）
A ┌ しょうゆ ··········· 小さじ 1（6g）
  │ みりん ······················ 1g
  └ 砂糖 ··········· 小さじ 1/3（1g）

〈作り方〉
❶水に煮干しを入れて沸騰させて，だしをとる。煮干しを取り出し，火をとめる。
❷牛もも肉は食べやすい大きさに切る。
❸じゃがいも，大根，厚揚げ，ちくわは一口大に切る。
❹こんにゃくは湯通しをして，一口大に切る。
❺❶に 5 ミリ幅に切った昆布と A を加えて煮立たせ，❷❸❹を加えて煮込む。

くるみ和え

〈材料〉
くるみ ·························· 6g
ほうれんそう ··················· 35g
緑豆もやし ····················· 15g
にんじん ························ 5g
A ┌ しょうゆ ····· 小さじ 1/2 弱（2.5g）
  └ 砂糖 ························ 0.2g

〈作り方〉
❶くるみを粗く刻む。
❷ほうれんそうを茹で，食べやすい大きさに切る。
❸緑豆もやしを茹で，ザルにあげる。
❹にんじんをせん切りにして茹でる。
❺ボウルに❶❷❸❹を入れ，A を加えて混ぜあわせる。

ふりかけ

〈材料〉
しらす干し ······················ 3g
花かつお ························ 1g
ひじき（乾）····················· 5g
A ┌ 砂糖 ········ 小さじ 1/4 弱（0.7g）
  │ みりん ······················ 0.5g
  │ しょうゆ ······················ 1g
  └ 水 ··········· 小さじ 1/2（2.5mL）

〈作り方〉
❶ひじきを水に浸けて戻す。水気を絞り，1 ～ 2cm 長さに刻む。
❷フライパンに A を入れて煮立たせ，しらす干し，花かつお，❶を加えて水分がなくなるまで炒める。

豆乳 カップ 1 弱（200mL）

栄養学的アドバイス

　　大豆アレルギーの場合は，おでんの厚揚げを使わず，大根やこんにゃくを増やすとよいでしょう。また，くるみ和えのもやしは，大豆もやしは利用できないため，緑豆もやしを使います。豆乳は果物のジュースに代えます。

肉団子弁当

（寺倉）

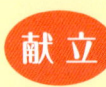

献立
- ●ごはん　●肉団子　●かぼちゃサラダ　●きゅうりちくわ
- ●ネーブル，りんご

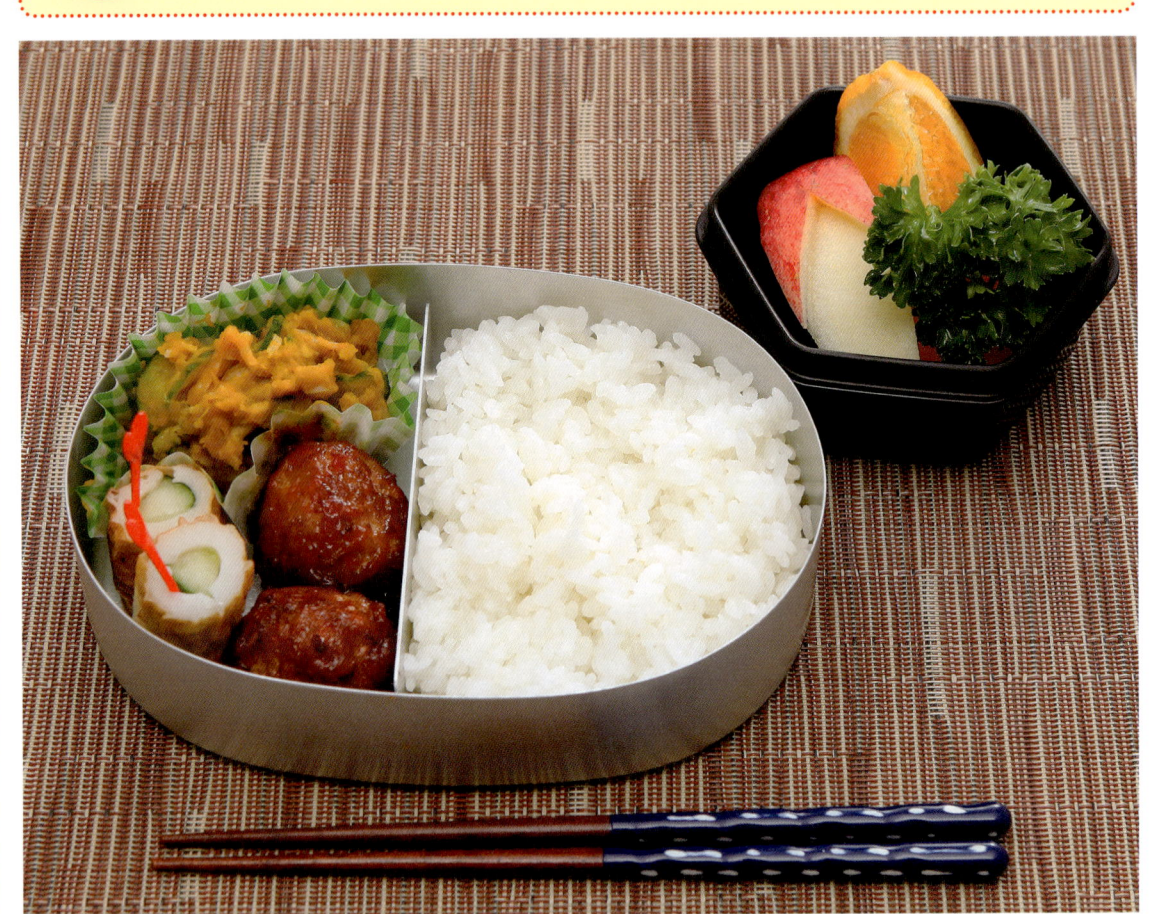

遠足の日のお弁当

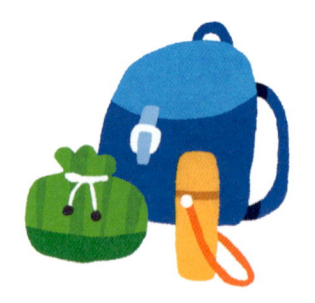

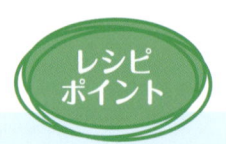

レシピポイント

　肉団子は，つなぎの卵を使用せずに作ることができますが，れんこんのすりおろしを加えることで軟らかく仕上がります。ほかにも，片栗粉などのでんぷん，じゃがいも，豆腐，刻んだ野菜を利用して食感を楽しむことができます。時間がないときは，市販のミートボール※も利用できます。

　かぼちゃサラダは，卵不使用のマヨネーズ風調味料※を使用します。

※鶏卵，乳・乳製品，小麦不使用のもの（p.111 参照）

お弁当の栄養価計算

- ●エネルギー　439kcal
- ●たんぱく質　14.4g
- ●脂質　17.7g
- ●炭水化物　54.4g
- ●カルシウム　36.6mg
- ●鉄　1.0mg

ごはん 110g

肉団子

〈材料〉
```
豚ひき肉……………………30g
たまねぎ……………………20g
れんこん……………………10g
A ┌ 塩…………………………0.1g
  │ こしょう…………………少々
  └ 片栗粉………小さじ 1/3 （1g）
油……………………………適宜
B ┌ ケチャップ………小さじ 1 （5g）
  │ 砂糖…………小さじ 1 （3g）
  │ 薄口しょうゆ………………1g
  └ 米酢………………………1g
片栗粉…………小さじ 1/3 （1g）
水（水溶き用）……小さじ 1 （5mL）
```

〈作り方〉
❶たまねぎはみじん切りにし，れんこんをすりおろす。
❷❶と豚ひき肉，A を混ぜて団子にし，油で揚げる。
❸B，水溶き片栗粉を混ぜてタレを作り，❷にからめる。

かぼちゃサラダ

〈材料〉
```
かぼちゃ……………………30g
きゅうり……………………10g
ハム※…………………………5g
マヨネーズ風調味料※
　………………小さじ 1 弱（3g）
塩……………………………0.1g
こしょう……………………少々
```

〈作り方〉
❶かぼちゃは茹でてつぶし，きゅうりは薄い半月切り，ハムは一口大に切る。
❷❶をマヨネーズ風調味料で和え，塩，こしょうで味をととのえる。

きゅうりちくわ

〈材料〉
```
ちくわ………………………15g
きゅうり……………………10g
```

〈作り方〉
❶きゅうりを，たてに 1/4 に切る。
❷ちくわの穴に❶を差し込み，適当な長さに切る。

りんご 1/6 切れ，ネーブル 1/6 切れ

栄養学的アドバイス

　乳アレルギーの場合，給食で牛乳を除くと，カルシウムが不足します。市販のカルシウム強化食品（ふりかけ，ウインナー，だし，豆乳等）を利用しましょう。除去するのと同時に，足りない栄養素を補う食生活を意識しましょう。

給食からの展開お弁当を食べていた
みふみちゃんと，おにいちゃんからの
メッセージ

みふみちゃん より

お母さんは，いつもわたしが食べられるように工夫をしてくれています。今は，食べられるものもふえてきました。しっしんもあまりでないようになりました。食べられなくて少しさみしい気持ちになる時もあるけど，毎日おいしく笑顔ですごせています。

おにいちゃん より

母が妹に作る手作り給食は，食物アレルギーのない僕が食べてもおいしく，中学生までは学校の給食と手作りおかずの食べくらべも楽しかったです。妹が「おいしい‼」と笑顔になると，家族みんなが笑顔になります。

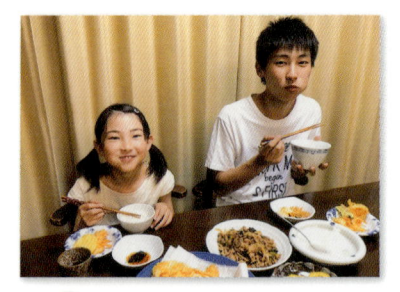

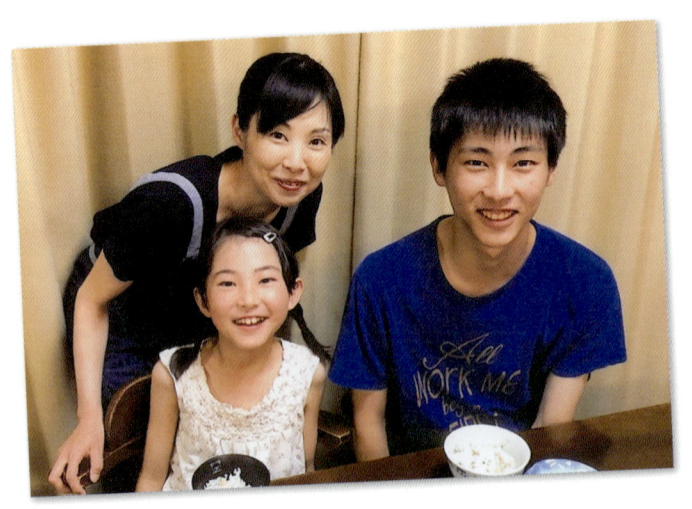

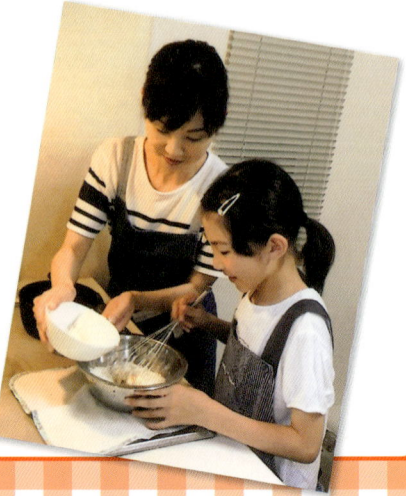

2章

お弁当に使える
単品レシピ集

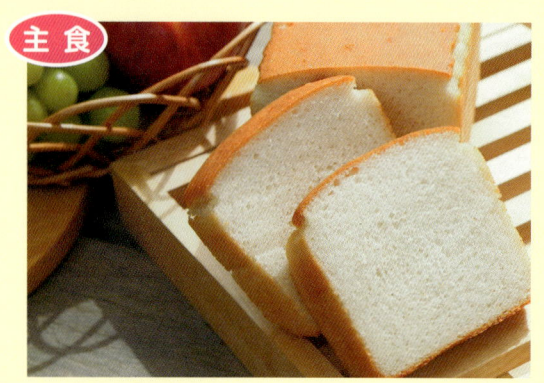

主食 ふわふわ米粉食パン →p.73

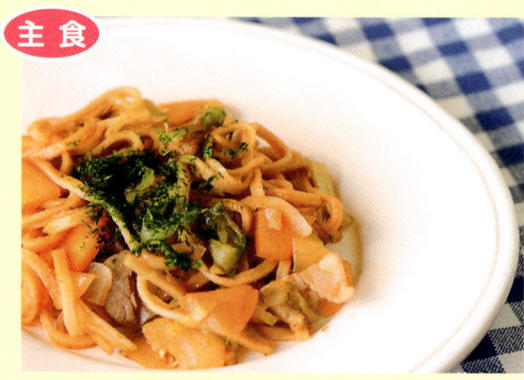

主食 米粉麺の焼きそば →p.73

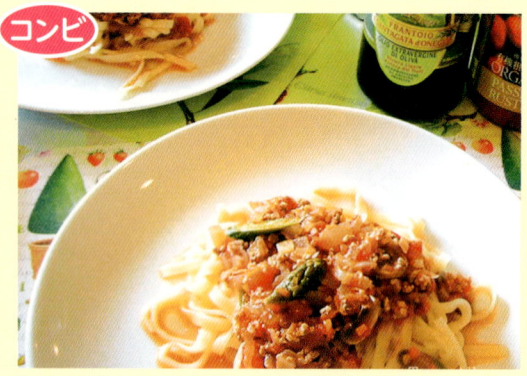

コンビ 麺から作るトマトがたっぷり冷製パスタ →p.75

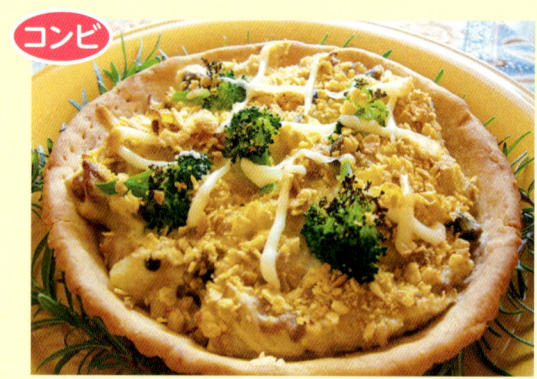

コンビ きのこいっぱい・キッシュ風 →p.76

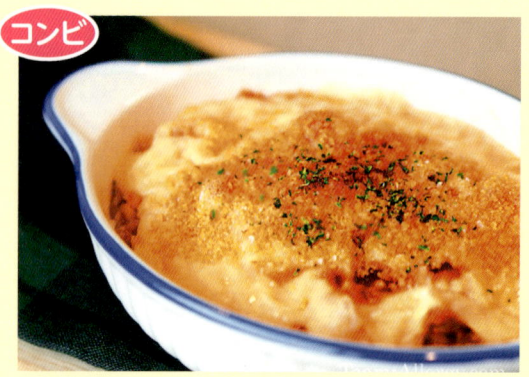

コンビ ホタテのカレードリア →p.76

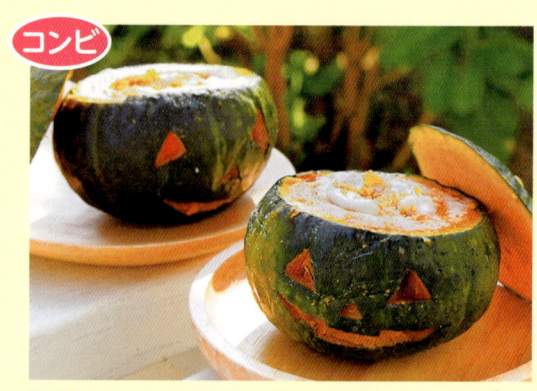

コンビ 豆腐マヨソースのパンプキングラタン →p.77

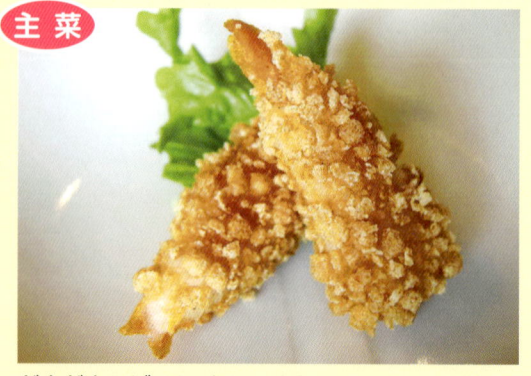

主菜 どきどきエビフライ →p.83

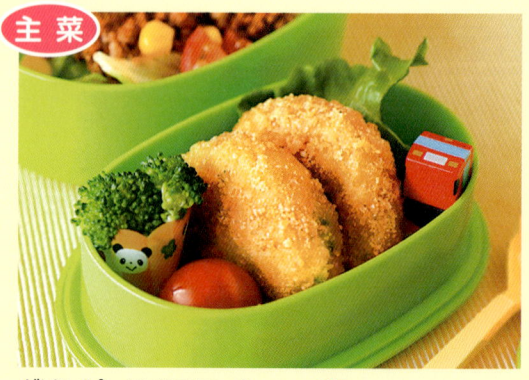

主菜 グリンピースのコロッケ →p.85

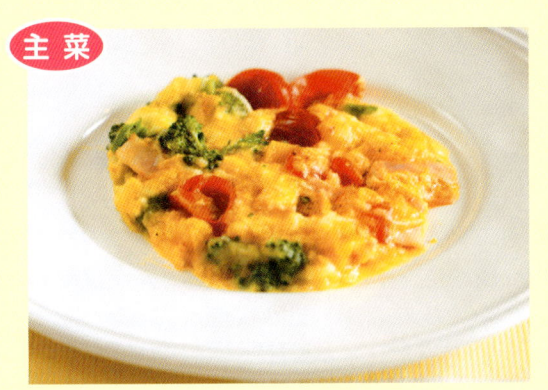

主菜 スパニッシュオムレツ風 →p.85

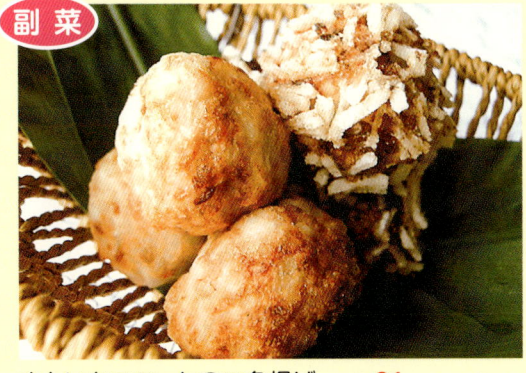

副菜 さといもコロッケの二色揚げ →p.91

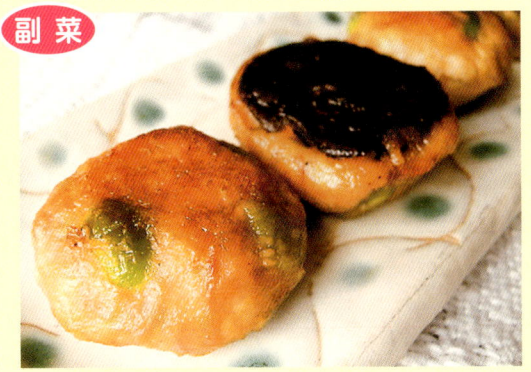

副菜 枝豆しんじょのしいたけ詰め →p.92

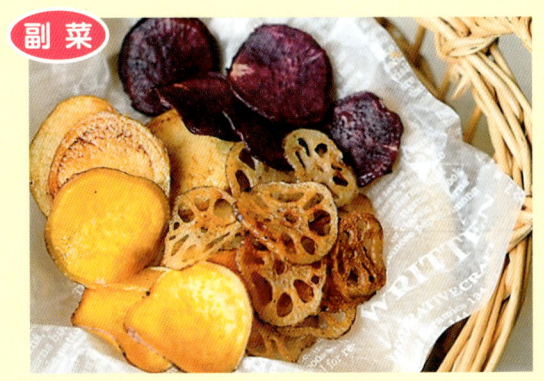

副菜 野菜のいろいろチップス →p.95

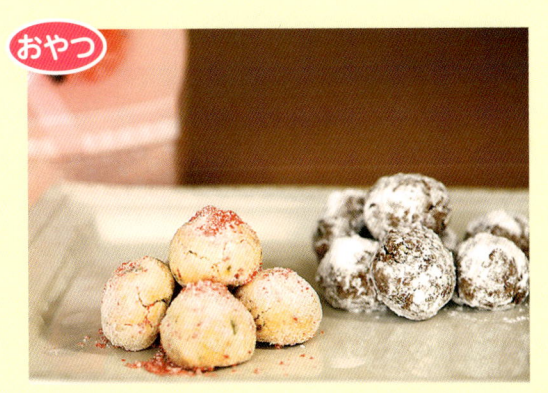

おやつ いちごとココアのスノーボール →p.101

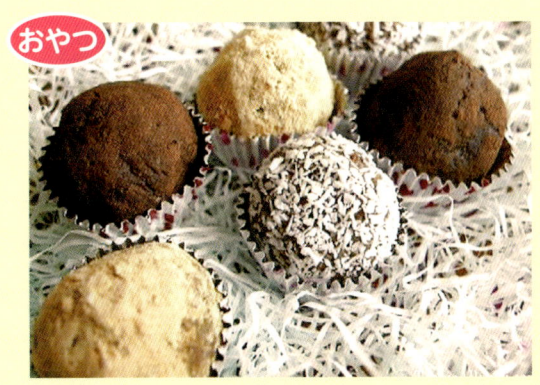

おやつ キャロブ粉のトリュフ →p.102

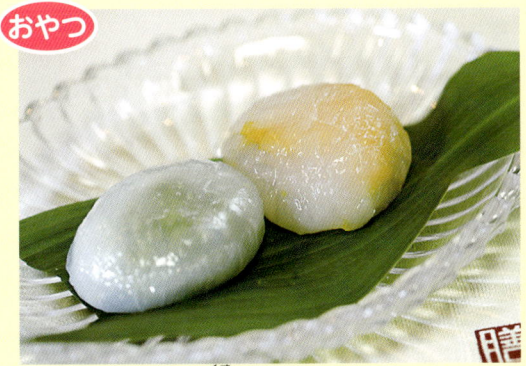

おやつ 夏野菜のヘルシー葛まんじゅう →p.104

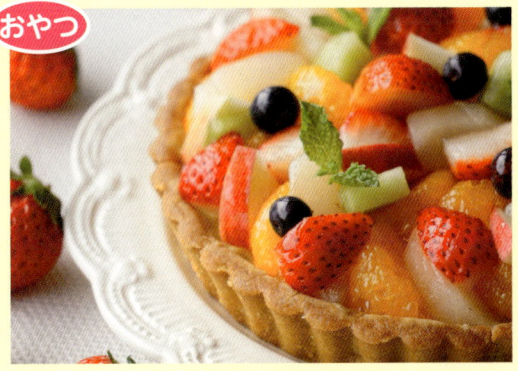

おやつ フルーツタルト →p.107

主 食

カルシウムたっぷりおむすび (野間)

栄養価計算 (1個分)	● エネルギー 93kcal	● たんぱく質 3.5g	● 脂質 0.3g
	● 炭水化物 18.7g	● カルシウム 18mg	● 鉄 0.4mg

〈材料（14個分）〉

米……………………2合（300g）
切干大根……………………30g
にんじん……………………1/2本
塩昆布……………………20g
ツナ（スープ煮缶）
　……………………小1缶（80g）
酒……………………大さじ2（30g）
焼きのり……………………14枚

〈作り方〉

❶米は洗ってザルにあげる。
❷切干大根はさっと洗い，2カップ（400mL）の水（分量外）で10分戻し（10分以上つけない），ザルにあげる。戻し汁はとっておく。
❸炊飯器の内釜に①と②の戻し汁と酒を加え，2合の目盛りまで水を足す。
❹③に，いちょう切りにしたにんじん，塩昆布，ツナ缶（汁ごと），

②の切干大根をざく切りにして加え，通常どおりに炊く。
❺おむすびにし，焼きのりで巻く。

memo

切干大根の戻し汁で炊き上げた，とても簡単な炊き込みご飯をおむすびにします。このおむすびを2個食べると，牛乳カップ1/6とほぼ同量のカルシウムが摂れます。
のりは焼きのりを使用。味付けのりは，調味料を確認して使いましょう。

きのこの炊き込みごはん (青木)

栄養価計算 (1人分)	● エネルギー 520kcal	● たんぱく質 14.5g	● 脂質 6.4g
	● 炭水化物 98.5g	● カルシウム 27mg	● 鉄 1.6mg

〈材料（4人分）〉

米……………………3合（450g）
エリンギ……………………100g
干ししいたけ……………………20g
ごぼう……………………50g
にんじん……………………50g
鶏肉……………………100g
油……………………大さじ1/2（6g）
だし汁（こんぶ）
　……………………カップ2（400mL）
A ┌ しょうゆ……大さじ4（72g）
　└ 酒……………………大さじ2（30g）
塩……………………小さじ1/2（3g）

〈作り方〉

❶米は洗ってザルにあげる。
❷エリンギは縦に細くさき，1/3の長さに切る。
❸干ししいたけは石づきをとり，ぬるま湯で戻し，5mm幅に切る。戻し汁を1カップ（200mL）とっておく。
❹ごぼうは皮をそぎ，ささがきにする。水につけてアクをとり，ザルにあげる。にんじんはいちょう切りにする。鶏肉は食べやすい大きさに切る。

❺フライパンを熱して油を入れ，④を鶏肉，ごぼう，にんじんの順に炒め，あわせたAの半分を入れてさらに炒め，冷ます。
❻炊飯器の内釜に①，だし汁と③の戻し汁を入れ，⑤（汁ごと）とAの残り，塩を加えて炊く。

memo

鶏肉除去の場合は，ホタテを使用するとよいでしょう。
油揚げが使える場合は，加えてもよいでしょう。

たこめし (高松)

栄養価計算 (1人分)	● エネルギー 345kcal	● たんぱく質 15.8g	● 脂質 1.7g
	● 炭水化物 61.5g	● カルシウム 26mg	● 鉄 1.3mg

〈材料（大人3〜4人分）〉

米……………………2合（300g）
茹でだこ……………………120〜150g
しょうが……………………2かけ
枝豆（茹で）……………………50g
A ┌ しょうゆ……大さじ1/2〜1
　│　　　　　　　（9〜18g）
　│ 酒……………………大さじ2（30g）
　└ 塩……………………少々

〈作り方〉

❶茹でだこは1.5cm幅に切る。しょうがはせん切りにする。
❷炊飯器に米を入れ，内釜の2合の目盛りまで水を入れる。①，枝豆，Aを入れて炊く。

memo

だし（顆粒）やこぶ茶があれば，小さじ2を水で溶いて加えると，より味わい深くなります。

サフランちらし (近藤)

栄養価計算（1人分）　●エネルギー　205kcal　●たんぱく質　5.4g　●脂質　0.6g　●炭水化物　43.5g　●カルシウム　26mg　●鉄　0.6mg

〈材料（幼児6〜7人分）〉

米	2合（300g）
サフラン	0.1g
しらす干し	48g
干ししいたけ	6g
さやえんどう	36g
にんじん	60g
れんこん	60g
A　砂糖	大さじ2強（20g）
酢	大さじ2と2/3（40g）
塩	小さじ2/3（4g）
B　しょうゆ	小さじ1（6g）
砂糖	小さじ2（6g）
刻みのり	3g

〈作り方〉

❶ サフランはカップ1/2（100mL）のぬるま湯（分量外）に15分以上つけて戻す。

❷ 干ししいたけはぬるま湯で戻す。戻し汁はとっておく。

❸ ①をこして，②の戻し汁と洗った米をあわせ内釜の2合の目盛りまで水を足して炊く。

❹ A をひと煮立ちさせ，あわせ酢を作る。

❺ さやえんどうを熱湯で1分程度茹でる。

❻ しらす干し，にんじん，れんこんを飾り用に少し分ける。飾り用のにんじんは熱湯で2〜3分茹でて，花型に切る。れんこんは白くなるように酢（分量外）を入れた熱湯で茹でる。

❼ ⑥の飾り用以外のしらす干し，にんじん，れんこんを細かく切る。

❽ ⑦のにんじん，れんこんと②の戻し汁を鍋に入れ，ひたひたになるまで水を足し，B を加えて煮汁がなくなるまで煮る。

❾ 炊き上がった③に④のあわせ酢を回しかけ，冷ましながらしゃもじで切るように混ぜ，すし飯にする。

❿ ⑨に⑧と⑦のしらす干しを加え，混ぜる。

⓫ 皿に盛り，⑥をきれいに飾り，最後に刻みのりをのせる。

> **memo**
> ひし形や，ハート形の型で形を整えてもかわいいですね。
> はまぐりの吸い物，鶏肉と小松菜のみそ和えと組み合わせるのもおすすめです。
> ちらし寿司には，白身魚や油揚げを加えてもおいしいです。

大豆入りの炊き込みごはん (青木)

栄養価計算（1人分）　●エネルギー　486kcal　●たんぱく質　15.6g　●脂質　3.3g　●炭水化物　94.3g　●カルシウム　40mg　●鉄　1.9mg

〈材料（4人分）〉

米	3合（450g）
大豆（水煮）	100g
ツナ（水煮缶）	80g
にんじん	60g
エリンギ	60g
干ししいたけ	中葉2枚
しょうが	5g
A　しょうゆ	大さじ3（54g）
塩	小さじ1/2（3g）
酒	大さじ2（30g）

〈作り方〉

❶ 米は洗ってザルにあげる。

❷ ①を炊飯器の内釜に入れ，水は少し控えめにし，A を加えて全体を1〜2回混ぜる。

❸ にんじんはいちょう切りにする。エリンギは手でさき，食べやすい長さに切る。干ししいたけは，水で戻して細切りにする。しょうがは，せん切りにする。

❹ ②に大豆とツナ，③を加えて炊く。

> **memo**
> 大豆は缶詰を使ってもよいでしょう。大豆はまとめて煮て，冷凍しておくと便利。いろいろな料理に使えます。大豆が食べられない場合は，ガルバンゾ（ひよこ豆）を使用するとよいでしょう。

彩りチャーハン (近藤)

栄養価計算（1人分）　●エネルギー　304kcal　●たんぱく質　7.2g　●脂質　8.7g　●炭水化物　48.1g　●カルシウム　184mg　●鉄　1.7mg

〈材料（1人分）〉

ごはん	100g
桜えび	5g
干しぶどう	5g
小松菜	40g
たまねぎ	40g
ホールコーン	10g
ミニトマト	1個
ごま油	小さじ2（8g）
塩	少々
しょうゆ	少々

〈作り方〉

❶ 小松菜はさっと茹で，細かく刻む。

❷ たまねぎはみじん切りにする。

❸ ミニトマトは6〜8等分に切る。

❹ フライパンにごま油を入れ，②を炒める。桜えび，干しぶどう，ホールコーンと①，③も順に加え，最後にごはんを加えて炒める。

❺ 塩をふり，しょうゆは香りをつけるように鍋肌から入れ，全体を混ぜる。

> **memo**
> 小松菜のほかにも，大根葉や水菜などの青菜でも作れます。

乾物三兄弟の五目いなり （近藤）

栄養価計算 （4 個分）	●エネルギー　614kcal	●たんぱく質　19.5g	●脂質　15.8g
	●炭水化物　95.6g	●カルシウム　220mg	●鉄　3.9mg

〈材料（20 個分）〉

米 …………………………… 400g
油揚げ ……………………… 10 枚
芽ひじき …………………… 10g
干ししいたけ ……………… 10g
ごぼう ……………………… 100g
にんじん …………………… 50g
なたね油 ………… 小さじ 1 （4g）
干しえび …………………… 10g
ホールコーン ……………… 40g

A
┌ だし汁 ……… カップ 1 と 1/2
│ 　　　　　　　　（300mL）
│ しょうゆ ……… 大さじ 3 弱
│ 　　　　　　　　　（50g）
│ 砂糖 ……… 大さじ 3 と 1/3
│ 　　　　　　　　　（50g）
│ みりん ……… 大さじ 1 と 2/3
└ 　　　　　　　　　（30g）

B
┌ 砂糖 …… 大さじ 2 強 （20g）
└ しょうゆ … 大さじ 1 強 （20g）

C
┌ 酢 ……… カップ 2/5 （80g）
│ 砂糖 …… 大さじ 4 弱 （35g）
└ 塩 ……… 小さじ 2/3 （4g）

〈作り方〉

❶ 油揚げは半分に切り，袋状に開く。さっと湯通しをして，ザルにあげ，水気を軽くきる。

❷ 鍋に A を入れ，煮立ったら①の油揚げを入れて弱火で煮つめ，煮汁が少なくなったら火をとめて冷ます。

❸ 米は，少し固めに炊く。

❹ 芽ひじきは水に 10 分程度ひたし，水切り後，鍋に沸かした熱湯にザルのまま 30 秒程度つけ，水気をきる。

❺ 干ししいたけは水かぬるま湯で戻し，細切りにする。戻し汁はとっておく。

❻ ごぼうはささがきにして下茹でする。にんじんは細切りにする。

❼ テフロン加工のフライパンになたね油を入れ，④ ～ ⑥ を炒める。⑤の戻し汁を入れ，ひたひたになるよう水を加える。

❽ ⑦に干しえびと B を入れ，中火で煮汁がほとんどなくなるまで煮る。火を止めてホールコーンを加え，混ぜる。

❾ C をよく混ぜあわせてすし酢を作り，③に加えて手早く切るように混ぜ，うちわ等で粗熱をとり，⑧を混ぜ込む。

❿ ①が破れないように⑨を詰め，皿に並べる。

memo

市販のいなり寿司用油揚げを使うと手軽にできます。

天むす （高松）

栄養価計算 （1 人分）	●エネルギー　332kcal	●たんぱく質　10.4g	●脂質　4.9g
	●炭水化物　58.6g	●カルシウム　30mg	●鉄　0.4mg

〈材料（4 人分，小 12 個）〉

ごはん ……………………… 600g
えびの米粉天ぷら ………… 12 尾
めんつゆ（特定原材料不使用）
…………………………… 適宜
塩 …………………………… 適宜
のり ………………………… 適宜

〈作り方〉

❶ ごはんに塩をふり，めんつゆに軽くつけたえびの天ぷらを入れてにぎり，のりで包む。

memo

めんつゆが使えない場合は省略できます。

ケークサレ（塩ケーキ） （野間）

栄養価計算 （1 人分）	●エネルギー　230kcal	●たんぱく質　4.7g	●脂質　5.7g
	●炭水化物　39.1g	●カルシウム　73mg	●鉄　0.9mg

〈材料（3 人分：20cm 丸型 1 個）〉

A
┌ 米粉 …… カップ 3/4 （100g）
│ ベーキングパウダー
│ …… 小さじ 1 と 1/4 （5g）
│ 塩 ……… 小さじ 1/2 （3g）
│ きび砂糖 …… 大さじ 1 と 1/3
└ 　　　　　　　　　（12g）
豆乳（無調整）……… カップ 3/5
　　　　　　　　　　（126g）
マヨネーズ風調味料※
………………… カップ 1/4 （47.5g）
かぼちゃ …………………… 50g
わかめ（乾）………………… 4g
クリームコーン（缶）……… 30g

〈作り方〉

❶ かぼちゃは皮をむいて 5mm 角に切り，レンジにかけ，軟らかくする。わかめは戻し，一口大に切る。

❷ A をあわせ，よく混ぜる。

❸ ②に豆乳，マヨネーズ風調味料とクリームコーンを加え，混ぜる。

❹ ③に①を加える。

❺ フライパンにクッキングシートを敷き，④を流し入れ，ふたをしながら両面を焼く。

memo

甘くないフランスのパンケーキです。
米粉の生地にマヨネーズ風調味料を加えると，味にコクが出て，しっとりします。
具材は，アレルギー対応のハムやベーコン※を入れるとさらにおいしくなります。
野菜は，茹でたブロッコリーやピーマンなどでもよいでしょう。

ふわふわ米粉食パン (鉄穴森)

主食

〈材料（1斤型1本分）〉

A
- 米粉………カップ1と7/8（250g）
- ホワイトソルガム粉※…50g
- アーモンドパウダー…大さじ2と2/3（20g）
- てんさい糖……大さじ2強（20g）
- 塩………ふたつまみ
- ドライイースト…………5g

B
- ぬるま湯…カップ1と2/5（280mL）
- なたね油………大さじ2強（25g）

〈作り方〉

① ボウルにAを入れ，泡立て器でしっかり混ぜる。Bを加え，3分程度泡立て器でしっかりと混ぜる。ゴムベラに持ちかえて，全体をさらにしっかりと混ぜあわせる。

② なたね油（分量外）をうすく塗った型に①を入れ，ラップをかけて30分程度（1.5倍にふくらむまで），あたたかい所に置いて発酵させる。

③ 発酵が終わったら200℃のオーブンで25分焼く（残り10分程度になり，焼き色がしっかりとついていれば，ホイルを上にかぶせて焼く）（p.68写真）。

memo

ホワイトソルガム粉は，市販のミックス粉を使います。
米粉パンならではの豊かな甘みともっちりとした食感が楽しめるパンです。混ぜて放置して焼くだけなのでとても簡単です。
一度で食べきれない時には冷凍保存して，食べる量だけ切ってオーブントースターで焼くと，いつまでもおいしくいただけます。

米うどん (青木)

〈材料〉

- 七分がゆ………25g
- 米粉……大さじ3（30g）
- 塩………0.2g

〈作り方〉

① 七分がゆをミキサーにかける。

② ボウルに①と塩を入れて混ぜ，米粉を少しずつ加えながら練る。

③ ②の生地を丸めてラップとラップの間にはさむ。ラップの上から手の平でおさえて平らにし，麺棒で薄くのばす。

④ ③を5〜7mm幅に切り，細くのばす。

⑤ 沸騰した湯の中に④を入れて茹でる（火加減は中火よりやや弱く）。

⑥ ⑤が浮いてきたら，ザルにあげ，水にさらす。

米粉麺の焼きそば (鉄穴森)

〈材料（2人分）〉

- 米粉麺※………1袋（100g）
- 豚ばら肉………35g
- 余り野菜（レタス，にんじん，たまねぎなど）………約80g
- 油………大さじ1（12g）

A
- お好みソース※……大さじ1（18g）
- だしの素※………小さじ1/2（1.5g）

- 青のり………適宜

〈作り方〉

① 米粉麺を指定の時間茹でる。ザルにあげ，冷水の中で洗い，水気をきる。

② 豚ばら肉，野菜を食べやすい大きさに切る。

③ 熱したフライパンに油をひき，②の豚ばら肉を炒め，色が変わったら野菜を加えて，さらに炒める。

④ 野菜が少ししんなりしたら，①を入れる。Aをかけて，からめる。

⑤ 皿に盛り，お好みで青のりを散らす（p.68写真）。

※鶏卵，乳・乳製品，小麦不使用のもの。

瀬戸焼きそば風焼きビーフン （近藤）

栄養価計算 （1人分）	●エネルギー　185kcal	●たんぱく質　5.7g	●脂質　3.2g
	●炭水化物　33.2g	●カルシウム　42mg	●鉄　0.7mg

愛知県瀬戸市の小学校で出される給食レシピを参考に，かまぼこを抜いて作成したもの

〈材料〉

ビーフン……………………30g
キャベツ……………………70g
にんじん……………………10g
豚もも肉……………………10g
干ししいたけ………………1g
A　┌ しょうゆ…小さじ1/2（3g）
　　│ 三温糖………小さじ1/3弱
　　└ 　　　　　　　　　（1.2g）
塩……………………………0.3g
こしょう……………………少々
B　┌ ケチャップ………小さじ2/3
　　│ 　　　　　　　　　（3.3g）
　　└ ウスターソース※…小さじ1
　　　　　　　　　　　　　（6g）
サラダ油…………小さじ1/3強
　　　　　　　　　　　　（1.5g）

〈作り方〉

❶ 干ししいたけは水につけて戻し，食べやすい大きさに切る。戻し汁は200mL程度とっておく。
❷ ビーフンは茹でる。
❸ キャベツは1.5cm幅に切り，にんじんはせん切りにする。
❹ 豚もも肉，①のしいたけをAと戻し汁で煮る。
❺ フライパンに油を熱して，③を炒め，塩・こしょうする。
❻ ⑤に②と④を加えて，Bで味をととのえる。

> **memo**
> 瀬戸焼きそばの特徴は，豚肉とかまぼこ，しいたけをしょうゆと砂糖で煮るところです。
> ビーフンの代わりに，ライスパスタを使ってもおいしくできます。
> お好みで青のりをふってもOKです。

夏野菜ビーフン （近藤）

栄養価計算 （1人分）	●エネルギー　246kcal	●たんぱく質　7.6g	●脂質　5.3g
	●炭水化物　41.9g	●カルシウム　33mg	●鉄　1.0mg

〈材料（幼児5人分）〉

ビーフン……………………25g
鶏ひき肉……………………20g
たまねぎ……………………20g
なす…………………………30g
かぼちゃ……………………40g
オクラ………………………5g
パプリカ（赤・黄）………15g
なたね油（またはごま油）
　………………小さじ1/2（2g）
塩……………………………少々
こしょう……………………少々
A　┌ 甘みそ
　　│ 　……大さじ1/2弱（8g）
　　│ 砂糖………小さじ2（6g）
　　│ みりん………………少々
　　└ しょうがのしぼり汁……少々

〈作り方〉

❶ ビーフンは熱湯で4分程度茹でで，水洗いし，水気をきって少量の油（分量外）をまぶす。
❷ たまねぎを横半分の細切りにし，油をひかずに弱火で乾煎りする。鶏ひき肉を加え，さらに乾煎りした後，Aを加えて肉みそを作る。
❸ なす，かぼちゃ，パプリカと，塩少々をつけてこすり，うぶ毛をとったオクラを，それぞれ食べやすい大きさに切る。なすは水にさらしてアク抜きする。
❹ フライパンに油を熱し，かぼちゃ，水気をきったなす，パプリカ，オクラの順に炒め，塩・こしょうで味付けする。ふたをして弱火で3分程度蒸す。
❺ ④が軟らかくなったら①のビーフンを入れ，ざっと混ぜあわせ，皿に盛る。
❻ ⑤の上に，②の肉みそをかける。

> **memo**
> 肉みそは，豆腐の肉みそかけや，ジャージャー麺風などのアレンジに使えるので，作りおきしておくと便利です。
> 小麦粉のアレルギーがない場合は，ビーフンをそうめんに代えてもおいしいです。
> ビーフンはフライパンにくっつきやすいので，だし汁か，なければ水を少し入れて炒めましょう。

ミートソースパスタ （高松）

栄養価計算（1人分） ●エネルギー 411kcal ●たんぱく質 14.9g ●脂質 10.7g ●炭水化物 64.4g ●カルシウム 28mg ●鉄 1.6mg

〈材料（大人4人分）〉

あいびき肉……………………200g
たまねぎ………………………1個
しいたけ………………………2個
ホールトマト………1缶（400g）

A
┌ ケチャップ……大さじ3～4
│　　　　　　　（45～60g）
│ ウスターソース※……大さじ1
│　　　　　　　　　　（18g）
└ 砂糖……大さじ1/2（4.5g）

米粉のパスタ※……………250g
塩………………小さじ1（6g）

〈作り方〉

❶たまねぎ，しいたけは粗いみじん切りにする。あいびき肉と一緒にフライパンに入れ，炒める。

❷あいびき肉の色が変わったら，ホールトマトを加えて，つぶしながら水分をとばす。

❸とろみがついてきたらAで味付けをする。

❹鍋に，パスタがしっかりつかる程度の湯をわかす。

❺塩とパスタを入れ，さわらずに8分茹でる。

❻茹であがったら水で洗ってでんぷんをとり，くっつかないように油（分量外）をかける。

❼フライパンで炒め，③のミートソースをからめる。

memo
ホールトマトの酸味が強い場合は，煮込む時間をのばし，砂糖を追加します。
しいたけの代わりにマッシュルーム8個程度を使っても作れます。

麺から作るトマトがたっぷり冷製パスタ （鉄穴森）

栄養価計算（1人分） ●エネルギー 450kcal ●たんぱく質 11.1g ●脂質 22.2g ●炭水化物 51.0g ●カルシウム 24mg ●鉄 1.6mg

〈材料（4人分）〉

にんにく………………………1個
たまねぎ………………中1/8個
オリーブ油………大さじ4（48g）
カットトマト（水煮缶）……500g
粉末ブイヨン※………1/2～1本
　　　　　　　　　　（2～4g）
粗びきこしょう……………適宜

A
┌ コーンフラワー
│　………大さじ2強（20g）
│ 米粉（増粘多糖類入り）
│　………大さじ5（50g）
│ 白玉粉……カップ1/2（50g）
│ タピオカ粉………カップ2/3
└　　　　　　　　　　（80g）

水………カップ3/5（120mL）
ツナ（缶）………………大2缶
トマト…………………………大1個
バジルかイタリアンパセリ……適宜

〈作り方〉

❶にんにくはつぶす。たまねぎは適当な厚さの薄切りにする。

❷鍋にオリーブ油と①のにんにくを入れ，弱火でじっくり火を通す。にんにくが色づいてきたら，火を強め，たまねぎを加えて，揚げるようにキツネ色になるまで火を通す。焦がさないように注意する。鍋を火から外し，油は捨てる。

❸②の鍋に，カットトマトを入れて強火にかけ，味をみながら粉末ブイヨンを加える。お好みで粗びきこしょうを少々加える。

❹沸騰したら中火にし，途中何度かかき混ぜながら3～5分煮込む。アクが出てきたら，ていねいにとり除き，火を止める。

❺粗熱がとれたら，冷蔵庫に入れて冷やす。

❻Aを全て，ふるいにかけながらボウルに入れ，よく混ぜあわせる。

❼小鍋に水を入れて沸騰させ，大さじ4を⑥に入れる。

❽木べらで粉と湯をなじませたら，手でこねる。

❾⑦の沸騰した湯を1滴ずつ加えながら，ひび割れがなくなってなめらかになるまでこねる。

❿⑨をクッキングシートにはさんで麺棒で薄くのばし，パスタマシンで麺にする（マシンがない場合は3～5mm幅に切る）。

⓫大きめの鍋にたっぷりの湯を沸騰させ，塩を適量加えて（分量外），⑩の麺を1分程度茹でる。

⓬ザルにあげ，流水で締めてコシのある麺にする。

⓭⑤に，ツナと角切りにしたトマトを加え軽く和える。

⓮⑫を皿に盛り，⑬をトッピングする（パスタと和えてもよい）。お好みで，バジルかイタリアンパセリを散らす（p.68写真）。

memo
パスタの生地は，最初は粉っぽいですが，こねていくうちにまとまってきます。湯を加えすぎないようにしましょう。

きのこいっぱい・キッシュ風 (鉄穴森)

栄養価計算 (1人分)	●エネルギー 374kcal	●たんぱく質 10.6g	●脂質 21.9g
	●炭水化物 33.5g	●カルシウム 23mg	●鉄 1.2mg

〈材料(4人分:18cm タルト型1個)〉

●キッシュ台

A ┌ 米粉 ……… 大さじ4 (40g)
　├ コーンスターチ
　└ ……… 大さじ6弱 (35g)
アーモンドパウダー
………… カップ1/2弱 (35g)
さつまいもペースト* ……… 45g
豆乳 …… 大さじ1と2/3 (25g)
アレルギー対応マーガリン※
………………………… 30g

●具材

豚肉 ………………………… 80g
きのこ類(しめじ・マッシュルーム・えのきたけ・エリンギ)
………………… あわせて150g
たまねぎ ………………… 1/2個
にんじん ………………… 1/3本
ブロッコリー …………… 少々
オリーブ油 ……………… 少々
塩・こしょう …………… 少々

●ソース

じゃがいも ……………… 1個

B ┌ 豆乳 …… カップ3/4 (150g)
　├ 豆乳ホイップクリーム
　│ ……… カップ1/4 (50g)
　└ 粉末ブイヨン※… 小さじ1/2 (2g)
オリーブ油 ……… 小さじ1 (4g)
米粉 ……………… 小さじ1 (3g)

●トッピング

マヨネーズ風調味料 ……… 適宜
コーンフレーク …………… 適宜

*さつまいもペースト:皮をむいて茹で、つぶしたもの。

〈作り方〉

●キッシュ台

❶アーモンドパウダーは、弱火で黄色くなるまで乾煎りする。

❷Aをあわせてふるいにかける。

❸マーガリンを泡立て器でホイップし、①、②、さつまいもペーストを入れ、豆乳を少しずつ加えながらよく混ぜる。

❹③をこねて1つにまとめ、ラップで包んで冷凍庫に入れて10分休ませる。

❺④を麺棒でのばし、タルト型に敷きつめて形を整え、フォークで刺して穴をあける。

❻170℃のオーブンで15分焼く。

❼焼き上がったら、型に入れたままケーキクーラーなどにのせて冷ます。

●具材

❽フライパンにオリーブ油を入れ、1口大に切った豚肉を炒める。

❾⑧に薄切りにしたたまねぎ、にんじん、きのこ類(マッシュルームはスライス、エリンギは適当な長さに切ってさく、しめじ、えのきたけは石づきをとってほぐす)を入れ、塩・こしょうを加えながら、しんなりするまで炒める。

❿ブロッコリーは固めに茹でる。

●ソース

⓫じゃがいもは皮をむいて角切りにし、茹でる。

⓬ミキサーに⑪とB、オリーブ油を入れて撹拌する。

⓭⑫を鍋に入れて弱火にかけ、米粉を加えてとろみをつける。

＊

⓮キッシュ台に具材をのせ、ソースを流し込む。砕いたコーンフレークとマヨネーズ風調味料をトッピングして、180℃のオーブンで15～20分焼く。

⓯粗熱をとり、型を外す(p.68 写真)。

memo

ビタミンDが豊富なきのこ類は、特に魚アレルギーで不足しがちなビタミンDを補給できる食材です。他にほうれん草とアレルギー対応ベーコン※を入れたり、根菜類を入れたりと、いろいろな旬の野菜でビタミンをしっかりとれます。
キッシュ台は崩れやすいので、⑤では生地をラップにはさみ、ラップの上から麺棒でのばしてから、ラップの片面を外して型にかぶせるようにして成形するとうまくいきます。型に敷きつめたら、底面が上がらないようにフォークでしっかり穴をあけておきましょう。

ホタテのカレードリア (鉄穴森)

栄養価計算 (1人分)	●エネルギー 379kcal	●たんぱく質 10.0g	●脂質 10.0g
	●炭水化物 59.8g	●カルシウム 25mg	●鉄 1.9mg

〈材料(2人分)〉

ごはん ………………… 200g
カレーソース※… 大さじ3強 (50g)
マヨネーズ風調味料※… 大さじ1 (12g)
ベビーホタテ ………… 6～7個
オリーブ油 …… 大さじ1/2 (6g)

A ┌ 豆乳 … カップ9/10 (180g)
　├ コーンスターチ …… 大さじ2 (12g)
　└ 粉末ブイヨン※… 小さじ1 (4g)
B ┌ オリーブ油 … 小さじ1/2 (2g)
　└ 米酢 ……… 小さじ1/2 (2g)

塩・こしょう ……………… 適宜
カレーソース※… 大さじ1 (15g)
お茶用あられ ………… 大さじ1
パセリ …………………… 適宜

〈作り方〉

❶熱したフライパンにオリーブ油を入れ、ベビーホタテを軽く炒めてとり出す。

❷同じフライパンにマヨネーズ風調味料とごはんを入れて炒め、火を止める。カレーソース50gを加え、混ぜあわせる。

❸鍋にAを入れて混ぜあわせ、火にかける。かき混ぜながら加熱を続け、とろみがついてきたら、Bを入れて混ぜ、塩・こしょうで味をととのえ、豆乳クリームソースを作る。

❹グラタン皿に②、①を入れ、カレーソース大さじ1をかける。さらに③をかけて、粉々に砕いたあられをのせ、オーブントースターで10分程度焼く。焼き上がったら、パセリを飾る(p.68写真)。

グラタン (青木)

栄養価計算（1人分）
- エネルギー 182kcal
- たんぱく質 6.6g
- 脂質 10.8g
- 炭水化物 14.1g
- カルシウム 33mg
- 鉄 1.3mg

〈材料〉

- ほたて …………………… 10g
- 豚肉 ……………………… 7g
- じゃがいも ……………… 25g
- たまねぎ ………………… 20g
- にんじん ………………… 7g
- だし汁 …… カップ 1/4（50mL）
- アレルギー用ミルク ………… 4g
- なたね油 ………… 小さじ 1（4g）
- ホワイトソルガム粉
  ………… 大さじ 1/2 弱（4g）
- 豆乳 ………… カップ 1/4（50g）
- A ┌ 塩 …………………… 0.6g
-   └ しょうゆ ……………… 少々
- なたね油 ………… 小さじ 1（4g）

〈作り方〉

1. ほたては 4 等分に切る。
2. 豚肉は食べやすい大きさに切る。
3. じゃがいもは皮をむき，乱切りにする。水につけてアクをとった後，蒸す。
4. たまねぎは皮をむき，縦半分に切り，さらに横半分に切り，くし形に切る。
5. にんじんは皮をむいて乱切りにし，アレルギー用ミルクを溶いただし汁で煮る。
6. フライパンを熱して油小さじ 1 をひき，②，④を炒め，塩を少々（分量外）加え，さらに炒める。
7. ⑤に①，③，⑥，A を加え混ぜあわせる。
8. フライパンまたは鍋を熱し，油小さじ 1 を入れて熱し，ホワイトソルガム粉を少しずつ入れながらゆっくり炒める。なめらかになったところで，人肌に温めた豆乳を少しずつ加えてルウを作る。
9. ⑧を⑦に加え，混ぜあわせて耐熱皿に入れる。
10. 180℃のオーブンで 15 分程度，少し焦げめがつくように焼く。

memo

ほたて，豚肉があわない場合は，あうものを使いましょう。
豆乳があわない場合は，だし汁を使うとよいでしょう。

豆腐マヨソースのパンプキングラタン (鉄穴森)

栄養価計算（1個分）
- エネルギー 424kcal
- たんぱく質 14.8g
- 脂質 22.3g
- 炭水化物 40.7g
- カルシウム 161mg
- 鉄 2.6mg

〈材料（かぼちゃ小 2 個分）〉

- かぼちゃ ………………… 小 2 個
- 豚ひき肉 ………………… 50g
- たまねぎ ………………… 1/4 個
- しょうが ………………… 1 片
- A ┌ 塩 …………………… ひとつまみ
-   └ こしょう ……………… 少々
- 豆腐 ……………………… 1/2 丁
- たまねぎ ………………… 1/8 個
- B ┌ てんさい糖 … 大さじ 1/2（4.5g）
-   │ 塩 ………… 小さじ 1（6g）
-   │ 酢 ………… 大さじ 1（15g）
-   └ 油 ………… 大さじ 3（36g）
- お茶用あられ ……………… 適宜

〈作り方〉

1. かぼちゃの上の部分を切りとり，種を取り除いて，具を入れるスペースを作る。
2. みじん切りのしょうが，豚ひき肉，食べやすく切ったたまねぎ 1/4 個を炒め，A で調味する。
3. 豆腐は，キッチンペーパーにくるみ，軽く水気をきる。
4. たまねぎ 1/8 個は，みじん切りにし，600W の電子レンジで 1 分半程度加熱し，粗熱をとる。
5. ③，④と B をフードプロセッサーにかけ，なめらかになるまで混ぜて豆腐マヨソースにする。
6. ①の中に②を入れ，ラップで包み，電子レンジで 3 分程度加熱する。
7. ⑥の上に⑤をのせ，砕いたお茶用あられをトッピングして，オーブンでこんがり焦げめがつくまで，10 分程度焼く（p.68 写真）。

memo

具の豚ひき肉は，鶏ひき肉やベーコンでもおいしくできます。鶏ひき肉を使用する際は，オリーブ油を少しフライパンにひいてから炒めましょう。野菜は，たまねぎ以外にも，好みの材料を選んで入れてみてください。
オーブンで焼く際，豆腐マヨソースの上に，砕いたお茶用あられなどをパン粉や粉チーズの代わりにのせて焼くと，焦げめがきれいにつきます。トッピングはなくても，おいしくできます。

ライスバーガー (西田)

栄養価計算 (2個分)	●エネルギー 373kcal	●たんぱく質 11.7g	●脂質 15.9g
	●炭水化物 42.6g	●カルシウム 19mg	●鉄 1.1mg

大阪はびきの医療センターで行っている
アレルギー教室のレシピ

〈材料（2個分）〉

ごはん……………………………100g
なたね油…………小さじ1（4g）
たまねぎ…………………………25g
なたね油………小さじ1/2（2g）
あいびき肉………………………50g
塩…………………………………少々
A ┌ しょうゆ………小さじ1/4
　│　　　　　　　　　　（1.5g）
　└ 片栗粉………小さじ1（3g）
なたね油…………………………少々
レタス……………1枚（20g）

〈作り方〉

❶ごはんは，手を水でぬらしなが
ら粘りが出るまで押しつぶし，
4等分にして丸め，5mm厚さ
程度に平たく成形する。

❷フライパンになたね油小さじ1
を熱し，①を並べてフライ返し
で押しながら両面をこんがり焼
く。

❸たまねぎはみじん切りにし，な
たね油小さじ1/2でうす茶色
になるまで炒め，バットに移し
て冷ます。

❹ボウルにあいびき肉，塩を入れ
て粘りが出るまでよくこねる。

③，Aを加えてさらに混ぜ，2
等分にして丸めて平たく成形す
る。

❺なたね油を薄くひいたフライパ
ンで④の両面を焼き，中まで火
を通す。

❻②→レタス→⑤→レタス→②の
順に重ね，ラップで包む。

memo

カラフルなピックなどで刺して飾る
と，パーティーでも喜ばれます。
お好みの野菜をはさむのもよいで
しょう。大葉を使用すると和風に仕
上がります。

ライスピザ (丹羽)

栄養価計算 (1個分)	●エネルギー 346kcal	●たんぱく質 8.2g	●脂質 3.6g
	●炭水化物 77.2g	●カルシウム 36mg	●鉄 0.9mg

〈材料（2個分）〉

温かいごはん……………………200g
かぼちゃ（つぶしたもの）*…50g
塩…………………………………少々
トマト…………………………小1個
ピーマン……………………… 1/2個
たまねぎ…………………………30g
ツナ（缶）………………………30g
ケチャップ………小さじ2（10g）
A ┌ 米粉………大さじ2（20g）
　│ かぼちゃ（つぶしたもの）*
　│ ………………………………30g
　│ アレルギー用ミルク……6g
　│ 水……カップ1/2（100mL）
　└ 塩…………………………少々
オリーブ油………小さじ1（4g）
*かぼちゃ（つぶしたもの）：かぼちゃ
の皮，種をとって小さめに切る。皿に
入れ，少し水をかけて電子レンジで軟
らかくして，つぶす。

〈作り方〉

❶ごはんにかぼちゃ50gと塩
少々を入れ，つぶしながら混ぜ
る。ひとまとめにして2つに
分け、1cmの厚さにのばして
生地を2枚作る。

❷トマトは皮をむき，薄切りにす
る。

❸ピーマンは細切りに，たまねぎ
は薄切りにし，軽く茹でる。

❹Aを混ぜあわせ，ゆるめの生
地を作る。

❺フライパンにオリーブ油を入
れ，④を炒り卵のように焼く。

❻①の生地にケチャップをぬり，
②，③，ツナ，⑤をのせ，オー
ブントースターで焦げめがつく
まで，5分程度焼く。

memo

お好みの具材をトッピングして，オ
リジナルのピザを作りましょう。
チーズがとろけたような焼き上がり
になります。
野菜がたくさんとれる，お腹に満足
な一品です。

クリスピーピザ （西田）

栄養価計算（1枚分）
- エネルギー　534kcal
- たんぱく質　14.5g
- 脂質　14.6g
- 炭水化物　88.4g
- カルシウム　41mg
- 鉄　2.4mg

大阪はびきの医療センターで行っている
アレルギー教室のレシピ

〈材料（17cm1枚分）〉

A［ ホワイトソルガム粉
　　　　………… 大さじ5（50g）
　　 タピオカ粉
　　　…大さじ1と1/3弱（25g）
　　 塩………………………… 少々 ］
オリーブ油……… 小さじ2（8g）
水………… カップ1/4（50mL）
トマト…………… 1/2個（60g）
ピーマン………… 1/2個（12g）
コーン（缶）………………… 30g
たまねぎ…………………… 40g
しめじ……………………… 40g
オリーブ油……… 小さじ1（4g）
塩…………………………… 少々
ツナ（缶）……… 1/4缶（35g）
ケチャップ……… 大さじ2（30g）

〈作り方〉

❶ ボウルに A を入れてよく混ぜ，オリーブ油小さじ2，水の順に加えてよくこねる。まとまったら，ラップに包み，15〜20分休ませる。

❷ トマトはヘタをとり，輪切りにする。ピーマンはヘタと種をとり，輪切りにする。コーンは水気をきる。

❸ たまねぎは薄切りに，しめじは石づきをとってほぐす。フライパンにオリーブ油小さじ1を熱し，炒めて塩少々で味をつける。

❹ ①の生地を丸めなおし，ラップの上にのせる。上からもう一枚ラップをかけ，麺棒で5mm程度の厚さにのばす。

❺ ④をオーブンシートの上にのせてケチャップをぬり，③を全体に広げ，ツナ，②をのせる。210℃のオーブンで10〜15分加熱し，表面に焦げめがつくまで焼く。

memo

生地をフライパンで焼くときは，生地を2分程度中火で焼いてから具をのせ，ふたをして蒸し焼きにします。
具はお好きなものをどうぞ。子どもと一緒に具をのせると楽しいです。粉は市販のミックス粉でも簡単にできます。

タマコーンのオムライス （西田）

栄養価計算（1人分）
- エネルギー　436kcal
- たんぱく質　10.0g
- 脂質　8.9g
- 炭水化物　77.6g
- カルシウム　17mg
- 鉄　1.3mg

大阪はびきの医療センターで行っている
アレルギー教室のレシピ

〈材料〉

あいびき肉…………………… 20g
たまねぎ…………………… 15g
ピーマン………… 1/2個（10g）
にんじん…………………… 10g
なたね油…………………… 適宜
ごはん……………………… 100g
しょうゆ………… 小さじ1（6g）
塩…………………………… 少々
コーン（缶）………………… 140g
水…………………………… 適宜
片栗粉………… 小さじ5（15g）
なたね油………… 小さじ1（4g）
ケチャップ………………… 適宜

〈作り方〉

❶ たまねぎ，ピーマン，にんじんはみじん切りにする。

❷ フライパンになたね油を熱してあいびき肉を炒め，火が通ったら①を加えてさらに炒める。

❸ ボウルに②とごはん，しょうゆを加え，塩で味をととのえながら混ぜる。

❹ 鍋にコーン，浸るくらいの水を入れて5分程度加熱する。粗熱がとれたら，ミキサーに移し，片栗粉を加えて混ぜ，ザルでこしてよく混ぜる。

❺ フライパンになたね油を多めにひき（小さじ1），油をぬったクッキングシートをのせる。その上に④を薄く広げ，中火で4分程度焼く。クッキングシートごと裏返して，2分程度焼く。

❻ 皿に③を盛りつけて，⑤のタマコーンをのせ，オムライスの形にする。お好みでケチャップを添える。

memo

タマコーンは薄焼き卵の代わりにいろいろと活用できます。冷凍保存もできて便利です。

主 菜

夏野菜を使ったカレー (青木)

栄養価計算 (1人分)	●エネルギー　317kcal	●たんぱく質　8.2g	●脂質　17.1g
	●炭水化物　33.8g	●カルシウム　55mg	●鉄　1.6mg

〈材料（4人分）〉

豚肉…………………………100g
トマト………………………200g
なす…………………………200g
たまねぎ……………………200g
じゃがいも…………………200g
にんじん……………………100g
ピーマン……………………100g
油（オリーブ油，なたね油など）
………………大さじ2（24g）
塩……………………小さじ1/2（3g）
だし汁（かつお，煮干し）……適宜
トマトピューレ…………大さじ2
（30g）
砂糖…………………大さじ1（9g）
ソース※…………大さじ1（18g）
カレールウ※…………………適宜
ローリエ……………………1枚

〈作り方〉

❶豚肉は，食べやすい大きさに切る。
❷トマトは，種をとり，サイコロ型に切る。
❸なすは，半月切りにして水につけ，アクをとる。
❹たまねぎは，くし形に切る。
❺じゃがいもは皮をむき，半分は乱切りにして水につける。残りの半分はすりおろす。
❻にんじんは，皮をむき乱切りにする。
❼ピーマンは種をとって縦半分に切り，食べやすい大きさに切る。
❽熱したフライパンに油をひき，①を炒める。③〜⑦をたまねぎ，にんじん，じゃがいも，なす，ピーマンの順に入れて炒め，塩を加え，さらに炒める。
❾⑧を鍋に移し，その上からだし汁を具がひたる程度入れ，ローリエを加える。
❿中火程度で煮込み，途中で②，トマトピューレ，砂糖を加える。
⓫⑩が軟らかくなったところで，ソースとカレールウを加え，ゆっくり煮込む。

memo

カレールウは，アレルギー対応のものも市販されています。ご家庭であったものを使用してください。
だし汁は前もってとっておきましょう（p.109参照）。
分量は多めです。残れば，麺類にかけたり，トーストにのせたり，楽しんでお召し上がりください。時間をおいて食べたほうがおいしいものです。

ドライカレー (高松)

栄養価計算 (1人分)	●エネルギー　248kcal	●たんぱく質　9.2g	●脂質　17.7g
	●炭水化物　12.2g	●カルシウム　37mg	●鉄　2.1mg

〈材料（大人4人分）〉

なす……………………中1本
たまねぎ…………………1個
ピーマン…………………3個
油……大さじ2〜3（24〜36g）
あいびき肉………………200g
塩・こしょう……………少々
カレー粉※…………大さじ2〜

A｛
　にんにく（みじん切り）
　…………大さじ1/2〜
　しょうが（みじん切り）
　…………大さじ1/2〜

B｛
　顆粒コンソメ※…小さじ1弱
　（1本4g弱）
　ケチャップ………大さじ2/3
　（10g）
　中濃ソース※………大さじ2/3
　（12g）

〈作り方〉

❶なすはヘタを切り落とし，1〜2cm厚さの輪切りにする。水にさらして水気をきり，よく拭く。
❷たまねぎはみじん切りにする。ピーマンはヘタと種をとり，1〜2cm角に切る。
❸深めのフライパンに油大さじ1を熱し，弱火でAを炒める。香りが出たら①を加えて中火にし，残りの油大さじ1を足しながら軽く焼きつけ，塩・こしょうをふって取り出す。
❹同じフライパンにあいびき肉を入れ，中火で焼きつけるように炒め，②のたまねぎも加えて炒めあわせる。
❺④にカレー粉をふり入れてさらに炒め，Bで調味する。
❻⑤に③のなすを戻し入れて炒めあわせ，②のピーマンも加える。塩・こしょうで調味する。

ハッシュドビーフ (高松)

栄養価計算（1人分）
●エネルギー 186kcal ●たんぱく質 9.4g ●脂質 11.5g
●炭水化物 10.7g ●カルシウム 27mg ●鉄 2.2mg

〈材料（大人4人分）〉

牛肉薄切り ………………… 200g
たまねぎ ………… 1個（250g）
にんじん ………………… 小1本
A
　水 ………… カップ1と1/2（300mL）
　ケチャップ ……… カップ2/5（約90g）
　中濃ソース※ …… カップ3/5（約140g）
　顆粒コンソメ※ …… 小さじ1（0.6g）
　砂糖 ………… 大さじ1（9g）
B
　油 ……………………… 少々
　マーガリン※ …………… 20g
塩 ……………………………… 少々
黒こしょう ………………… 少々

〈作り方〉

❶牛肉に塩と黒こしょうを軽くふり，たまねぎは繊維にそって薄切りにする。
❷熱したフライパンにBを溶かし，たまねぎをやや強めの火加減で5分炒める。
❸①の牛肉を加え，火が通ってきたらAと細切りにしたにんじんを加え，よく混ぜあわせる。
❹全体にソースが色よくからんだら，黒こしょうで味をととのえる。

> **memo**
> マッシュルームがあれば8個程度加えてもよいでしょう。
> ケチャップと中濃ソースの量は，煮詰まり具合によって加減してください。
> 味が濃い場合はケチャップを減らし，トマト缶を加えてもよいでしょう。

主菜

さんまの甘辛煮 (青木)

栄養価計算（1人分）
●エネルギー 399kcal ●たんぱく質 19.6g ●脂質 25.6g
●炭水化物 14.1g ●カルシウム 40mg ●鉄 1.8mg

〈材料（大人4人分）〉

さんま ……………………… 4尾
しょうが …………………… 1かけ
梅干し ……………………… 3個
A
　水 …………… カップ5（1L）
　酒 ……… カップ1/2（100g）
B
　砂糖 …… 大さじ4強（40g）
　しょうゆ … 大さじ4（72g）

〈作り方〉

❶さんまは頭と尾を落とし，はらわたを取り除いて水洗いし，キッチンペーパーで水気を拭きとり，3つに切る。
❷鍋に①を並べ，薄切りにしたしょうがと梅干し，Aを加え，落としぶたをして弱火で40分程度煮る。
❸②にBを加え，煮汁がひたひたになるまで煮る。

> **memo**
> 時間をかけてゆっくり煮ましょう。
> 日持ちのするおかずです。
> 紅白なますを添えると，よくあいます。

アクアパッツア (高松)

栄養価計算（1人分）
●エネルギー 204kcal ●たんぱく質 17.0g ●脂質 10.3g
●炭水化物 6.0g ●カルシウム 63mg ●鉄 3.0mg

〈材料（大人4人分）〉

鯛 …………………………… 4切れ
あさり（砂出し・殻つき） ……………… 20個（250g）
ミニトマト ………………… 12個
にんにく …………………… 1かけ
白ワイン …… カップ1/2（100g）
水 ……… 1カップ（200mL）程度
オリーブ油 …… 大さじ2（24g）
A
　塩 ……………………… 0.2g
　こしょう ……………… 0.2g
　しょうゆ …… 小さじ1（6g）
パセリ ……………………… 1枝
オリーブ油 ………………… 適宜

〈作り方〉

❶ミニトマトはヘタをとって半分に切る。
❷フライパンにオリーブ油をひいて弱火にかけ，つぶしたにんにくを炒める。
❸香りが立ってきたら，鯛を入れ，皮に焼きめがつくまで焼く。
❹白ワインを加えて強火にし，アルコールをとばす。
❺あさり，①を加えて水をひたひたに注ぎ，あさりの口が開いたら味をみてAで味をととのえる。
❻仕上げに粗みじん切りにしたパセリ，好みでオリーブ油をかける。

> **memo**
> 鯛以外の白身魚でも同様に作れます。ミニトマトの代わりに，ドライトマトを使ってもできます。
> Aにアンチョビやナンプラーを加えても違った味が楽しめます。

さんまの香り焼き （近藤）

栄養価計算 （1人分）	●エネルギー　178kcal	●たんぱく質　7.7g	●脂質　14.3g
	●炭水化物　2.8g	●カルシウム　13mg	●鉄　0.6mg

〈材料（幼児1人分）〉
さんま………………………40g
ねぎ…………………………3g
A ┌ しょうゆ…小さじ1/3（2g）
　└ 酒……………………0.5g
小麦粉…………………小さじ1（3g）
油………………………小さじ1（4g）

〈作り方〉
❶ 3枚におろしたさんまの切り身を，半分の長さに切る。
❷ ねぎは小口切りにし，Aをあわせる。
❸ ②に①をつけ，20分程度おく。
❹ ③のさんまに小麦粉をまぶし，フライパンに油をひいて両面を焼く。

memo
小麦アレルギーの場合は，かたくり粉やホワイトソルガム粉等で代用しましょう。

鮭のつけ焼き （近藤）

栄養価計算 （1人分）	●エネルギー　59kcal	●たんぱく質　9.2g	●脂質　1.6g
	●炭水化物　0.9g	●カルシウム　7mg	●鉄　0.3mg

〈材料（幼児1人分）〉
生鮭………………1切れ（40g）
A ┌ しょうゆ………小さじ3/5（3.6g）
　│ 酒…………小さじ1/5（1g）
　│ みりん……小さじ1/5（1g）
　└ しょうが………………少々

〈作り方〉
❶ Aをあわせて生鮭を20～30分程度つける。
❷ フッ素樹脂加工のフライパンか，ホットプレートで油をひかず両面を焼く（魚焼きグリルで焼いてもよい）。

memo
冷めてもおいしいので，お弁当のおかずにも適しています。
タレにみりんが入っていて焦げやすいので，中火～弱火にしてふたをして焼くと，きれいな仕上がりで火が通ります。

ぶりのオセロ揚げ （四竈）

栄養価計算 （1人分）	●エネルギー　303kcal	●たんぱく質　14.8g	●脂質　18.3g
	●炭水化物　16.8g	●カルシウム　80mg	●鉄　1.5g

〈材料〉
ぶり………………………1切れ
A ┌ しょうゆ……小さじ1（6g）
　│ 料理酒………小さじ1（5g）
　└ みりん………小さじ1（6g）
米粉……大さじ1と1/2（15g）
水…………カップ1/8（25mL）
白炒りごま………小さじ1（3g）
黒炒りごま………小さじ1（3g）
揚げ油…………………………適宜

〈作り方〉
❶ ぶりは，1切れを半分に切ってキッチンペーパーで汁気をおさえる。
❷ Aを混ぜ，①を浸して下味をつける。
❸ 米粉に水を加えてドロッとした衣を作る。
❹ ①に③の衣をつける。
❺ 1切れに白ごま，もう1切れに黒ごまをまぶし，180℃の油で5分程度揚げる。

memo
変わり衣で揚げ物を楽しみましょう。
2色の衣で「オセロ」風に仕上げました。

あじフライ （高松）

栄養価計算 （1人分）	●エネルギー　264kcal	●たんぱく質　7.9g	●脂質　22.2g
	●炭水化物　6.8g	●カルシウム　25mg	●鉄　0.2mg

〈材料（大人4人分）〉
あじ…………………………4匹
米パン粉※……………40～50g
塩………………………………少々
黒こしょう…………………少々
マヨネーズ風調味料※
　………大さじ2と1/2（30g）
揚げ油…………………………適宜

〈作り方〉
❶ あじをおろし，軽く塩をふる。水分が出てきたらキッチンペーパーで拭きとる。
❷ マヨネーズ風調味料を①の両面に薄く塗り，塩と黒こしょうをふって，パン粉をつける。パン粉をつけた後，再度しっかり押しつけてはがれないようにする。
❸ 油は170℃程度に熱し，きつね色になるまで揚げる。

memo
米パン粉は，米パンをフードプロセッサーで細かくしたものを使ってもよいでしょう。
レモンがあれば，8つに切って添えましょう。

どきどきエビフライ (鉄穴森)

栄養成分表 （1本分）	●エネルギー 41kcal	●たんぱく質 1.3g	●脂質 2.0g
	●炭水化物 4.1g	●カルシウム 1mg	●鉄 0.0mg

〈材料（8本分）〉

にんじん ……………………… 8cm
白身魚すり身* ……………… 50g
A ┌ 片栗粉 ……… 小さじ1（3g）
　├ 昆布（粉末）………… 少々
　└ 塩・こしょう ………… 少々
B ┌ 米粉 ……… 大さじ2（20g）
　├ 水 ………… カップ1/4程度
　└ 　　　　　（40〜50mL）
米粉 …………… 大さじ1（10g）
お茶用あられ ……………… 適宜
油 ………………………… 適宜

*白身魚すり身：切り身の皮や血合い，
　骨をとり除き，包丁で細かく切った後
　たたいたもの。

〈作り方〉

❶ にんじんはスライサーで薄切りを8枚作り，残りでエビの尻尾の形（V字型）を切る（長さ2cm程度）。
❷ 白身魚すり身にAを加えて粘りが出るまでよく混ぜる。エビの形に丸める。
❸ にんじんに片栗粉（分量外）をつけ，②とあわせ，エビの形になるように成形する（p.68写真）。
❹ Bをよく混ぜあわせる。
❺ ③に米粉大さじ1，④，細かく砕いたあられの順番につけ，180℃の油に入れ，浮き上がってから1分程度揚げる。

memo

エビを除去している場合でも食べられる，エビフライ風の揚げ物です。昆布（粉末）は昆布茶で代用できます。その場合はAの塩を除いてください。
お茶用あられは，塩，砂糖が入っていないため使いやすいですが，なければ材料に注意して食べられるせんべい等で代用しましょう。コーンフレーク，玄米フレーク等も使えます。

主菜

鮭とかぶのシチュー (近藤)

栄養価計算 （1人分）	●エネルギー 107kcal	●たんぱく質 9.0g	●脂質 2.9g
	●炭水化物 11.0g	●カルシウム 28mg	●鉄 1.1mg

〈材料（幼児7〜8人分）〉

鮭 ……………………………… 200g
かぶ …………………………… 200g
さといも ……………………… 150g
白菜 …………………………… 100g
にんじん ……………………… 50g
しめじ ……………… 1/4パック
コーン（缶）………………… 50g
水 …… カップ1と1/2（300mL）
顆粒コンソメ※ ………………… 9g
A ┌ 豆乳 ……… 2カップ（400g）
　├ 米粉（上新粉）
　│ ……… 大さじ2と1/2弱
　│ 　　　　　　　　（24g）
　└
油 ……………… 小さじ1（4g）
塩・こしょう ……………… 少々

〈作り方〉

❶ さといもは皮をむいて一口大に切る。流水で洗ってラップをかけ，電子レンジで3分加熱する。
❷ かぶ，白菜，にんじん，しめじを食べやすい大きさに切る。
❸ 鮭は一口大に切り，米粉（分量外）を薄くまぶす。油をひいたフライパンでカリッとするまでよく焼き，皿にとる。
❹ 同じフライパンに，水とコンソメ，①，②のかぶ，にんじん，白菜の芯の部分を入れ，中火の弱火で煮る。
❺ だいたい軟らかくなったら③，白菜の葉の部分，しめじ，コーンを加える。
❻ すべての材料に火が通ったら弱火にし，混ぜあわせたAを流し入れ，そっと混ぜる。
❼ 粉っぽさがなくなり，なめらかなとろみがついたら，最後に塩・こしょうで味をととのえる。

memo

フライパンは深めのものを用意してください。テフロン加工のものが使いやすいです。
鮭に米粉をまぶすときは，ビニール袋に少量の米粉と鮭を入れ，袋をふくらませて上下・左右に振ると均一につきます。
材料が軟らかくなる前に水がなくなりそうになったら，水を足してください。また，とろみがつきすぎたら水を少しずつ足し，好みの加減にしてください。

おでん （高松）

栄養価計算 （1人分）	●エネルギー　256kcal	●たんぱく質　21.7g	●脂質　7.0g
	●炭水化物　25.0g	●カルシウム　16mg	●鉄　2.9mg

〈材料（大人4人分）〉

鶏肉‥‥‥‥‥‥‥‥‥‥120g
たこ‥‥‥‥‥‥‥‥‥‥‥80g
大根‥‥‥‥‥‥‥‥‥‥‥40g
こんにゃく‥‥‥‥‥‥‥200g
厚揚げ‥‥‥‥‥‥‥‥‥160g
ちくわ※‥‥‥‥‥‥‥‥160g
じゃがいも‥‥‥‥‥‥‥160g
だし汁‥‥‥‥‥カップ10（2L）
A
　みりん‥‥‥‥大さじ4（72g）
　酒‥‥‥‥‥‥大さじ4（60g）
　しょうゆ‥‥大さじ4（72g）
　塩‥‥‥‥‥小さじ1/2（3g）

〈作り方〉

❶すべての具材を食べやすい大きさに切る。

❷大根は面取り*をして凍らせる。

❸だし汁（p.109参照）に，切り目を入れたこんにゃくを入れ，1日おく。

❹③にAを入れて②，鶏肉，たこを入れて煮る。

❺④の具材が煮えたら厚揚げ，ちくわ，じゃがいもを加えて，味がしみるまで煮る。

*面取り：切り口の角を包丁で削るようにそぎ落とすこと。

memo

だしをとったこんぶとかつおぶしは，砂糖としょうゆで佃煮を作ることができます。

キャベツと手羽先のポトフ （高松）

栄養価計算 （1人分）	●エネルギー　326kcal	●たんぱく質　17.4g	●脂質　16.6g
	●炭水化物　26.2g	●カルシウム　82mg	●鉄　1.4mg

〈材料（大人4人分）〉

鶏手羽先‥‥‥8〜12本（320g）
キャベツ‥‥‥‥1/4個（400g）
大根‥‥‥‥‥‥1/4本（200g）
じゃがいも‥‥‥‥4個（400g）
しょうが（薄切り）‥‥3枚（2g）
顆粒コンソメ※‥‥‥‥2袋（8g）
水‥‥‥‥‥‥‥‥カップ5（1L）
塩‥‥‥‥‥‥‥‥‥‥‥適宜
こしょう‥‥‥‥‥‥‥‥少々
サラダ油‥‥‥‥大さじ1（12g）
パセリ（みじん切り）‥‥‥適宜
粒マスタード‥‥‥‥‥‥適宜
粗びき黒こしょう‥‥‥‥適宜

〈作り方〉

❶キャベツはくし形に4等分に切ってさっと水洗いする。大根は皮をむいて5cm長さに切り，さらに縦6等分に切り，面取りをする。じゃがいもは皮をむき，食べやすく切る。鶏手羽先は裏側の骨と骨の間に縦に切りめを入れ，両面に塩・こしょう各少々をふる。

❷鍋に湯（分量外）を沸かして塩少々を加え，大根とじゃがいもを20分程度茹でる。キャベツを加え，2〜3分したら具材を冷水にとり，ザルにあげて水気をきる。

❸フライパンにサラダ油を薄くひいて中火で熱し，鶏手羽先を皮を下にして並べ入れる。両面にこんがりと焼き色がついたらとり出し，ペーパータオルなどで余分な油を拭きとる。

❹大きめの鍋に②，③，しょうがの薄切りを入れて水カップ5を注ぎ，強火にかける。煮立ったら顆粒コンソメをくずしながら加えて煮溶かし，塩小さじ1を加える。火を弱め，ふたをして30分程度煮込む。

❺器に盛り，パセリのみじん切りを散らす。お好みで粒マスタードや粗びき黒こしょうを加える。

チキンナゲット （西田）

栄養価計算 （2個分）	●エネルギー　99kcal	●たんぱく質　9.5g	●脂質　3.3g
	●炭水化物　7.3g	●カルシウム　4mg	●鉄　0.2mg

大坂はびきの医療センターで行っているアレルギー教室のレシピ

〈材料（2個分）〉

鶏むねひき肉‥‥‥‥‥‥‥40g
塩‥‥‥‥‥‥‥‥‥‥‥‥少々
長いも‥‥‥‥‥‥‥‥‥‥‥8g
A
　しょうゆ‥‥‥‥‥‥‥‥少々
　片栗粉
　　‥‥小さじ1と1/2（4.5g）
片栗粉‥‥‥‥‥小さじ1（3g）
なたね油（揚げ油）‥‥‥‥適宜

〈作り方〉

❶ボウルに鶏むねひき肉と塩を入れ，よくこねる。

❷長いもは皮をむいてすりおろし，①に加えてよく混ぜあわせる。

❸②にAを加えてさらによく混ぜ，一口大に成形し，表面に片栗粉小さじ1をまぶす。

❹170℃に熱した油で③を揚げる。

memo

丸型やハート型など，好きな形に成形してもよいでしょう。揚げる前の成形で手につきやすい時は，手に片栗粉をつけましょう。
冷凍保存できます。
塩・こしょう味にしたり，しょうがやパセリを生地に混ぜたりしても違った味が楽しめます。

グリンピースのコロッケ (鉄穴森)

| 栄養価計算 (2個分) | ●エネルギー 171kcal | ●たんぱく質 5.3g | ●脂質 4.9g |
| | ●炭水化物 25.4g | ●カルシウム 7mg | ●鉄 0.6mg |

〈材料（6個分）〉

じゃがいも	150g
グリンピース	50g
ツナ（缶）	1/2缶
A マヨネーズ風調味料※	大さじ1（12g）
粉末ブイヨン※	2/3袋（3g）
米粉	大さじ2（20g）
水（水溶き用）	大さじ3（45g）
米粉	大さじ1（10g）
お茶用あられ	適宜
揚げ油	適宜

〈作り方〉

❶じゃがいもとグリンピースを軟らかくなるまで茹でる。

❷①をつぶし，ツナを加えて混ぜる。**A**で味をつけて6つに分け，丸く成形する。

❸米粉大さじ2は水で溶き，あられは砕いておく。

❹②に米粉（大さじ1），③の水で溶いた米粉，あられの順に衣をつけ，冷蔵庫で30分程度休ませる。

❺170℃の油で揚げる（p.68写真）。

memo
コロッケは，衣をつけたら冷蔵庫で休ませることが大切です。休ませることで，揚げる時に崩れにくくなります。

スパニッシュオムレツ風 (鉄穴森)

| 栄養成分表 (1人分) | ●エネルギー 184kcal | ●たんぱく質 5.7g | ●脂質 6.2g |
| | ●炭水化物 27.8g | ●カルシウム 15mg | ●鉄 0.9mg |

〈材料（1人分）〉

コーンクリーム（粒なし）	30g
かぼちゃ（マッシュ）	15g
長いも	20g
ブロッコリー	2房
ミニトマト	2個
アレルギー対応ベーコン※	15g
なたね油	小さじ1（4g）
塩・こしょう	適宜

〈作り方〉

❶ブロッコリーを塩茹でする。ブロッコリー，ミニトマト，ベーコンをそれぞれ食べやすい大きさに切る。

❷ボウルにかぼちゃとコーンクリームを入れて混ぜ，ほどよく混ざったら，すりおろした長いもを加えて混ぜる。

❸フライパンに油をひき，①のベーコンを炒める。色が変わったら，ミニトマトとブロッコリーを加えて，塩・こしょうで味をととのえる。

❹③に②を流し入れ，固まってくるまで焼く（p.69写真）。

memo
粒入りのコーンクリームの場合は，40g程度使います。

煮込みハンバーグ (近藤)

| 栄養価計算 (1人分) | ●エネルギー 179kcal | ●たんぱく質 11.0g | ●脂質 10.5g |
| | ●炭水化物 8.8g | ●カルシウム 34mg | ●鉄 1.0mg |

〈材料（幼児5人分）〉

高野豆腐	15g
豚ひき肉	250g
たまねぎ	100g
にんじん	30g
長いも	30g
塩・こしょう	少々
油	適宜
A ケチャップ	大さじ5（75g）
ウスターソース※	大さじ1と1/2弱（25g）
水	カップ1/2（100mL）

〈作り方〉

❶高野豆腐はぬるま湯で戻す。しばらくして水気をしぼり，すりおろすか，みじん切りにする。

❷たまねぎ，にんじんはみじん切りにする。

❸長いもはすりおろす。

❹豚ひき肉と①～③を混ぜ，塩・こしょうで調味してよく練り，5つに分けて成形する。

❺フライパンに油をひき，④のハンバーグを並べ，両面に焼き色をつける。

❻余分な油を捨て（キッチンペーパーで拭きとってもよい），**A**を加え，とろみがつくまで煮込む。

memo
卵や牛乳，パン粉がなくてもおいしい煮込みハンバーグができます。豚ひき肉の代わりに，あいびき肉でも作れます。

ツナバーグ （上野）

栄養価計算 （1個分）	●エネルギー　53kcal	●たんぱく質　3.8g	●脂質　0.7g
	●炭水化物　8.3g	●カルシウム　5mg	●鉄　0.3mg

〈材料（4個分）〉
ツナ（スープ煮缶）…1缶（70g）
じゃがいも………大1個（150g）
ひじき（乾）………………………1g
コーン…………………………10g
片栗粉………小さじ2弱（5g）
サラダ油………………………少々
ケチャップ…………………適宜

〈作り方〉
❶じゃがいもは皮をむき，すりおろして軽く水気をしぼる。
❷ひじきは水で戻しておく。
❸①に水気をきったツナとコーン，②，片栗粉を加えて混ぜあわせ，4等分にして丸める。
❹フライパンにサラダ油をひいて両面を焼く。
❺皿に盛り，お好みでケチャップをかける。

豚ひれのマヨソース焼き（野菜ソースかけ）（高松）

栄養価計算 （1人分）	●エネルギー　198kcal	●たんぱく質　10.3g	●脂質　15.3g
	●炭水化物　4.5g	●カルシウム　6mg	●鉄　0.5mg

〈材料〉
栄養士食物アレルギー研究会（大分）会員による学校給食レシピ

豚ひれ肉……………………………40g
A ┌ マヨネーズ風調味料※
　 │ 　………大さじ1弱（10g）
　 │ しょうゆ…………………1g
　 └ 三温糖………………………0.3g
B ┌ ベーコン※………………7g
　 │ じゃがいも………………10g
　 │ たまねぎ………………10g
　 └ にんじん…………………5g
C ┌ 粗塩……………………0.1g
　 │ こしょう…………………少々
　 └ 顆粒コンソメ※…………0.2g
サラダ油………小さじ1/4（1g）

〈作り方〉
❶豚ひれ肉は斜め切りし，肉たたきで薄めにたたく。
❷Aを混ぜあわせてマヨネーズソースを作る。
❸①の片面に②を広げ，オーブンで軽く焦げめがつくまで焼く。
❹Bはそれぞれせん切りにする。
❺フライパンに油をひいて④を炒め，Cで味をととのえて野菜ソースを作る。
❻③を皿にのせ，⑤をかける。

memo
マヨネーズソースに少量の白みそを加えると，ごはんによく合います。豚ひれ肉のほか，鶏ささみ肉や鮭の切り身などでも作れます。材料の大きさや鮭の塩分によって，塩味を調整してください。
三温糖により，マヨネーズ風調味料の酸味がまろやかになります。
オーブンで焼く時に，下にアルミホイルを敷いておくと扱いやすくなります。
野菜ソースは，きのこやせん切りキャベツなど，ほかの材料でも作れます。

炊飯器で作る豚肉のトマトソース煮込み （畑野）

栄養価計算 （1人分）	●エネルギー　459kcal	●たんぱく質　15.2g	●脂質　39.6g
	●炭水化物　6.5g	●カルシウム　12mg	●鉄　0.9mg

〈材料（3～4人分）〉
豚ばら塊肉…………300～400g
ねぎ………………1/3本（40g）
しょうが………………1かけ
　　　　（チューブの場合は5g）
なす………………1本（80g）
ピーマン………1個（30g）
油………………………適宜
A ┌ トマト（パックまたは缶詰）
　 │ 　………150～200g
　 │ 粉末ブイヨン※…小さじ1/2
　 │ 　　　　　　　　　（2g）
　 └ 砂糖…………大さじ1（9g）

〈作り方〉
❶豚ばら肉とねぎを一口大に切る。しょうがはみじん切りにする。
❷フライパンに油をひき，中火で①の豚ばら肉の表面に色がつくまで四方をまんべんなく焼いてとり出す。
❸炊飯器に②と①の長ねぎ，しょうがを入れ，具がかぶる程度に水を入れて通常どおりに炊く。
❹なす，ピーマンを粗いみじん切りにする。
❺③が炊けたらそのままフライパンに入れ，中火で，④とAをあわせたトマトソースとともに数分煮込む。

memo
トマトソースは作りやすい分量なので，多めに仕上がります。冷凍もできるので，作りおきをしておくと便利です。パスタや肉料理のソースにも使えます。
茹でたにんじんを添えたり，かいわれ大根をトッピングするとよく合います。

八宝菜 (青木)

栄養価計算（1人分）　●エネルギー　166kcal　●たんぱく質　5.5g　●脂質　9.1g　●炭水化物　16.0g　●カルシウム　36mg　●鉄　0.6mg

〈材料（4人分）〉

豚肉	100g
キャベツ	180g
たまねぎ	100g
にんじん	50g
干ししいたけ	6個
ねぎ	50g
だし汁（かつお節，煮干）	適宜

A ┌ しょうゆ……大さじ1と小さじ1強（25g）
　├ 塩……少々
　└ みりん……小さじ1弱（5g）

しょうが汁	小さじ1/2
片栗粉	大さじ3〜4強（30〜40g）
水（水溶き用）	大さじ3〜4（45〜60mL）

〈作り方〉

❶豚肉は食べやすい大きさに切り，フライパンで乾煎りする。

❷キャベツとたまねぎは色紙切り，にんじんはいちょう切りにする。

❸干ししいたけは，水またはぬるま湯で戻し，細く切る。戻し汁はとっておく。

❹ねぎは，斜め切り，または小口切りにする。

❺①〜③を鍋に入れ，だし汁と③の戻し汁をひたひたになるくらい加え，煮る。軟らかくなったらAを加え，最後に④としょうが汁を加えて煮る。

❻水溶き片栗粉を⑤にまわし入れ，混ぜながらとろみをつける。

> **memo**
>
> 豚肉を食べられない場合は，白身魚やほたてを使います。やさしい味に仕上がります。
> 冷蔵庫に残っている野菜をいろいろ使うのもよいです。
> 白菜，チンゲン菜，ピーマンなど，また，きのこ類を使うと，いろいろな味が楽しめます。

主菜

副 菜

しゅうまい (青木)

栄養価計算（1人分）　●エネルギー　112kcal　●たんぱく質　7.2g　●脂質　7.4g　●炭水化物　3.3g　●カルシウム　4mg　●鉄　0.5mg

〈材料（幼児1人前）〉

豚ひき肉	40g
たまねぎ	7g
グリンピース（冷凍）	2粒

A ┌ 塩……少々
　└ しょうゆ……少々

片栗粉	小さじ1（3g）
サラダ油	0.5g

〈作り方〉

❶たまねぎはみじん切りにし，油をひいたフライパンで炒める。

❷ボウルに豚ひき肉，①，Aと，片栗粉の1/3程度を入れ，手でしっかりと練りあわせる。

❸2つに分けて成形し，残りの片栗粉をまぶし，上にグリンピースをのせる。

❹蒸し器でしっかりと蒸す。

大根しゅうまい (西田)

栄養価計算（3個分）　●エネルギー　90kcal　●たんぱく質　4.7g　●脂質　4.4g　●炭水化物　7.8g　●カルシウム　7mg　●鉄　0.4mg

大阪はびきの医療センターで行っているアレルギー教室のレシピ

〈材料（3個分）〉

大根	10g
豚ひき肉	25g
干ししいたけ	0.8g
たまねぎ	8g
青ねぎ	1g
なたね油	適宜
片栗粉	小さじ1（3g）
片栗粉	小さじ1と1/2（4.5g）

〈作り方〉

❶大根は皮をむき，3枚の薄い輪切りにする。濃いめの塩水（分量外）につける。

❷たまねぎ，水で戻した干ししいたけは，みじん切りにする。青ねぎは小口切りにする。

❸フライパンになたね油を熱し，豚ひき肉を炒め，火が通ったら②のたまねぎと干ししいたけを加え，さらに炒める。ボウルに移し，②の青ねぎ，片栗粉小さじ1を加えて混ぜる。

❹①を水で洗い，キッチンペーパーなどで水気を拭く。片面に片栗粉（小さじ1と1/2）をしっかりとまぶし，③をのせてしゅうまいのように成形し，ラップで包む。

❺④を600Wの電子レンジで1分加熱する。

> **memo**
>
> 冷凍保存もできます。解凍後は焼いたり揚げたりして食べましょう。

稲荷ギョウザ (近藤)

栄養価計算 (4個分)	●エネルギー 288kcal	●たんぱく質 18.6g	●脂質 21.0g
	●炭水化物 4.3g	●カルシウム 158mg	●鉄 2.0mg

〈材料（20個分）〉

油揚げ……………………小10枚
豚ひき肉…………………200g
キャベツ…………………160g
ねぎ…………………………40g
しょうが（みじん切り）
　　　　　　　　　　……小さじ1
にんにく（みじん切り）……少々
A
　片栗粉………大さじ1（9g）
　塩・こしょう……………少々
　酒…………大さじ1（15g）
　水………大さじ1（15mL）
　オイスターソース
　　　　　………小さじ1（6g）

〈作り方〉

❶油揚げは湯通しし，対角線で切って2等分にする。

❷キャベツとねぎはみじん切りにして塩少々（分量外）をふり，しんなりしたら固くしぼる。

❸ボウルに豚ひき肉，しょうが，にんにくを入れ，粘りが出るまで混ぜ，Aを順に加えてよく混ぜる。冷蔵庫で30〜40分寝かせる。

❹①の油揚げの切り口を手で広げ，20等分した③を入れ，均一の厚みにする。

❺フッ素樹脂加工のフライパンに油をひかずに並べ，ふたをして中火〜強火で3〜4分焼く。焼き色がついたら裏返し，水を1/3カップ程度（分量外）回し入れ，再度ふたをしてやや強火で3〜4分焼く。ふたをとり，水分が残っていたら，カリッとするまで焼く。

memo

酢，しょうゆ，ラー油をあわせたタレや，和風にポン酢など，お好みのタレを使ってください。
何もつけなくても，冷めてもおいしいので，お弁当のおかずにもなります。
鶏ひき肉で作れば，低カロリーで，あっさりしたメニューになります。

鶏のチリソース炒め (高松)

栄養価計算 (1人分)	●エネルギー 155kcal	●たんぱく質 15.0g	●脂質 5.7g
	●炭水化物 8.6g	●カルシウム 11mg	●鉄 0.3mg

〈材料（大人4人分）〉

鶏肉（むね肉など）…………1枚
　　　　　　　　（200〜250g）
A
　酒…………大さじ1（15g）
　塩………………………少々
　こしょう………………少々
片栗粉………大さじ1〜1と1/2
　　　　　　　（9〜13.5g）
ねぎ………………………1/2本
細ねぎ………………………2本
サラダ油………大さじ1（12g）
B
　サラダ油…大さじ1/2（6g）
　おろしにんにく…小さじ1/2
　おろししょうが…小さじ1/2
　ケチャップ…大さじ1と1/2
　　　　　　　　（22.5g）
C
　砂糖……大さじ1/2（4.5g）
　酒………大さじ1/2（7.5g）
水………カップ2/3（133mL）
片栗粉……………小さじ2（6g）
水（水溶き用）…小さじ2（10mL）
酢…………………小さじ1（5g）

〈作り方〉

❶鶏肉は厚さを半分に切り，一口大に切る。Aをよくもみ込み，片栗粉大さじ1程度をふる。

❷長ねぎはみじん切り，細ねぎは小口切りにする。

❸フライパンにサラダ油大さじ1を熱して①を入れ，中火で両面に焼き色をつけ，とり出す。

❹フライパンにBを入れ，中火にかけながら混ぜあわせる。沸騰してきたら，水を加えてチリソースを作る。煮立ったら③を戻し入れ，1〜2分煮詰める。

❺Cと②を加えて混ぜる。火を止めて水溶き片栗粉を回し入れ，酢を加える。よく混ぜて弱火にかけ，煮立ったら火を止める。

memo

大人用には，Bに豆板醤小さじ1/3〜を加えます。

米粉の春巻き (高松)

栄養価計算（2個分） ●エネルギー 160kcal ●たんぱく質 5.9g ●脂質 8.7g ●炭水化物 13.6g ●カルシウム 12mg ●鉄 0.4mg

〈材料（10個分）〉
米粉の春巻きの皮※…1袋（10枚）
豚もも薄切り肉……………100g
A［ 塩・こしょう…………少々
　　酒……………小さじ1（5g）
　　片栗粉…小さじ1/2（1.5g）
春雨……………………………30g
たけのこ（水煮せん切り）…80g
しいたけ……………………2枚
にら……………………1/2束
B［ しょうゆ…大さじ1（18g）
　　酒………大さじ1/2（7.5g）
　　砂糖…………小さじ1（3g）
　　こしょう……………少々
　　水……カップ1/4（50mL）
油………………大さじ1（12g）
片栗粉……………小さじ1（3g）
水（水溶き用）…小さじ2（10mL）
米粉……………大さじ1（10g）

水…………大さじ1/2（7.5mL）
揚げ油……………………適宜

〈作り方〉
❶春雨は熱湯に5分程度つけて戻す。ザルにあげて水気をきり，5cm長さに切る。たけのこは水気をきる。しいたけは軸を外してせん切りにする。にらは4cm長さに切る。
❷豚もも薄切り肉は細切りにし，Aを加えてもみこむ。
❸フライパンに油大さじ1を熱して②を炒め，色が変わったら①をしいたけ，たけのこ，春雨，にらの順に加えながら炒めあわせる。にらがしんなりしたら，あわせたBを加えて混ぜ，水溶き片栗粉を加える。とろみが

ついてまとまったらバットに広げて冷まし，10等分にする。
❹米粉に水大さじ1/2を加えて練り，米粉のりを作る。
❺春巻きの皮を角が手前にくるように広げ，③の具の1/10量を細長くのせ，手前からひと巻きして左右を折る。さらにひと巻きして皮の縁に④をたっぷりぬり，はしまで巻いてとめる。
❻揚げ油を170℃に熱し，皮が香ばしくパリッとするまで，中火で6〜7分揚げる。

_{副菜}

memo
しいたけの代わりに，干ししいたけやきくらげ（乾）も使えます。

さつまいもの白雪蒸し (青木)

栄養価計算（1個分） ●エネルギー 100kcal ●たんぱく質 0.8g ●脂質 0.3g ●炭水化物 23.6g ●カルシウム 20mg ●鉄 0.3mg

〈材料（4個分）〉
さつまいも…………………200g
砂糖（粗糖）…小さじ1強（4g）
A［ 米粉………大さじ2（20g）
　　砂糖（粗糖）……大さじ1弱（8g）
　　水………大さじ2（30mL）

〈作り方〉
❶さつまいもは，皮つきのまま2〜3cm厚さに切る（細い場合は厚めに，太い場合は薄めに切る）。水にさらし，ザルにあげて，キッチンペーパーで水気を拭きとる。
❷バットに①を並べ，砂糖を両面にまんべんなくまぶし，30分

程度おく。
❸Aを溶いて耳たぶくらいの固さにし，②をくぐらせる。
❹蒸し器を火にかけ，蒸気があがったら③を並べ，13〜15分蒸す。串で刺して，すっと通れば蒸しあがり。

なすと油あげ煮 (青木)

栄養価計算（1人分） ●エネルギー 149kcal ●たんぱく質 9.0g ●脂質 7.2g ●炭水化物 11.5g ●カルシウム 52mg ●鉄 1.0mg

〈材料（4人分）〉
なす…………………中4本
油揚げ………………………大1枚
豚肉………………………100g
しょうが………………1かけ
だし汁
　…カップ3と1/2〜カップ4（700〜800mL）
A［ しょうゆ…大さじ3と1/2（63g）
　　砂糖…………大さじ1（9g）
　　みりん……大さじ1（18g）

〈作り方〉
❶なすは縦に半分に切り，かのこ切りにする。水につけてアクをとる。
❷沸騰した湯に①を入れ，2〜3分火を通してザルにあげる。
❸油揚げは湯通しし，8つに切る。
❹豚肉は食べやすい大きさに切り，乾煎りする。
❺しょうがは薄く切る。
❻②を鍋に入れ，ひたひたになる

ようにだし汁を加え，煮る。途中で③，④，⑤を加え，なすが軟らかくなったらAを加え，ゆっくり煮る。

memo
油揚げが食べられない場合は，省略できます。

89

バンバンジー (高松)

栄養価計算 (1人分)			
●エネルギー 257kcal	●たんぱく質 23.4g	●脂質 11.4g
●炭水化物 13.2g	●カルシウム 143mg	●鉄 1.9mg

〈材料（大人3人分）〉

鶏ささみ肉………4本（約240g）
水……………3カップ（600g）
酒……………大さじ2（30g）
塩……………小さじ1/2（3g）
トマト……………1個（150g）
きゅうり…………1本（100g）

A
- おろししょうが……小さじ1
- ねりごま……大さじ2（30g）
- 砂糖………大さじ2（18g）
- しょうゆ……大さじ2（36g）
- 酢…………大さじ2（30g）
- ごま油……大さじ1（12g）

〈作り方〉

❶水に酒，塩を入れて沸騰させる。鶏ささみ肉を入れ，3分茹でてとり出し，細くさく。

❷トマトは薄切り，きゅうりは斜めせん切りにする。①とともに皿に盛る。

❸Aを混ぜあわせ，食べる直前にかける。

memo
お好みで，Aにラー油小さじ1を加えると，違った味が楽しめます。

ラタトゥイユ風ハーベスト (近藤)

栄養価計算 (1人分)			
●エネルギー 327kcal	●たんぱく質 11.9g	●脂質 14.9g
●炭水化物 37.4g	●カルシウム 40mg	●鉄 1.0mg

〈材料〉

れんこん……………………40g
さつまいも…………………40g
かぼちゃ……………………40g
にんじん……………………10g
たまねぎ……………………20g
しいたけ……………………15g
しめじ………………………10g
鶏むね肉……………………40g

A
- 塩…………………………少々
- 酒…………………………少々

片栗粉………………………適宜
なたね油………大さじ1（12g）
なたね油………小さじ1（4g）

B
- 顆粒コンソメ※……小さじ1
- トマトピューレ…小さじ2（10g）

油………………………………適宜
水………………………………適宜

〈作り方〉

❶れんこん，さつまいも，かぼちゃ，にんじんは一口大に切り，たまねぎ，しいたけ，しめじは食べやすい大きさに切る。

❷鶏むね肉は一口大に切り，Aをふり5分程度おく。

❸②に片栗粉を薄くまぶし，なたね油大さじ1で少し焼きめがつくくらい焼き，皿にとる。

❹鍋になたね油小さじ1をひき，①のれんこん，たまねぎ，にんじんを炒め，水をひたひたに入れ，10分程度煮る。

❺①の残りの野菜，③，Bを加え，好みの固さになるまで煮る。

❻最後に味見し，薄ければ塩・こしょう（分量外）で味をととのえる。

memo
ひよこ豆などを加えてもよいでしょう。

岩石揚げ（ホワイトソルガム使用） (青木)

栄養価計算 (1人分)			
●エネルギー 76kcal	●たんぱく質 2.5g	●脂質 2.5g
●炭水化物 11.5g	●カルシウム 26mg	●鉄 1.1mg

〈材料（1人分）〉

大豆（乾）………………………5g
さつまいも…………………20g
ひじき（乾）………………………1g
ホワイトソルガム粉…大さじ1/2
　　　　（5g，打ち粉分を含む）
しょうゆ……………………少々
水………………………………適宜
なたね油……………………適宜

〈作り方〉

❶大豆は，茹で方の表示に沿って軟らかく煮る。

❷さつまいもは1cm角のさいの目に切る。水にさらし，ザルにあげて水気をキッチンペーパーで拭きとる。

❸ひじきは60℃ぐらいの湯に20分程度つけて戻し，ザルにあげる。

❹ボウルに①，②，③を入れて混ぜ合わせ，打ち粉をふるう。

❺別のボウルに水としょうゆを入れて混ぜ，ホワイトソルガム粉を加えてざっくり混ぜあわせる。

❻④に⑤を少しずつ加えて混ぜあわせる。

❼⑥を丸めて，180℃に熱した油で揚げる。

memo
大豆は水煮の缶詰を使って手軽に作れます。

さくさく天ぷら（さつまいも）(高松)

栄養価計算（2個分）　●エネルギー 157kcal　●たんぱく質 1.0g　●脂質 6.4g　●炭水化物 23.9g　●カルシウム 20mg　●鉄 0.3mg

〈材料（8個程度）〉

さつまいも‥‥大1/2本（200g）
ホワイトソルガムのお菓子ミックス粉※‥‥‥‥大さじ4（36g）
水‥‥‥‥‥‥大さじ6（90mL）
揚げ油‥‥‥‥‥‥‥‥‥‥適宜

〈作り方〉

❶さつまいもは洗って，皮をむかずに半分に切り，5mm程度の薄切りにする。
❷フライパンに，さつまいもがひたる程度の揚げ油を入れ，170～180℃に熱する。
❸ミックス粉と水をダマがなくなるまで混ぜ，①に薄くつけて3～4分揚げる。

memo

衣の色が変わったら，ひっくり返します。
衣を薄くつけた方が，さくさく香ばしく揚がります。

さといもコロッケの二色揚げ (鉄穴森)

栄養価計算（1個分）　●エネルギー 85kcal　●たんぱく質 2.3g　●脂質 4.3g　●炭水化物 8.9g　●カルシウム 6mg　●鉄 0.3mg

〈材料（8～10個）〉

さといも‥‥‥‥‥‥‥‥‥200g
豚ひき肉‥‥‥‥‥‥‥‥‥80g
たまねぎ‥‥‥‥‥‥‥‥1/2個
みそ‥‥‥‥‥‥小さじ1（6g）
塩・こしょう‥‥‥‥‥‥少々
春雨（国産）‥‥‥‥‥‥‥適宜
米粉‥‥‥‥‥‥‥‥‥‥‥適宜
A［米粉‥‥‥‥大さじ1（10g）
　水‥大さじ2と2/3（40mL）］
油‥‥‥‥‥‥‥‥‥‥‥‥適宜

〈作り方〉

❶春雨は，ハサミで1cm以下の長さに切る。
❷フライパンに油少々を入れ，みじん切りにしたたまねぎと豚ひき肉を炒め，塩・こしょうして冷ます。
❸さといもは皮をむき，耐熱皿に並べてラップをかけ，電子レンジで軟らかくなるまで加熱する。
❹③を熱いうちにつぶし，②とみそを加えて8～10個に分け，丸く成形する。
❺④の半分に米粉をまぶし，残りの半分はAをよく混ぜたものにくぐらせて，①をまぶす。
❻170℃に熱した油で揚げる（p.69写真）。

memo

春雨は低温では膨らまないので，揚げ油の温度が下がらないよう，少しずつ，何度かに分けて油に入れましょう。
みそで味をつけずに，食べられるソースやケチャップを後から添えてもよいでしょう。

さといものあんかけ (高松)

栄養価計算（1人分）　●エネルギー 137kcal　●たんぱく質 1.1g　●脂質 10.1g　●炭水化物 10.3g　●カルシウム 22mg　●鉄 0.7mg

〈材料（10個分）〉

さといも‥‥‥‥‥‥‥小10個
片栗粉‥‥‥‥‥‥‥‥‥‥適宜
油‥‥‥‥‥‥‥‥‥‥‥‥適宜
A［トマトジュース（食塩無添加）
　‥‥‥‥カップ3/4（150g）
　ケチャップ‥小さじ2（10g）
　ウスターソース※‥‥小さじ2
　　　　　　　　　　（12g）
　しょうゆ‥‥‥小さじ1（6g）］
片栗粉‥‥‥‥‥‥小さじ2（6g）
水（水溶き用）‥小さじ2（10mL）
パセリ‥‥‥‥‥‥‥‥‥‥適宜

〈作り方〉

❶さといもを耐熱ボウルに入れ，ラップをふわっとかけて600Wの電子レンジで6～7分加熱する。
❷①に片栗粉をまぶして，180℃の油で揚げる。
❸Aを火にかけ，熱が通ったら，水溶き片栗粉でとろみをつける。
❹③を②にかけてパセリを添える。

memo

甘みを加えたい場合は，Aに砂糖少々を足してください。

副菜

枝豆しんじょのしいたけ詰め (鉄穴森)

栄養価計算 (1個分)	●エネルギー 50kcal	●たんぱく質 4.4g	●脂質 1.4g
	●炭水化物 5.0g	●カルシウム 18mg	●鉄 0.6mg

〈材料（8個分）〉

絹ごし豆腐	200g
しいたけ	小8個

A
ツナ（スープ煮缶）	1缶
枝豆	適量
片栗粉	大さじ2（18g）
米粉	大さじ1（10g）
塩・こしょう	少々
おろししょうが	少々

片栗粉	適宜
油	少々

B
しょうゆ	大さじ1（18g）
酢	大さじ1（15g）
酒	小さじ2（10g）
てんさい糖	小さじ1強（3g）

〈作り方〉

❶ 絹ごし豆腐はさいの目に切り，クッキングシートを敷いた皿の上にのせ，電子レンジ（600W）で1分30秒加熱する。ザルにキッチンペーパーを敷き，豆腐をのせて30分ほどおき，水気をきる。

❷ しいたけは，軸部分を切りとる。

❸ ①にAをあわせてよく混ぜ，タネを作る。

❹ ②のしいたけに片栗粉をまぶし，③を詰めて丸く成形する。

❺ フライパンに油をひき，④のしいたけの面を下にして並べ，ふたをして中火（弱め）で2分程度，ひっくり返して3分程度焼く。

❻ ふたを取り，Bをあわせたタレを流し入れて強火でからめる（p.69写真）。

memo

タネが余ったら，しいたけなしのハンバーグ状にして一緒に焼いてしまいましょう。
蒸し焼きにするので，中までふっくらと火が通ります。表面に少し焼き色がつく程度がよいでしょう。

小松菜とひじきのおひたし (近藤)

栄養価計算 (1人分)	●エネルギー 31kcal	●たんぱく質 4.4g	●脂質 0.8g
	●炭水化物 2.1g	●カルシウム 75mg	●鉄 1.6mg

〈材料〉

小松菜	30g
鶏ささみ肉	15g
にんじん	5g
ひじき（乾）	1g

A
しょうゆ	小さじ1/3（2g）
すりごま	1g

〈作り方〉

❶ 小松菜は2cm長さに切り，にんじんは細切りにする。それぞれ茹でて流水にさらし，水気をきる。

❷ 鶏ささみ肉は茹でて冷水で冷まし，さく。

❸ ひじきは戻した後，熱湯で1分程度茹で，流水で冷まし，水気をきる。

❹ ボウルに①，②，③を入れ，Aであえる。

memo

ささみの代わりにツナ（スープ煮缶）を使用すれば，ひと手間省けます。
お弁当のおかずにも使えます。

生春巻き (高松)

栄養価計算 (1人分)	●エネルギー 133kcal	●たんぱく質 16.8g	●脂質 5.0g
	●炭水化物 5.4g	●カルシウム 79mg	●鉄 0.6mg

〈材料（2本分）〉

ライスペーパー	2枚（2g）
きゅうり	約1/4本（20g）
アボカド	約1/4個（25g）
えび	4尾（80g）
グリーンレタス	1枚（7.5g）

●たれ（作りやすい分量）

A
すりごま	大さじ2（15g）
しょうゆ	大さじ2と1/2（45g）
砂糖	大さじ1と1/2（13.5g）
酢	大さじ1（15g）
ごま油	大さじ1/2（6g）

〈作り方〉

❶ きゅうりはせん切り，アボカドは薄切りにし，グリーンレタスは4等分する。

❷ えびは塩茹でし，頭，殻，背わたをとり，縦半分に切る。

❸ ライスペーパーをぬるま湯で1枚ずつ戻し，①を包んで半分巻く（ライスペーパーはべたつくため，巻く直前に水に浸す）。

❹ エビ3枚を裏向きに並べ，最後まで巻く（図参照）。

❺ Aをあわせてタレを作り，添える。

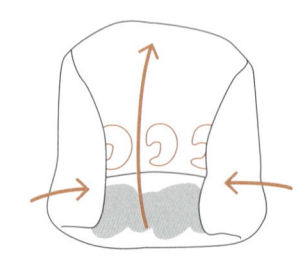

memo

野菜が手軽に食べられます。パーティーなどのおもてなし料理にもなる，華やかな料理です。
お好みでツナ（缶），茹でてさいた鶏肉，かにかまぼこ（卵白・小麦なし），ハム（卵白・乳なし），とうもろこし，アスパラガス，しそなどを加えるのもよいでしょう。
タレには，チリソース，おろししょうが，ネギのみじん切り，ラー油，にんにく，マヨネーズ風ドレッシング※とケチャップなども使えます。

コブサラダ (高松)

栄養価計算（1人分）　●エネルギー　156kcal　●たんぱく質　8.0g　●脂質　11.0g　●炭水化物　9.0g　●カルシウム　14mg　●鉄　1.0mg

〈材料（大人 3 ～ 4 人分）〉

トマト…………………1/2 個
アボカド…………………1 個
レタス…………………大 2 枚
鶏むね肉………1/2 枚弱（100g）
塩・こしょう………………少々
油…………………大さじ 1 （12g）
ミックスビーンズ…………50g ～
コーン（缶）………………60g
●ドレッシング（作りやすい分量）

A ┌ マヨネーズ風調味料※
　　…………大さじ 2 （24g）
　│ ケチャップ…大さじ 1 （15g）
　│ レモン汁…………大さじ 1
　│ おろしにんにく…小さじ 1/4
　│ チリパウダー……小さじ 1/4
　│ クミンパウダー…小さじ 1/4
　└ 黒こしょう……………少々

〈作り方〉

❶トマト，アボカドは 1cm の角切りにする。レタスは冷水にさらして水気をきり，食べやすい大きさにちぎる。

❷鶏むね肉は塩・こしょうをする。フライパンに油をひいて熱し，中火で皮目からこんがりと焼く。1cm の角切りにする。

❸器に①のレタスを敷いて，トマト，アボカド，②とミックスビーンズ，コーンを盛りつけ，**A** をかける。

memo

ドレッシングに，たまねぎ 30g，ピクルス 30g，ワインビネガー大さじ 1/2 （12.5g），サラダ油大さじ 1 （12g）を加えてもよいでしょう。
ドレッシングの黒こしょうは省略できます。

副菜

米粉マカロニサラダ (高松)

栄養価計算（1人分）　●エネルギー　302kcal　●たんぱく質　6.1g　●脂質　20.4g　●炭水化物　24.7g　●カルシウム　21mg　●鉄　0.5mg

〈材料（大人 4 人分）〉

米粉マカロニ※………………100g
きゅうり…………………………2 本
にんじん………………………80g
ハム※…………………………80g
アボカド…………………………1 個
サラダ油………大さじ 1 （12g）
マヨネーズ風調味料※
　…大さじ 4 ～ 5 （48 ～ 60g）
塩………………………………適宜
こしょう………………………少々

〈作り方〉

❶きゅうりは皮をしま目にむき薄い輪切りにし，塩少々をふりかけ 10 ～ 15 分おく。しんなりしたら，しぼって水気をきる。

❷にんじんは皮をむき太めのせん切り，ハムも同じ幅のせん切りにする。塩少々を加えた熱湯でにんじんを茹でてザルにとる。

❸鍋にたっぷりの湯を沸かし，塩大さじ 1 を加えて米粉マカロニを入れ，箸で混ぜながら，6 ～ 7 分茹でる。

❹③をザルにあげて水気をしっかりきり，ボウルに移す。サラダ油をからめる。

❺粗熱が取れたら①，②を加え，マヨネーズ風調味料を入れて和える。ゴムべらなどでていねいに混ぜ，塩，こしょう各少々で味をととのえる。

❻アボカドを 5mm 角に切って⑤に加え，さらに和える。

すぐできる！白菜のサラダ (高松)

栄養価計算（1人分）　●エネルギー　73kcal　●たんぱく質　3.3g　●脂質　4.5g　●炭水化物　6.0g　●カルシウム　80mg　●鉄　0.7mg

〈材料（大人 2 人分）〉

白菜……大 2 ～ 3 枚（約 200g）

A ┌ 顆粒だし※
　│　…………大さじ 1/3 （3g）
　│ 砂糖………大さじ 1/3 （3g）
　└ 塩…………………………0.5g

B ┌ マヨネーズ風調味料※
　│　………大さじ 2/3 （約 9g）
　│ すりごま…大さじ 2/3 （6g）
　└ かつお節………………（4g）

〈作り方〉

❶白菜を太めのせん切りにし，茹でる。ザルにあげて，ボールを握るようにしぼり，水気をきる。

❷ボウルに①を入れて，**A** を加えて手で揉むようになじませ，水気をしぼる。

❸②に **B** を加え，混ぜる。

memo

顆粒だしは，味をみながら加えましょう。

手巻きサラダ （近藤）

栄養価計算 （1人分）	●エネルギー　187kcal	●たんぱく質　10.5g	●脂質　10.9g
	●炭水化物　11.8g	●カルシウム　30mg	●鉄　1.1mg

〈材料〉

えのきたけ ……………………20g
ごま油 …………小さじ1/2 (2g)
たまねぎ ………………………30g
ピーマン ………………………10g
にんじん ………………………10g
大根 ……………………………60g
豚ひき肉 ………………………50g
酒 ………………………………少々
A ┌ みそ ………小さじ1/2 (3g)
　├ 砂糖 …………小さじ1 (3g)
　└ しょうゆ …………………0.5g

〈作り方〉

❶ えのきたけは4〜5cm長さに切り，ごま油で炒める。

❷ たまねぎ，ピーマン，にんじんは4〜5cm長さの細切りにする。耐熱皿にのせ，ラップをかけて，600Wの電子レンジで2分加熱し，冷ましておく。

❸ 大根はスライサーで薄切りにし，沸騰した湯に入れる。再び沸騰したら1分茹で，冷水にさらす。

❹ ①，②を大皿に盛りつけ，食べる直前まで冷蔵庫に入れておく。

❺ フッ素樹脂加工のフライパンに，油をひかずに豚ひき肉を入れて乾煎りする。火が通ったら弱火にし，酒を入れる。Aを加え，なめらかになるように混ぜ，肉みそを作る。

❻ ③の大根に④と⑤をのせて，手巻き寿司のように巻いて食べる。

memo

食欲がない時，炭水化物ばかりとっていると感じる時など，簡単に作れて，食べやすい味でおすすめです。

ひじきのサラダ （四竈）

栄養価計算 （1人分）	●エネルギー　53kcal	●たんぱく質　1.4g	●脂質　3.1g
	●炭水化物　7.1g	●カルシウム　91mg	●鉄　1.9g

〈材料〉

芽ひじき（乾）…………………6g
にんじん ……………………1/8本
水 ………………………カップ1〜2
　　　　　　　　（200〜400mL）
A ┌ かつおだし（顆粒）
　│　……… 小さじ1/6 (0.5g)
　├ しょうゆ …… 小さじ1 (6g)
　└ 砂糖 …… 小さじ1/2 (1.5g)
マヨネーズ風調味料※… 小さじ1
　　　　　　　　　　　　　(4g)

〈作り方〉

❶ 芽ひじきは水で戻しておく。

❷ にんじんは皮をむいてせん切りにする。

❸ 小鍋に水を沸かし，Aを加えた煮汁を作り，①と②を茹でる。

❹ ③に味が染みこんだら火を止め，粗熱がとれたらボウルに移し替え，冷蔵庫で冷やす。

❺ ④が冷えたらマヨネーズ風調味料で和える。

memo

カルシウム，鉄分の豊富なひじきを，やや洋風に食べやすくアレンジしました。ひじきが苦手な場合も食べやすい仕上がりです。
左記材料の他に，冷凍の枝豆を数粒加えると彩りがよくなります。大豆アレルギーがあり使用できない場合は，いんげんなどで彩りを加えてもよいでしょう。

カラフルピクルス （上野）

栄養価計算 （1人分）	●エネルギー　37kcal	●たんぱく質　0.7g	●脂質　0.0g
	●炭水化物　8.8g	●カルシウム　12mg	●鉄　0.2mg

〈材料〉

きゅうり …………1/3本 (30g)
赤パプリカ ………1/10個 (10g)
黄パプリカ ………1/10個 (10g)
れんこん …………1/20節 (10g)
A ┌ 酢 …………小さじ2 (10g)
　├ 砂糖 ……大さじ1/2 (4.5g)
　├ 塩 ……………………0.4g
　└ ローリエ ……………1/4枚

〈作り方〉

❶ Aはあわせておく。

❷ きゅうりは，沸騰した湯にさっとくぐらせ，1cm程度の輪切りにする。パプリカは乱切りにし，沸騰した湯にさっとくぐらせる。れんこんは細めの乱切りにし，酢（分量外）を少量加えた湯で食感が残る程度に茹でる。

❸ ②を①につけ込む。

野菜のいろいろチップス (鉄穴森)

| 栄養価計算 (1人分) | ●エネルギー 107kcal | ●たんぱく質 1.5g | ●脂質 2.6g |
| | ●炭水化物 19.8g | ●カルシウム 16mg | ●鉄 0.5mg |

〈材料（4人分）〉
さつまいも……………中1/4本
紫いも…………………中1/4本
じゃがいも………………小2個
れんこん…………………10cm
揚げ油……………………適宜
塩…………………………適宜

〈作り方〉
❶さつまいも，紫いも，じゃがいも，れんこんは表面をよく洗い，皮をむかずにスライサーで薄切りにする。
❷180℃の油でこんがり，カラリと揚げ，キッチンペーパーにとって油をきる。
❸お好みで塩少々をふる（p.69写真）。

汁 物

コーンスープ (高松)

| 栄養価計算 (1人分) | ●エネルギー 104kcal | ●たんぱく質 3.2g | ●脂質 2.2g |
| | ●炭水化物 18.4g | ●カルシウム 20mg | ●鉄 0.6mg |

〈材料（大人5人分）〉
コーンクリーム（缶）………1缶
　　　　　　　　　　（435g）
豆腐………………………150g
干ししいたけ………小1枚（2g）
水…………………………適宜
A 鶏ガラスープの素（特定原材料不使用）……小さじ2（5g）
　 塩…………………………0.5g
片栗粉……………小さじ2（6g）
水（水溶き用）…小さじ4（20mL）
ごま油……………………少々

〈作り方〉
❶干ししいたけは戻しておく。
❷①の戻し汁と水をあわせてカップ4（800mL）にして鍋に入れる。コーンクリーム，豆腐をつぶし入れて火にかける。
❸A，水溶き片栗粉を加え，とろみがつくまで加熱し，ごま油少々を加えて仕上げる。

memo
牛乳アレルギーでは，カルシウム補給のためにアレルギー用ミルクや桜エビ，小松菜，骨ごと食べられる魚，海藻などを努めてとるように心がけましょう。また，しいたけは，カルシウムの吸収を高めるビタミンDの供給源です。あわせてとりましょう。
あれば，青葉やねぎを飾りましょう。豆腐は省略できます。

ビシソワーズ (高松)

| 栄養価計算 (1人分) | ●エネルギー 227kcal | ●たんぱく質 4.0g | ●脂質 12.0g |
| | ●炭水化物 28.6g | ●カルシウム 212mg | ●鉄 0.5mg |

〈材料（大人2人分）〉
たまねぎ…………………1/2個
じゃがいも…………………2個
油………………大さじ1（12g）
A アーモンドミルク（砂糖不使用）………カップ2（400mL）
　 顆粒コンソメ※…………4g
塩・こしょう………………少々

〈作り方〉
❶たまねぎはみじん切りにする。じゃがいもは皮をむいて薄切りにする。
❷鍋に油，①のたまねぎを入れ，弱火でしんなりするまで炒め，じゃがいもを加えて，さらに炒めあわせる。
❸②にAを加え，じゃがいもに火が通るまで弱火で煮る。
❹③をミキサーに入れ，なめらかになるまで撹拌する。塩・こしょうで調味し，冷やして器に注ぐ。

memo
仕上がりの色をきれいにするため，炒める時に焼き色がつかないように注意しましょう。

カレークリームスープ _(高松)

栄養価計算 (1人分)	●エネルギー　129kcal	●たんぱく質　2.8g	●脂質　10.8g
	●炭水化物　7.4g	●カルシウム　16mg	●鉄　1.2mg

〈材料（大人5人分）〉
たまねぎ……………………1/2個
ピーマン………………………2個
にんじん………6cm（50g程度）
油…………………大さじ1（12g）
カレー粉※……小さじ2/3（1.3g）
コーン（缶）…………………40g
A ┌ 鶏ガラスープ（特定原材料不使用）
　　………………カップ2（400mL）
　├ ココナッツミルク
　└ …カップ1と1/2（315g）
塩・こしょう…………………少々

〈作り方〉
❶たまねぎ，ピーマン，にんじんは1cm程度の角切りにする。
❷フライパンを熱して油を入れ，①を炒める。たまねぎが透き通ってきたら，カレー粉を加えて炒める。
❸コーンとAを加えて煮込み，味をみて塩・こしょうを足す。

ミネストローネ _(野間)

栄養価計算 (1人分)	●エネルギー　204kcal	●たんぱく質　5.7g	●脂質　10.6g
	●炭水化物　23.2g	●カルシウム　30mg	●鉄　0.9mg

〈材料（2人分）〉
とうもろこし………………1/3本
じゃがいも……………小1/2個
にんじん………………小1/2本
にんにく……………………1かけ
たまねぎ………………小1/2個
完熟トマト……………………1個
ベーコン※……………………40g
オリーブ油………小さじ1（4g）
A ┌ 粉末ブイヨン※
　　…………………小さじ1（4g）
　├ きび砂糖…小さじ1/2（2g）
　├ 水…………カップ1と1/2
　└ 　　　　　　　（300mL）
塩・こしょう…………………少々

〈作り方〉
❶とうもろこしは実を軽くそいで，包丁でざく切りにする。
❷じゃがいもとにんじんは角切りにし，耐熱ボウルに入れる。少量の水をはり，ラップをかけ，電子レンジで3〜5分加熱して，水気をきる。
❸にんにくはみじん切り，ベーコンは食べやすい大きさに切る。たまねぎとトマトは角切りにする。
❹鍋にオリーブ油を入れ，③のにんにくとベーコンを炒め，香りが出たら①と③のたまねぎを加

え，しんなりするまで炒める。
❺④に③のトマト，Aと②を加えて煮込み，塩・こしょうで味をととのえる。

memo

野菜嫌いの子どもにもぴったりの，野菜をたくさんとれるレシピです。酸味が強い時は，隠し味にきび砂糖を少し加えることで，小さい子どもも食べやすくなります。
アレルギー対応のベーコンとブイヨンでしっかりコクをつけています。

にんじんのスープ _(西田)

栄養価計算 (1人分)	●エネルギー　57kcal	●たんぱく質　0.9g	●脂質　2.1g
	●炭水化物　8.8g	●カルシウム　14mg	●鉄　0.1mg

大阪はびきの医療センターで行っているアレルギー教室のレシピ

〈材料〉
にんじん……………………30g
たまねぎ……………………20g
なたね油………小さじ1/2（2g）
ごはん………………………10g

だし汁……カップ3/4（150mL）
粉末ブイヨン※
　………………小さじ1/2（2g）
パセリ（刻み）………………少々

〈作り方〉
❶にんじんは皮をむいて半月切りにし，たまねぎは薄切りにする。
❷①をなたね油で炒め，ごはんを加え，だし汁を全体が浸るほど入れ，弱火で煮込む。
❸②の粗熱がとれたら残りのだし汁を加えてミキサーにかけ，ブイヨンで味付けする。
❹器に注ぎ，パセリを飾る。

きのこ汁 (高松)

栄養価計算（1人分） ●エネルギー 63kcal ●たんぱく質 2.6g ●脂質 0.2g ●炭水化物 12.3g ●カルシウム 15mg ●鉄 0.4mg

〈材料（大人4人分）〉

しめじ………………… パック 1/2
まいたけ……………… パック 1/2
えのきたけ…………… パック 1/2
なめこ……………………………20g
かにかま（鶏卵・小麦不使用）
………………………………2本
だし汁……… カップ4（800mL）
A
　酒…………… 大さじ2（30g）
　みりん……… 大さじ1（18g）
　薄口しょうゆ… 大さじ1強
　　　　　　　　　　　（20g）
　塩……… 小さじ1/4（1.2g）

片栗粉…………… 大さじ3〜4
　　　　　　　（約25〜35g）
水（水溶き用）…… 大さじ3〜4
　　　　　　　（45〜60mL）

〈作り方〉

❶しめじ，まいたけ，えのきたけは石づきを切りおとし，食べやすい大きさに切る。かにかまは手でさいておく。
❷鍋にだし汁と①，なめこを入れて火にかけ，沸騰したら A を加えて煮る。
❸きのこに火が通ったら水溶き片栗粉を加えてとろみをつけ，火を止める。

memo

かにかまの代わりに，鶏ひき肉や鶏もも肉 80g も使えます。鶏ひき肉には酒大さじ1（15g），塩・こしょうを少々加えてください。
みつば，きぬさや，ねぎなどで彩りを添えましょう。
柚子こしょうを添えてもおいしく食べられます。

まろやかさつま汁 (近藤)

栄養価計算（1人分） ●エネルギー 89kcal ●たんぱく質 3.4g ●脂質 1.9g ●炭水化物 14.8g ●カルシウム 51mg ●鉄 0.9mg

〈材料（幼児1人分）〉

さつまいも…………………… 30g
にんじん……………………… 10g
白菜……………………………… 30g
油揚げ…………………………… 3g
ねぎ……………………………… 5g
だし汁…… カップ 1/2（100mL）
A
　あわせみそ… 小さじ1と2/3
　　　　　　　　　　　　（8g）
　豆乳… 大さじ1と1/3（20g）

〈作り方〉

❶さつまいも，にんじん，白菜，油揚げ，ねぎは食べやすい大きさに切る。
❷鍋にだし汁と①のにんじん，さつまいもを入れて，ひと煮立ちしたら白菜と油揚げを加える。
❸ A を小さなボウルに入れ，鍋のだしを適量加えて溶いておく。
❹②にねぎと③を加え，さっと火を通す。

memo

最後は煮立たせないようにしましょう（味もまろやかで仕上がりがきれいです）。
豆乳やみその割合は好みで調節してください。

さっぱり豚汁 (高松)

栄養価計算（1人分） ●エネルギー 166kcal ●たんぱく質 11.6g ●脂質 10.1g ●炭水化物 6.9g ●カルシウム 28mg ●鉄 1.0mg

〈材料（大人4人分）〉

豚こま切れ肉………………… 150g
きゅうり………………………… 1本
ミニトマト……………………… 5個
青じそ…………………………… 3枚
みょうが………………………… 2個
ごま油………… 大さじ1（12g）
A
　水……… カップ3（600mL）
　こぶ茶……… 小さじ1（2g）
みそ…… 大さじ2と1/2（45g）

〈作り方〉

❶青じそは食べやすくちぎる。みょうがは縦半分に切り，太めのせん切りにする。
❷きゅうりはピーラーで皮をむき，縦半分に切って種をとり，5mm 幅の斜め切りにする。ミニトマトはヘタをとり，縦半分に切る。
❸鍋にごま油を中火で熱し，豚こま切れ肉を入れて炒める。②のきゅうりを加えてさらに炒める。
❹③に A を加え，煮立ったらアクをとり，みそを加えて溶きのばす。
❺④に①のみょうがを加えてさっと煮たら，ミニトマトを加えて軽く煮る。器に盛り，青じそをのせる。

汁物

桜すいとん (近藤)

栄養価計算 (1人分)	●エネルギー 92kcal	●たんぱく質 5.9g	●脂質 2.4g
	●炭水化物 11.8g	●カルシウム 72mg	●鉄 0.5mg

〈材料（5人分）〉
米粉……………大さじ4（40g）
桜えび（乾）………………10g
鶏肉………………………75g
だいこん…………………100g
にんじん…………………50g
キャベツ…………………150g
さやえんどう……………100g
だし汁……………………適宜
しょうゆ………小さじ2（12g）

〈作り方〉
❶桜えびを適量のぬるま湯につけて戻す。戻し汁はとっておく。
❷鶏肉は一口大，だいこんとにんじんはいちょう切り，キャベツは一口大のざく切り，さやえんどうは半分に切る。
❸①をみじん切りにし，米粉とともにボウルへ入れる。戻し汁を少しずつ，小さじ5程度加え，耳たぶくらいの固さに練る。
❹残りの戻し汁にだし汁をあわせてカップ2〜2と1/2（400〜500mL）にして鍋に入れ，②の鶏肉，だいこん，にんじんに火を通す。
❺沸騰して5分程度したら，③を小さく丸め親指と人差し指で少し平らにつぶして鍋に入れる。
❻②のキャベツ，さやえんどうを加えてさっと火を通し，しょうゆで味付けする。

memo
えび団子として，団子だけで食べてもおいしいです。
洋風に仕上げる場合は，しょうゆとだし汁の代わりにチキン等のスープストック，塩，こしょう少々を使いましょう。

おやつ

いちごのソルベ (高松)

栄養価計算 (1個分)	●エネルギー 33kcal	●たんぱく質 1.3g	●脂質 0.6g
	●炭水化物 6.3g	●カルシウム 9mg	●鉄 0.4mg

〈材料（6個分）〉
いちご……小20個程度（150g）
バナナ……………小1本（90g）
豆乳………カップ3/4（150g）

〈作り方〉
❶いちごはへたをとって半凍結させる。
❷①とバナナ，豆乳をミキサーにかけてトロトロにする。
❸冷凍庫で凍らせて，食べる直前に盛りつける。

memo
甘みを加えたい場合は，はちみつ小さじ1/2〜1を一緒にミキサーに入れましょう。

すいかのスムージー (高松)

栄養価計算 (1杯分)	●エネルギー 119kcal	●たんぱく質 1.8g	●脂質 1.5g
	●炭水化物 27.8g	●カルシウム 46mg	●鉄 0.4mg

〈材料（グラス4杯分）〉
すいか……………………600g
バナナ……………1本（150g）
アーモンドミルク
　……カップ1と1/2（300mL）

〈作り方〉
❶すいかは薄切りにして種と皮をとり，冷凍しておく。
❷①，バナナ，アーモンドミルクをミキサーに入れ，なめらかになるまで混ぜる。

memo
イチゴ，レモン，キウイ，なし，りんごなど，ほかの果物でも作れます。
バナナの代わりに砂糖やはちみつを入れたり，アーモンドミルクの代わりに，豆乳や牛乳，ヨーグルトを使ったりすることもできます。
冷凍庫に入れ，シャーベットにもできます。

パンプキンプリン (西田)

| 栄養価計算 (1個分) | ●エネルギー 156kcal | ●たんぱく質 2.4g | ●脂質 2.6g |
| | ●炭水化物 31.7g | ●カルシウム 59mg | ●鉄 0.2mg |

大阪はびきの医療センターで行っている
アレルギー教室のレシピ

〈材料（2個分）〉

かぼちゃ ……………………… 70g
粉寒天 ………………………… 1g
水 …………… 大さじ 1 （15mL）
A
┌ アレルギー用ミルク ……29g
├ 水 … カップ 2/5 強（85mL）
└ 砂糖 ……… 小さじ 4 （12g）
B
┌ 砂糖 ……… 大さじ 2 （18g）
└ 水 ………… 小さじ 1 （5mL）
湯 …………… 大さじ 1 （15mL）

〈作り方〉

❶かぼちゃは皮をとって火が通りやすい大きさに切り，皮は飾り用に好みの形に切る。飾り用の皮も一緒に，軟らかくなるまで蒸す。

❷粉寒天は水大さじ 1 につけてふやかしておく。

❸ミキサーに①のかぼちゃ（皮以外）と A を入れて混ぜる。

❹③をこして鍋に入れ，②を加えて火にかけ，軽く煮立ったところで弱火にし，1 分程度加熱しながら寒天を溶かす。

❺プリンカップを水でぬらし，④を入れて冷蔵庫で冷やし固める。

❻B を耐熱皿に入れてなじませ，600W の電子レンジで 2 分 20 秒加熱する。

❼⑥が泡立って好みの色になったら，湯を分量の 2/3 加えてスプーンなどでゆっくり混ぜる。とろみが出るまで残りの湯を加え，カラメルシロップを作る。

❽⑤を型から外して器に盛りつけ，⑦をかけ，①のかぼちゃの皮を飾る。

memo

アレルギー用ミルクは既定の 2 倍の濃さに溶くので，カルシウムがたくさんとれます。ミルクは，患者にあったものを選びましょう（ここではミルフィーを使っています）。豆乳でも作れます。

甘酒とアーモンドミルクのプリン (高松)

| 栄養価計算 (1個分) | ●エネルギー 71kcal | ●たんぱく質 1.3g | ●脂質 0.8g |
| | ●炭水化物 15.9g | ●カルシウム 35mg | ●鉄 0.2mg |

〈材料（4個分）〉

甘酒（こしたもの）
……… カップ 4/5 （160g）程度
アーモンドミルク ……… カップ 1
（200g）
アガー ………………………… 6〜7g
オレンジ ……………………… 100g
はちみつ ………… 小さじ 1 （7g）

〈作り方〉

❶甘酒を鍋に入れ，ダマにならないようにアガーを少しずつ振り入れて泡立て器でよく混ぜる。

❷①にアーモンドミルクを加えて弱火にかけ，沸騰直前になったら火を止め，容器に分けて冷やし固める。

❸オレンジは粗くつぶしてはちみつで和え，②にのせる。

memo

アガーの代わりに，ゼラチン 5g を使えます。その場合は，甘酒とアーモンドミルクを沸騰させた後に火を止めて加え，溶かします。
オレンジの代わりに，果物ソースやジャムを使ってもよいでしょう。
果物に甘みが足りないときは，はちみつで和えるとまろやかになります。

マシュマロで作るココアムース風 (高松)

| 栄養価計算 (1個分) | ●エネルギー 99kcal | ●たんぱく質 2.6g | ●脂質 1.2g |
| | ●炭水化物 20.4g | ●カルシウム 10mg | ●鉄 0.8mg |

〈材料（小 4 個分）〉

マシュマロ（卵白不使用）…… 60g
豆乳（無調整）………… カップ 1
（200g）
ココア …………… 小さじ 1 （2g）
バナナ ………………………… 1 本
レモン汁 ……………………… 少々

〈作り方〉

❶耐熱容器にマシュマロと豆乳カップ 1/4 を入れ，600W の電子レンジで 40 秒〜1 分加熱する。

❷マシュマロが温まり膨らんできたら泡立て器で混ぜ，マシュマロを完全に溶かす。

❸②にココアを少しずつ加えて泡立て器で混ぜ込み，残りの豆乳（カップ 3/4）を加え，全体をよく混ぜあわせる。

❹容器に入れて 1 時間程度冷やす。薄切りにしてレモン汁をかけたバナナをのせる。

おやつ

ココナッツミルクゼリー （上野）

栄養価計算 （1個分）	●エネルギー 120kcal	●たんぱく質 0.9g	●脂質 8.0g
	●炭水化物 12.6g	●カルシウム 2mg	●鉄 0.3mg

〈材料（5個分）〉
ココナッツミルク………カップ1
　　　　　　　　　　　　（200g）
ライスミルク…カップ1（200g）
A ┌ 砂糖………小さじ5（15g）
　└ アガー………………………6g
フルーツソース……………適宜

〈作り方〉
❶ A を混ぜあわせ，鍋に入れる。
❷ ①をかき混ぜながらココナッツミルクとライスミルクを加える。
❸ ②を火にかけ，鍋の周りからフツフツしてきたら火を止め，プリンカップに流し入れて冷やし固める。
❹ ③を器に移し，お好みでフルーツソースをかける。

グレープフルーツゼリー （高松）

栄養価計算 （1個分）	●エネルギー 67kcal	●たんぱく質 1.5g	●脂質 0.1g
	●炭水化物 16.2g	●カルシウム 10mg	●鉄 0.0mg

〈材料（5個分）〉
グレープフルーツ……………1個
粉ゼラチン………大さじ1/2強
　　　　　　　　　　　　（5g）
A ┌ グラニュー糖…大さじ3〜5
　│　　　　　　（36〜60g）
　│ 水…………カップ1と3/4
　└　　　　　　（350mL）
レモン汁………………小さじ1

〈作り方〉
❶ グレープフルーツは皮をむき，房から出して2cm角程度に分ける。
❷ 鍋に A を入れ，煮溶かす。フツフツしたら火を止める。
❸ レモン汁を加え，粉ゼラチンを少しずつ振り入れてよく混ぜる。
❹ 容器に①を入れ，茶こしを使いながら③を注ぐ。
❺ 粗熱をとってから，冷凍庫で冷やし固める。

ティーゼリー （高松）

栄養価計算 （1個分）	●エネルギー 74kcal	●たんぱく質 2.0g	●脂質 2.0g
	●炭水化物 12.0g	●カルシウム 4mg	●鉄 0.0mg

〈材料（4個分）〉
紅茶…………ティーバッグ2つ
熱湯………カップ2（400mL）
砂糖……………大さじ5（45g）
粉ゼラチン…大さじ1強（10g）
水…………大さじ3（45mL）
レモンの輪切り……………4枚
豆乳入りホイップクリーム※
　………………小さじ1（5g）

〈作り方〉
❶ 粉ゼラチンは水にふり入れ，ふやかしておく。
❷ 紅茶は熱湯で濃いめにだし，熱いうちに砂糖と①を加えて溶かす。
❸ 粗熱がとれたら，水でぬらしたバットに流し入れ，冷蔵庫で冷やし固める。
❹ スプーンですくって器に盛り，レモンの輪切りを添え，豆乳入りホイップクリームをかける。

memo
豆乳入りホイップクリームは省略できます。

ジンジャークッキー （近藤）

栄養価計算 （5個分）	●エネルギー 134kcal	●たんぱく質 2.2g	●脂質 5.0g
	●炭水化物 20.2g	●カルシウム 6mg	●鉄 0.2mg

〈材料（約40個分）〉
A ┌ ライ麦粉…カップ2/3（80g）
　│ ホワイトソルガム粉
　│　　……カップ3/4（100g）
　└ 塩………小さじ1/3（2g）
なたね油………大さじ3（36g）
B ┌ しょうがのしぼり汁
　│　…小さじ1〜1.5（5〜7g）
　│ 三温糖またはきび砂糖
　│　………大さじ2（18g）
　│ りんごジュース……大さじ3
　│　　　　　　　　　（45g）
　└ 豆乳ヨーグルト…大さじ2（32g）

〈作り方〉
❶ ボウルに A を入れてよく混ぜ，なたね油を加えてなじませる。
❷ 別の容器で B を混ぜあわせて①に加え，生地をまとめる。
❸ ビニール袋に②を入れ，その上から麺棒で3〜4mm程度の厚さにのばす。ビニール袋からとり出し，型で抜く。
❹ 180℃に温めたオーブンで20分焼く。

memo
クリスマスの定番，固めの素朴なジンジャークッキーです。型抜きの時に竹串などで穴をあけ，焼きあがってからヒモを通すとクリスマスツリーの飾りとしても楽しめます。

ニコニコ雑穀ソフトクッキー（西田）

栄養価計算（2 個分）

●エネルギー　120kcal　●たんぱく質　2.2g　●脂質　1.9g
●炭水化物　24.2g　●カルシウム　12mg　●鉄　0.4mg

大阪はびきの医療センターで行っている
アレルギー教室のレシピ

〈材料（8 個分）〉

かぼちゃ ……………………150g

A
　ホワイトソルガム粉
　　………… 大さじ 5（50g）
　砂糖 …… 大さじ 1.5（13.5g）

なたね油 ……… 小さじ 1.5（6g）
ミニトマト …………… 小 12 個
干しぶどう ………………… 28 粒

〈作り方〉

❶ かぼちゃは種，皮をとり，適当な大きさに切って電子レンジで 3 分程度加熱し，マッシュする。

❷ ①に A を加え，なたね油を少しずつ加えながら，耳たぶより少し軟らかくなるまで混ぜる。

❸ ②の生地を 8 等分にして平たい円形に成形し，オーブンシートを敷いた天板に並べる。

❹ ミニトマトはヘタをとり半分に切る。干しぶどう 10 粒は半分に切る。

❺ 半分に切ったミニトマトは③の上に 3 つ並べ，鼻と両頬にする。干しぶどう 2 つを両目にする。半分に切った干しぶどうは口の形に 3 つ並べる。

❻ 180℃のオーブンで 15 分程度焼く。

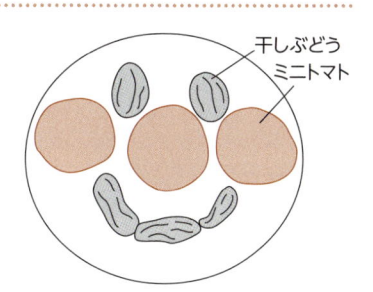

干しぶどう
ミニトマト

memo

ニコニコの顔は，子どもと自由に飾ってください。
干しぶどうはオイルコーティングしていないものを選びましょう。
ホワイトソルガム粉の代わりに，市販のお菓子ミックス粉＊でも作れます。

いりこクッキー（野間）

栄養価計算（1 枚分）

●エネルギー　45kcal　●たんぱく質　1.3g　●脂質　2.2g
●炭水化物　4.8g　●カルシウム　29mg　●鉄　0.3mg

〈材料（20 個分）〉

いりこの粉 ……… 大さじ 3（24g）

A
　オリーブ油 … 大さじ 3（36g）
　豆乳（無調整）……… 大さじ 3
　　　　　　　　　　　　（45g）
　きび砂糖 …… 大さじ 3（27g）

B
　きな粉 ……… 大さじ 3（18g）
　片栗粉 ……… 大さじ 3（27g）
　米粉（上新粉）……… 大さじ 5
　　　　　　　　　　　　（50g）

〈作り方〉

❶ ボウルに A を入れて混ぜあわせる。

❷ ①にいりこの粉と B を加えてよく混ぜあわせ，20 個の薄いクッキー形にのばす。

❸ 170℃のオーブンで 30 分程度，表面が色づくまで焼く。

memo

カルシウムの多い食材を選びました。3 枚で,牛乳カップ 1/3 強（80g）と同量のカルシウムが摂取できます。
できるだけ薄くのばすことで，軽い食感にできあがります。
大豆アレルギーがある場合は，豆乳を水に代えます。
いりこには，かにやえびが含まれることがあるため，甲殻類のアレルギーがある場合は注意が必要です。

いちごとココアのスノーボール（鉄穴森）

栄養価計算（2 個分）

●エネルギー　219kcal　●たんぱく質　3.1g　●脂質　11.8g
●炭水化物　25.5g　●カルシウム　71mg　●鉄　0.6mg

〈材料（6 〜 7 個分）〉

A
　米粉 ……… 大さじ 4（40g）
　アーモンドパウダー
　　… 大さじ 2 と 1/2（15g）
　ココア（またはいちごパウダー）
　　………… 小さじ 2（4g）
　ベーキングパウダー
　　……… 小さじ 1/2（2g）

ショートニング ……………… 20g
カルシウム糖 ………… 大さじ 3
かぼちゃの種 ………… 大さじ 1
粉砂糖 ……………………… 適宜

〈作り方〉

❶ A はあわせてふるう。かぼちゃの種は，細かく砕いておく。

❷ ボウルに，軟らかくしたショートニングを入れて泡立て器ですり混ぜ，カルシウム糖を少しずつ加えてさらにすり混ぜる。①を加え，ゴムべらでさっくりと混ぜる。

❸ ②をピンポン玉の大きさに丸め，170℃のオーブンで 15 分程度焼く。

❹ 焼き上がったら，粉砂糖をまぶしつける（p.69 写真）。

memo

かぼちゃの種には，食物繊維やミネラルが豊富に含まれています。その中でマグネシウムは，カルシウムの吸収を助ける働きがあり，このスノーボールでは，その 2 つの栄養素が同時にとれます。

おやつ

さつまいもバー （高松）

栄養価計算（2本分）	●エネルギー　138kcal	●たんぱく質　1.7g	●脂質　7.8g
	●炭水化物　16.1g	●カルシウム　25mg	●鉄　0.4mg

〈材料（10本分）〉
さつまいも…中約1/4本（60g）
砂糖……………大さじ2（18g）
A
　片栗粉…カップ1/3強（45g）
　アーモンドパウダー
　　……カップ1/2強（40g）
　油…大さじ1と1/2弱（15g）

〈作り方〉
❶さつまいもは皮をむいて茹で，裏ごしする。
❷①に砂糖を加えて練りあわせ，あわせたAを加えてさらに練って棒状にする。
❸160℃のオーブンで15分焼く。

キャロブ粉のトリュフ （鉄穴森）

栄養価計算（3個分）	●エネルギー　107kcal	●たんぱく質　1.6g	●脂質　1.0g
	●炭水化物　23.3g	●カルシウム　27mg	●鉄　0.6mg

〈材料（2cm大8個）〉
さといも（皮むき）…………100g
さつまいも（皮むき）………30g
コーンフレーク（無糖）……10g
A
　キャロブ粉
　　……小さじ2と1/2（5g）
　メープルシロップ
　　…………大さじ1（18g）
　てんさい糖………大さじ1（9g）
　アレルギー用ミルク
　　…………小さじ1（1g）
　ラム酒…………………適宜
飾り（ココナッツロング，きなこ，シナモンパウダー）…適宜

〈作り方〉
❶コーンフレークをビニール袋に入れ，揉むようにして細かく砕く。
❷さといもとさつまいもは皮をよく洗い，蒸し器か電子レンジで串がスッと通るまで加熱する。
❸②がなるべく熱いうちに手で皮をむいてボウルに入れ，①とAを加えてよく混ぜる。
❹丸く成形して，冷蔵庫で1時間程度冷やして落ち着かせる。
❺手で形を整えるようにして，飾り用のパウダー類をまぶす（p.69写真）。

memo
成形した直後はコーンフレークの固さが残っているので，冷蔵庫に入れて時間をおき，落ち着かせます。
ココアが食べられる場合は，お好みでキャロブ粉にココアを混ぜて仕上げると風味がよくなります。
メープルシロップがない場合は，てんさい糖を大さじ2に増やします。
シナモンパウダーやラム酒などで生地に香りづけすると，風味よく仕上がります。

米粉とお豆腐のまんまるドーナッツ （鉄穴森）

栄養価計算（2個分）	●エネルギー　157kcal	●たんぱく質　2.1g	●脂質　2.7g
	●炭水化物　28.9g	●カルシウム　36mg	●鉄　0.1mg

〈材料（約10個分）〉
A
　米粉……カップ3/4（100g）
　ベーキングパウダー
　　…………大さじ1/2（6g）
　かぼちゃパウダー
　　…………小さじ2（3g）
絹ごし豆腐…………………80g
B
　てんさい糖…カップ1/2弱（60g）
　塩………………ひとつまみ
　なたね油……小さじ2と1/2（10g）
粉砂糖…………………………適宜

〈作り方〉
❶ボウルにAを入れ，泡立て器でダマがなくなるまで混ぜる。
❷別のボウルに絹ごし豆腐を入れて，泡立て器でクリーム状になるまで混ぜる。Bを加えて，均一になるまでよく混ぜる。
❸②に①を加え，泡立て器で混ぜあわせる。スプーンでとるか，手で丸めて，熱した油で揚げる。
❸粉砂糖をまぶす。

memo
きな粉ときび砂糖を1：1で混ぜてまぶしたり，表面にはちみつをぬり，ココナツファインをまぶしたりしてもよいでしょう。

いちご大福 (高松)

| 栄養価計算 (2 個分) | ●エネルギー 204kcal | ●たんぱく質 4.3g | ●脂質 0.4g |
| | ●炭水化物 45.4g | ●カルシウム 13mg | ●鉄 1.1mg |

〈材料（8 個分）〉

A
- 白玉粉 ………… カップ1 弱 (100g)
- 砂糖 …… 大さじ 5 と 1/2 強 (50g)

水 ……… カップ 3/5（120mL）
いちご ………………… 8 個
こしあん ……………… 100g
片栗粉 ………… 大さじ 2（18g）

〈作り方〉

❶ こしあんは 8 等分にして，円盤状に成形する。

❷ いちごは洗ってヘタをとり，キッチンペーパーで水気を拭きとって，①で包む。

❸ ボウルに A を入れる。水を少しずつ入れながら，ダマがなくなるまでよく混ぜる。

❹ ③にラップをかけ，全体に火が通り，粘りが出て粉っぽさがなくなるまで，600W の電子レンジで加熱する。均一に火が通るように，最初は 2 分，後は 20 秒ごとにとり出し，へらで混ぜる（生地全体が膨らんで，つやのある不透明な生地になる 4 分程度が目安）。

❺ かたくり粉を広げたバットに，④を入れ，片栗粉をまぶす。

❻ 生地を 8 等分にして丸めて円盤状にし，①をのせて②を包む。

じゃがいものみたらし団子 (上野)

| 栄養価計算 (5 個分) | ●エネルギー 103kcal | ●たんぱく質 1.3g | ●脂質 1.0g |
| | ●炭水化物 22.1g | ●カルシウム 4mg | ●鉄 0.3mg |

〈材料（10 個分）〉

じゃがいも …… 中 1 個（110g）
片栗粉 ………… 大さじ 1 と 2/3 (15g)
サラダ油 ……………… 少々

A
- しょうゆ …… 小さじ 2（12g）
- 砂糖 …… 大さじ 1 強（10g）
- 水 ……… 小さじ 4（20mL）
- 片栗粉 …… 小さじ 2/3（2g）

〈作り方〉

❶ じゃがいもは皮をむき，適当な大きさに切る。茹でてつぶし，冷ましておく。

❷ ①に片栗粉大さじ 1 と 2/3 を加えてよくこね，10 等分し，円盤形に丸め，サラダ油をひいたフライパンで両面をこんがり焼く。

❸ A をあわせ，②のフライパンに入れて弱火で手早くからめる。

じゃがいものお焼き (野間)

| 栄養価計算 (1 人分) | ●エネルギー 209kcal | ●たんぱく質 2.5g | ●脂質 8.2g |
| | ●炭水化物 31.8g | ●カルシウム 13mg | ●鉄 0.7mg |

〈材料〉

ピーマン ………………… 1/2 個
にんじん ………………… 1/6 本
じゃがいも ……………… 1 個

A
- 片栗粉 ……… 小さじ 2（6g）
- 塩 …………………… 少々

ごま油 …………… 小さじ 2（8g）
しょうゆ ………………… 適宜

〈作り方〉

❶ ピーマンとにんじんは，みじん切りにする。

❷ じゃがいもは皮をむいてすりおろす（水にさらさない）。

❸ ①，②，A を混ぜあわせ，ごま油を熱したフライパンに一口大に広げて焼く。

❹ 両面に焼き色がついたら器に盛り，お好みでしょうゆをつける。

memo

シンプルですが人気のおやつです。ちょっと苦手なピーマンもおいしく食べられます。
ホットプレートを使えば，子どもと一緒に調理できます。
じゃがいもから出てくる水分も一緒に使うことが調理のポイントです。

おやつ

夏野菜のヘルシー葛まんじゅう (鉄穴森)

栄養価計算 (1個分)	●エネルギー　101kcal	●たんぱく質　2.1g	●脂質　0.1g
	●炭水化物　23.1g	●カルシウム　11mg	●鉄　0.6mg

〈材料（枝豆あん，かぼちゃあん各4個分）〉

くず粉 …………………………40g
水 …………… カップ1（200mL）
グラニュー糖 ……… カップ1/3
　　　　　　　　　　　　（60g）
●枝豆あん
枝豆（実）………………………60g
　　（さやつきの場合は120g）
A ┌ てんさい糖
　│　 …… 大さじ2と2/3（24g）
　└ 水 ……… 大さじ2（30mL）
●かぼちゃあん
かぼちゃ（皮除く）………… 100g
B ┌ てんさい糖
　│　 ……… 大さじ1（9g）〜
　└ 塩 ……………… ひとつまみ

〈作り方〉

●枝豆あん
❶枝豆を軟らかくなるまで茹で，薄皮をとり，裏ごしする。
❷小鍋に A を入れて火にかけ，てんさい糖が溶けたら，①を加え，団子状の固さになるまで水分をとばす。
❸②を4等分して，丸める。
●かぼちゃあん
❹かぼちゃを軟らかくなるまで茹でて，熱いうちに裏ごしする。
❺④に B を加えて混ぜ，4等分して丸める。
　　　　　　　＊
❻ボウルにくず粉を入れ，水カップ1を少しずつ加えて溶かしながらよく混ぜ，こす。
❼⑥を鍋に入れ，グラニュー糖を加えてから火にかけ，木べらで混ぜながらグラニュー糖を溶かす。
❽全体が半透明ののり状になるまで，混ぜながら練りあげる。
❾ボウルに水をはり，⑧を1/8量ずつスプーンですくって入れる。
❿⑨の生地を1つずつ広げて，③，⑤のあん玉を1つずつ包み込む。1つずつラップで包む。
⓫蒸し器にぬれぶきんを敷いて⑩をラップをつけたまま並べ，くずが透きとおるまで，中火で2〜3分蒸す。
⓬室温において冷ましてから，ラップを外す（p.69写真）。

ミニおやき (近藤)

栄養価計算 (1人分)	●エネルギー　108kcal	●たんぱく質　1.7g	●脂質　2.7g
	●炭水化物　18.9g	●カルシウム　6mg	●鉄　0.3mg

〈材料（2人分）〉

さといも ………………………100g
米粉 ………………… 大さじ2（20g）
コーンフレーク（無糖または加糖）…………………………10g
油 ………………………………適宜

〈作り方〉

❶コーンフレークを細かくくだいておく。
❷さといもは5mm厚さに切り，茹でる。
❸②の粗熱がとれたら水気をきり，すりばちかフードプロセッサー等ですりつぶす。
❹③と米粉を混ぜあわせ，①を加えてざっくりと混ぜる。
❺フライパンかホットプレートに油を薄くひき，④を500円玉程度の大きさに広げて焼く。
❻カリッと香ばしく焼けたら裏返し，フライ返しなどでおさえて平たくし，もう片面もよく焼く。

memo

できたてでも，冷めてからでも，香ばしく食べられます。
さといもはエネルギー量も低く，いろいろなメニューに利用したい野菜です。
コーン10gを入れると甘みが増し，風味もよくなります。

おやつお好み焼き (四竈)

栄養価計算 (1人分)	●エネルギー　53kcal	●たんぱく質　1.4g	●脂質　3.1g
	●炭水化物　7.1g	●カルシウム　91mg	●鉄　3.4mg

〈材料〉

米粉 ………………… 大さじ2（20g）
長いも ……………………………10g
水 ………… カップ1/5（40mL）
かつおだし（顆粒）…… 小さじ1/6（0.5g）
キャベツ ……………………… 1枚
小ねぎ ………………………… 1/3本
豚もも薄切り肉 ………………20g
桜えび（乾）……………………2g
油 ………………………………適宜
中濃ソース※ …………………適宜
青のり …………………………適宜
マヨネーズ風調味料※ ………適宜
かつお節 ………………………適宜

〈作り方〉

❶キャベツはせん切りに，小ねぎは小口切りにする。豚もも薄切り肉は一口大に切る。
❷長いもは皮をむいてすりおろす。
❸米粉に水を少しずつ加えて混ぜる。かつおだしと②を加えて混ぜあわせ，タネを作る。
❹③に①と桜えびを加えてよく混ぜる。
❺フライパンを熱し，油をひいて④を焼く。
❻お好みでソース，青のり，マヨネーズ風調味料，かつお節をかける。

memo

桜えびで香ばしくなり，カルシウム摂取量も増えます。

チュイール _{（高松）}

栄養価計算 （3 枚分）	●エネルギー 149kcal	●たんぱく質 2.1g	●脂質 10.5g
	●炭水化物 13.9g	●カルシウム 32mg	●鉄 0.6mg

〈材料（12 枚分）〉
ココナッツ（ロング）
　　………… カップ 1/2（40g）
アーモンド（薄切り）
　　………… カップ 1/2（30g）
メープルシロップ……… 大さじ 3
　　　　　　　　　　　（54g）

〈作り方〉
❶ココナッツとメープルシロップ
　をボウルに入れ，ゴムべらでよ
　く混ぜる。
❷アーモンドを混ぜ込んで 5 分
　くらいおく。

❸②をスプーンですくってクッキ
　ングシートに丸く薄く広げる。
❹150℃のオーブンで 15 分焼く。
　冷ましてから取り出す。

スイートポテト _{（青木）}

栄養価計算 （1 人分）	●エネルギー 93kcal	●たんぱく質 0.6g	●脂質 0.1g
	●炭水化物 22.8g	●カルシウム 19mg	●鉄 0.3mg

〈材料（4 人分）〉
さつまいも………………… 200g
りんご……………………… 80g
A ［ 砂糖 … 大さじ 1 と 2/3（15g）
　　水 … カップ 3/4 弱（140mL）

〈作り方〉
❶さつまいもは皮をむき，大きめ
　の乱切りにして水にさらす。
❷りんごは皮をむき，大きめに切
　る。
❸鍋に①と②を入れ，**A** を加え
　て煮る。軟らかくなったらマッ
　シャーでつぶし，4 等分する。
❹ラップを手の平に広げ，③をの
　せて半月型（図参照）に握る。
❺160℃のオーブンで 12 〜 13 分,
　少し焦げめがつく程度に焼く。

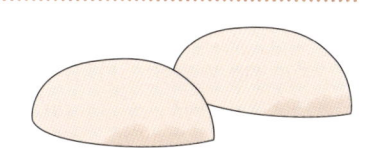

memo

さつまいもにりんごを加えること
で，酸味が加わりさっぱりした味わ
いになります。

甘さを抑えたクレープ生地 _{（高松）}

栄養価計算 （1 枚分）	●エネルギー 79kcal	●たんぱく質 1.4g	●脂質 0.6g
	●炭水化物 16.3g	●カルシウム 9mg	●鉄 0.2mg

〈材料（2 枚分）〉
米粉…………… 大さじ 3（30g）
メープルシロップ
　… 小さじ 1 と 1/2（10g 弱）
豆乳 ………… 大さじ 2（30mL）

〈作り方〉
❶材料をすべてボウルに入れ，泡
　立て器でよく混ぜる。
❷テフロン加工のフライパンを中
　火に熱して①を流し入れ，お玉
　の背で薄くのばす。1 〜 2 分で
　裏返して取り出す。
❸乾かないようにラップをかけて
　おく。

memo

バニラアイスクリームやホイップク
リーム，果物，チョコレートシロッ
プなど，使えるもので飾りつけま
しょう。

おやつ

米粉ブラウニー (西田)

栄養価計算 (1人分)	●エネルギー 239kcal	●たんぱく質 1.9g	●脂質 8.9g
	●炭水化物 38.0g	●カルシウム 5mg	●鉄 0.4mg

大阪はびきの医療センターで行っている
アレルギー教室のレシピ

〈材料（6人分：13 × 17cm 型 1台）〉

A
- 米粉………カップ1と1/8 (150g)
- ココアパウダー……小さじ5 (10g)
- 重曹………小さじ1/2 (2g)
- 砂糖…カップ2/3弱 (80g)

B
- りんごジュース………180g
- なたね油……カップ1/3弱 (50g)

お好みの果物（いちご，りんご，メロンなど）……………適宜
粉砂糖…………………………適宜

〈作り方〉

❶ボウルにAを入れ，よく混ぜる。

❷別のボウルにBを入れて泡立て器で混ぜ，①に加えて粉っぽさがなくなる程度に軽く混ぜる。

❸アルミホイルで四角い型を作り，底にクッキングシートを敷く。

❹オーブンの天板に③をおき，②を流し込む。底をたたいて空気を抜く。

❺160℃のオーブンで17分程度焼く。竹串を刺してみて，生地がついてこなければ焼き上がり。

❻粗熱がとれたら型を外し，切り分けて果物や粉砂糖で飾る。

memo

アルミカップに入れて焼くこともできます。この場合，加熱時間は少しだけ短くなります。
豆乳ホイップを添えると，よりケーキらしくなります。

バナナのパンケーキ (高松)

栄養価計算 (2枚分)	●エネルギー 134kcal	●たんぱく質 2.0g	●脂質 4.0g
	●炭水化物 22.0g	●カルシウム 28mg	●鉄 0.2mg

〈材料（直径6cm5〜6枚分）〉

バナナ（よく熟したもの）…1本 (80〜90g)
レモン汁……小さじ1/2 (2.5g)

A
- 米粉…大さじ4〜4と1/3 (40〜45g，バナナの半分量)
- ベーキングパウダー ………小さじ1/2 (2g)
- マーガリン※……………10g
- 豆乳 …大さじ2と2/3 (40g) (バナナの固さにより調節)

季節の果物…………………適宜
粉砂糖…………………………適宜

〈作り方〉

❶ボウルにバナナを入れてトロトロになるまでつぶし，レモン汁をかけておく。

❷①にAを加えて手早く混ぜる。フライパンを温めておく。

❸フライパンをいったん火から離し，②の生地を流し入れる。再び火にかけ，片面を2〜3分ずつ焼く。

❹季節の果物と粉砂糖で飾る。

memo

レモン汁はかぼすや酢で代用できます。
マーガリンはサラダ油で代用できます。その場合は豆乳を減らしてください。
豆乳はココナッツミルクで代用できます。
甘さを足したい場合は，Aに砂糖を加えましょう。

コーン蒸しパン (高松)

栄養価計算 (1個分)	●エネルギー 76kcal	●たんぱく質 1.1g	●脂質 1.2g
	●炭水化物 14.8g	●カルシウム 30mg	●鉄 0.2mg

〈材料（5cmのお弁当カップ3〜4個分）〉

A
- 水………大さじ5 (75mL)
- 油…………小さじ1 (4g)

B
- 米粉………大さじ5 (50g)
- 黒砂糖………大さじ1 (9g)

C
- ベーキングパウダー ………小さじ1 (4g)
- コーン（缶）……大さじ3 (50g)
- レモン汁……小さじ1 (5g)

〈作り方〉

❶Aをボウルに入れ，白くもったりするまでよく混ぜる。

❷Bを加え，泡立て器で，なめらかになり，つやが出るまでよく混ぜる。

❸Cを加えてすばやく混ぜあわせ，耐熱カップに入れる。

❹蒸し器に並べ，強火で12分程度加熱する（電子レンジなら，500Wで2分20〜30秒）。

memo

水の代わりに，豆乳，アーモンドミルク，ココナッツミルクを使ってもおいしくできます。
黒砂糖がなければ，他の砂糖でも作れます。
加熱後は，蒸気でべたつかないように取り出しておきましょう。

フルーツタルト (鉄穴森)

栄養価計算（1人分）
●エネルギー 208kcal ●たんぱく質 2.3g ●脂質 9.8g
●炭水化物 26.5g ●カルシウム 13mg ●鉄 0.5mg

〈材料（6人分：15cm底取タルト型1台分）〉

A
- 玄米粉………カップ1/2強（70g）
- きなこ………大さじ1と1/2（10g）
- かぼちゃパウダー………5g

B
- 米油………大さじ3と1/3（40g）
- メープルシロップ………25g
- 豆乳………小さじ2（10g）
- 塩………ひとつまみ

C
- 豆乳……カップ1強（120g）
- かぼちゃマッシュ………20g
- てんさい糖……大さじ3と1/3（30g）
- コーンスターチ……大さじ1と1/3（8g）
- 粉寒天………小1/4
- 塩………ひとつまみ
- 米油……大さじ1強（13g）
- バニラビーンズ…1/2本分

お好みの果物…………適宜

D
- はちみつ………大さじ1強（25g）
- 水……カップ1/2（100mL）
- 粉寒天…………小さじ1/3

〈作り方〉

❶ **A**をボウルに入れ，泡立て器でダマがなくなるまでよく混ぜる。別のボウルに**B**を入れ，泡立て器でよく混ぜる。

❷ **B**に**A**を入れて泡立て器で全体を軽く混ぜあわせ，ゴムベラに持ちかえてすり混ぜるようにして，ひとまとまりになるまで混ぜる。

❸ ②の生地をラップではさんで3〜4mmの厚さにのばして型に敷きこみ，フォークで穴をあける。160℃のオーブンで20分程度焼く。

❹ **C**のカスタード風クリームの材料をすべて鍋に入れて撹拌する（粉類を先に混ぜあわせて，それを豆乳，かぼちゃマッシュで少しずつのばすとダマになりにくい）。とろみがついてつやが出てくるまで加熱し，③のタルト台に流し入れて平らにする。

❺ ④の粗熱がとれて表面が固まったら，お好みの果物を並べる。**D**を小鍋に入れてよく混ぜながら1〜2分沸騰させ，粗熱がとれたら果物の上にはけで塗り，つやを出す（p.69写真）。

> **memo**
> 玄米粉の代わりに同量の製菓用米粉，バニラビーンズの代わりにバニラエクストラクト小さじ1/2が使えます。
> 時間がたつと，タルト生地がクリームの水分を吸って，サクサク感がなくなっていきます。タルト生地がサクサクでおいしい当日中に食べましょう。

混ぜるだけ・簡単ムースケーキ (鉄穴森)

栄養価計算（1人分）
●エネルギー 80kcal ●たんぱく質 1.2g ●脂質 3.8g
●炭水化物 10.3g ●カルシウム 9mg ●鉄 0.2mg

〈材料（8人分：直径15cmのセルクル型1台）〉

コーンフレーク………20g
マーガリン※………10g

A
- アレルギー用ミルク………1袋（7g強）
- 水………大さじ4（60mL）
- 粉寒天…………1本（2g）
- 砂糖……大さじ4弱（35g）

B
- 豆乳ホイップクリーム………カップ1/5（40g）
- 豆乳ヨーグルト…………大さじ5（80g）
- 絹ごし豆腐………60g
- レモン汁……小さじ1（5g）

C
- 冷凍ミックスベリー……30g
- 水……カップ1/4（50mL）
- 砂糖………大さじ2（18g）

洋酒（キルシュ）………1〜2滴

〈作り方〉

❶ **B**の絹ごし豆腐は水を切っておく。

❷ コーンフレークは細かく砕き，マーガリンは溶かす。

❸ ②を混ぜあわせ，皿にのせた型の底に敷きつめる。

❹ 小鍋に**A**を入れて火にかけ，混ぜながら煮溶かす。

❺ ④と**B**をミキサーに入れてしっかり撹拌し，③の上に流し入れる。冷蔵庫に入れて2時間程度冷やし固める。

❻ 小鍋に**C**を入れてさっと煮溶かし，最後に洋酒を振り入れて混ぜ，味をなじませてからザルにあげて水気をきる。

❼ ⑤の型の周りを温かいふきんなどで包んでから，型を外す。⑥をトッピングする。

> **memo**
> 取り出したケーキの表面に，砂糖水に寒天少々を加えて煮溶かした寒天液をぬると，見栄えがよくなります。果物は生のものや，冷凍のブルーベリーをのせてもおいしいです。

ケーキミックスを使ったカップケーキ （高松）

栄養価計算（1個分）	●エネルギー 220kcal	●たんぱく質 1.5g	●脂質 8.6g
	●炭水化物 33.4g	●カルシウム 0mg	●鉄 0.0mg

〈材料（200mL カップ 3 個分）〉
ケーキミックス※……1 袋（120g）
水……カップ 1/2 弱（110mL）
油……………大さじ 1 と 2/3 〜
　　　　　大さじ 2 と 1/2（25g）
ドライフルーツ，ナッツなど
………………………適宜

〈作り方〉
❶材料すべてをよくかき混ぜ，カップケーキ用のカップの半分くらいまで，分けて入れる。
❷180℃のオーブンで，20 分程度焼く。竹串を刺してみて火が通っていないときは，電子レンジで加熱して仕上げる。

memo
マミーズキッチンシリーズ（アレルギー生活改善総合研究所）のおこめのケーキミックス粉を使っています。
オーブンを使わず，500W の電子レンジで 2 分 30 秒〜 3 分加熱して作ることもできます。

焼くだけバナナパウンドケーキ （鉄穴森）

栄養価計算（1人分）	●エネルギー 106kcal	●たんぱく質 1.9g	●脂質 1.4g
	●炭水化物 21.5g	●カルシウム 162mg	●鉄 0.1mg

〈材料（6 人分・20 × 7 × 11cm のパウンド型 1 本）〉
バナナ………………………1 本
りんご酢…大さじ 1 と 1/3（20g）

A
米粉………大さじ 8（80g）
ホワイトソルガム粉
………大さじ 4（40g）
コーンスターチ
…大さじ 6 と 1/2 強（40g）
ベーキングパウダー
…………小さじ 1 強（5g）
重曹…小さじ 1 と 1/2（6g）

B
マーガリン※…………30g
はちみつ
…大さじ 1 と 1/2 弱（30g）
豆乳（無調整）…カップ 1/2 強（110g）

〈作り方〉
❶A をあわせてふるっておく。
❷パウンド型に，マーガリン（分量外）をぬっておく。
❸バナナをフォークでピュレ状につぶし，りんご酢を加えて混ぜる。
❹B をボウルに入れ，泡立て器でよくすり混ぜる。
❺④に①，③，豆乳を加えてゴムべらでよく混ぜる。
❻⑤を②のパウンド型に入れ，180℃のオーブンで 40 〜 45 分焼く。
❼網の上にとり出し，すぐに網ごとラップなどでおおって，水分をケーキ全体に含ませる。

memo
米粉は，パンに適した配合のマイベイクフラワー（サラ秋田白神）を使用しています。

パティシエのデコレーションケーキ （高松）

栄養価計算（1人分）	●エネルギー 467kcal	●たんぱく質 5.0g	●脂質 32.0g
	●炭水化物 41.0g	●カルシウム 88mg	●鉄 1.0mg

栄養士食物アレルギー研究会（大分）研修会のレシピ

〈材料（4 人分・4 号（12cm）サイズ 1 台）〉

A
米粉………大さじ 6（60g）
アーモンドパウダー
………カップ 2/3 強（50g）
ベーキングパウダー（アルミニウムフリー）
…………小さじ 2（8g）

B
豆乳…カップ 1/2 弱（100g）
シロップ*……………60g
なたね油……大さじ 3 と 1/3（40g）

豆乳入りホイップクリーム※
………カップ 3/4（150mL）
グラニュー糖……大さじ 1 と 2/3（20g）

ゼラチン………………2 〜 3g
水……………大さじ 2（30mL）
飾り用の果物（缶）………適宜
*シロップ：水 100mL に砂糖 122g を溶かす。

〈作り方〉
❶ボウルに B を入れてよく混ぜる。
❷別のボウルに A を入れて混ぜ，①に加えてよく混ぜあわせる。
❸紙を敷いた型に流し，180℃のオーブンで 20 〜 25 分，竹串を刺して生地がつかない程度に焼く。
❹粗熱が取れたら型を外して，冷ます。
❺ゼラチンに水を加え，湯煎で溶かす。
❻豆乳入りホイップクリームにグラニュー糖を加えて七分立てにし，⑤を加えて手早く混ぜて仕上げ，果物とともに④に飾りつける。

memo
アーモンドパウダーを使わない場合は，同量の米粉で代用できます（米粉は合計 110g になります）。
米粉は福森シトギ（こめの香，グリコ製）を使用しています。
ベーキングパウダーは，アルミフリーのものでなくても作れますが，苦味が強くなります。
豆乳入りホイップクリームは泡立てなくてもよいです。その場合は，分離したり，偏ったりしないようによく混ぜてください。

その他

かつおのだし汁 (青木)

〈材料〉
昆布 ………………………… 5g
削りかつお節 ……………… 30g
水 ……カップ2と1/2 (500mL)

〈作り方〉
❶鍋に昆布と水を入れ，火にかける。
❷沸騰直前になったら，昆布を引きあげ，削りかつお節を加えてひと煮立ちさせ，すぐに火を止める。
❸削りかつお節が沈んでから1分程度おき，浮いたアクをとる。
❹目の細かい布でこす。

memo

最後にこすのは基本です。手をぬいてしまいがちですが，ぜひやってみてください。
だしをとったかつお節と昆布を細かく切り，酒大さじ1/2，みりん大さじ1/2，しょうゆ大さじ1と1/2を加えて炒り煮すると，ふりかけになります。

冷麦のつけつゆ (青木)

〈材料〉
かつおのだし汁 ……… カップ2 (400mL)
しょうゆ ……… 大さじ5 (90g)
みりん ………… 大さじ4 (72g)

〈作り方〉
❶材料すべてを鍋に入れてひと煮立ちさせ，冷ます。

memo

冷麦は薬味や具材をいろいろ使うと，さらにおいしくなります。あさつき，青じそ，しょうがのしぼり汁，オクラ，きゅうり，しいたけの甘辛煮，ごま（食べられない方は気をつけてください）など，試してみましょう。
小麦使用の麺を使えない場合は，雑穀の麺（きびめん，ひえめん）を使いましょう。きびめん等の茹で方は，麺のパッケージに記載されています。

その他

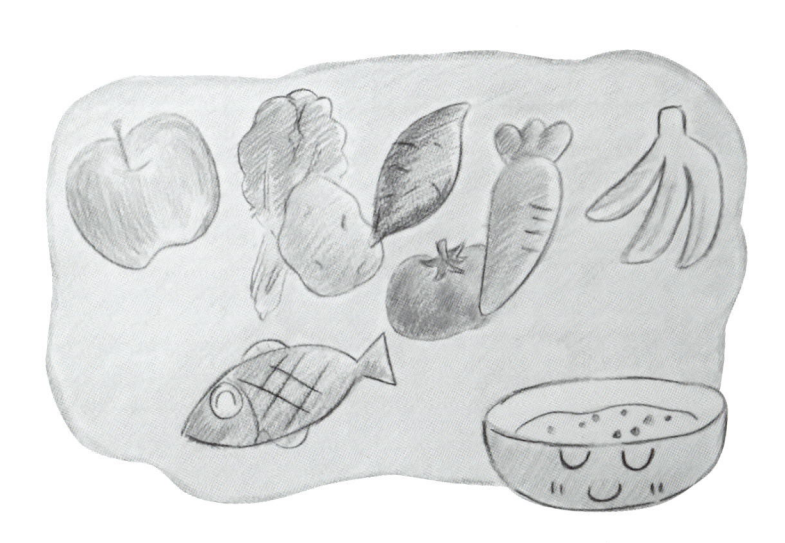

加工食品の利用

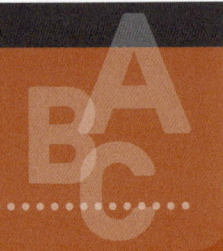

❶ はじめに

　食物アレルギー対応の加工食品は，以前は通信販売等での購入が主流でした。最近では，大手企業を中心に様々な商品が発売され，全国のスーパーマーケットで購入可能になってきています。なお，デパートやスーパーマーケットの惣菜売り場，パン・菓子店，ファストフード店，持ち帰り弁当店，祭りの露天販売など，直接店員から提供される加工食品については，特定原材料が含まれていても，アレルギー表示をする義務はありません。

　食物アレルギーは，個人によって原因となる食物や症状の程度が異なります。加工食品の選択は主治医に相談のうえ，患児の症状に応じて，初めて購入した製品は少量から試すなど，安全で適切な利用を心がけてください。

　表1に掲載する加工食品は，第1章（p.5〜），第2章（p.67〜）の料理の材料として使用できるもので，原材料に鶏卵，牛乳，小麦を不使用，かつ，これらのアレルギー表示（「○○を含む」または「○○由来」）が記載されていないものです（平成29（2017）年現在）。ただし，すべての製品がアレルギー対応を謳ったものではありません。原因食物が特定原材料以外で，パッケージ表示にない情報を得たい場合は，直接製造元へ問い合わせる必要があります。

　通常，加工食品は，製造者の都合で予告なく原材料を変えたり，配合を変えたりすることがあります。また，パッケージが同じであっても，規格が違うと成分が異なることがあります。過去に購入経験があっても，購入のたびに，必ず原材料やアレルギー表示の確認を行ってください。

❷ 加工食品の利用について気をつけること

1 アレルギー表示

　アレルギー表示制度は，アレルギー物質を含む食品（特定原材料等）について，消費者にわかりやすく情報提供するしくみです。国内に流通するすべての加工食品や食品添加物が対象です。

　アレルギー表示対象となるのは，原材料のたんぱく質量が数μg/g＝数ppm（百万分の1）以上含まれる場合です。非常にまれですが，数ppm未満の超微量で症状を誘発する最重症の患者の場合は注意を要します。

2 原因食物のコンタミネーション

　目的とする製品の原材料に原因食物が使われていなくても，同じ製造ラインで作られる別製品に原因食物が使用される場合や，工場内で同時に製造される製品中に原因食物が含まれている場合に

表 1 **お弁当に使える加工食品一覧**（鶏卵，乳・乳製品，小麦不使用）
すべての製品がアレルギー対応を謳ったものではありません。コンタミネーション対策の度合いにも違いがあるため，購入ごとに原材料やアレルギー表示等を確認しましょう。

	製品名	製造元（*販売者）	使用した弁当，単品の例
1	グルテンフリー 米粉パン・かぼちゃクリーム	アレルギー生活改善総合研究所	焼きそば風弁当 (p.16)
2	みんなの食卓 お米で作ったまあるいパン	東北日本ハム	酢豚弁当 (p.30)
3	みんなの食卓 米粉パン	東北日本ハム	トマトスープ弁当 (p.56)
4	こめの香 米粉パン用ミックス粉（グルテンフリー）	グリコ栄養食品	ししゃもフライ弁当 (p.60)
5	おこめのケーキミックス粉	アレルギー生活改善総合研究所	みそラーメン弁当 (p.32)
6	ゆきひかりのケーキミックス粉	アレルギー生活改善総合研究所	焼きそば風弁当 (p.16)
7	もぐもぐ工房の おこめのケーキミックス	アレルギーヘルスケア	マーボー豆腐弁当 (p.12)
8	おこめホットケーキミックス	辻安全食品	かき揚げ弁当 (p.20)
9	ホワイトソルガムのまるちミックス粉	中野産業	ふわふわ米粉食パン (p.73)
10	ホワイトソルガムのお菓子ミックス粉	中野産業	さくさく天ぷら（さつまいも）(p.91)
11	米パン粉	タイナイ	ハートのコロッケ弁当 (p.54)
12	グルテンフリーパスタ マカロニタイプ	大潟村あきたこまち生産者協会	ハヤシライス弁当 (p.40)
13	グルテンフリー やきそば	小林生麺	米粉麺の焼きそば (p.73)
14	ライスパスタ	ケンミン食品	ミートソースパスタ (p.75)
15	キッズマカロニ	大潟村あきたこまち生産者協会	米粉マカロニサラダ (p.93)
16	トップバリュ熊本県産米粉使用春巻きの皮	イオン*	米粉の春巻き (p.89)
17	みんなの食卓 ロースハム	東北日本ハム	冷麺弁当 (p.6)
18	森の薫り ロースハム	日本ハム	煮込みハンバーグ弁当 (p.8)
19	みんなの食卓 ミートボール	東北日本ハム	肉団子弁当 (p.64)
20	みんなの食卓 ベーコン	東北日本ハム	チャンポン弁当 (p.42)
21	CO・OPちくわ	日本生活協同組合連合会*	ミートスパゲティ弁当 (p.28)
22	活ちくわ	ニッスイ	いかのさらさ揚げと男爵うま煮弁当 (p.26)
23	新選 ちくわ	堀川	チキンライス弁当 (p.58)
24	HELLOKITTY かまぼこ	紀文食品	さんまの蒲焼き弁当 (p.14)
25	マロニー	マロニー	かき揚げ弁当 (p.20)
26	キユーピー エッグケア（卵不使用）	キユーピー	チキンライス弁当 (p.58)
27	日清マヨドレ	日清オイリオグループ	八宝菜弁当 (p.22)
28	やさしさブレンドウスターソース	イカリソース	あじのアングレーズ弁当 (p.46)
29	お好みソースあじわいやさしい	オタフクソース	ハヤシライス弁当 (p.40)
30	中濃ソース	イカリソース	ドライカレー (p.80)
31	中濃ソース	ブルドックソース	ハッシュドビーフ (p.81)
32	中濃ソース	カゴメ	おやつお好み焼き (p.104)
33	サラダクラブ 北海道コーン（クリーム）	キユーピー	鯛のクリームコーン焼き弁当 (p.52)
34	特定原材料7品目不使用 完熟トマトのハヤシライスソース	ハウス食品	ハヤシライス弁当 (p.40)
35	アンパンマン カレールゥ	永谷園	ドライカレー弁当 (p.38)
36	カレーの王子さま 顆粒（アレルギー特定原材料等27品目不使用）	エスビー食品	カレーピラフ弁当 (p.44)
37	1歳からのカレーソース	オタフクソース	ホタテのカレードリア (p.76)
38	カレー粉	エスビー食品	ドライカレー (p.80)
39	スープの王子さま 顆粒（アレルギー特定原材料等27品目不使用）	エスビー食品	クリームシチュー弁当 (p.10)
40	特定原材料7品目不使用 シチューミクス＜クリーム＞	ハウス食品	クリームシチュー弁当 (p.10)
41	アンパンマンミニパックミートソース ポーク	永谷園	ミートスパゲティ弁当 (p.28)
42	毎日カルシウム・ほんだし	味の素	鯛のクリームコーン焼き弁当 (p.52)
43	スープの素 塩（粉末）	辻安全食品	香りささみフライとぱりぱり皿うどん弁当 (p.24)
44	マギー アレルギー特定原材料等27品目不使用 無添加ブイヨン	ネスレ日本	煮込みハンバーグ弁当 (p.8)
45	MS 野菜コンソメスープの素	マルタ	ドライカレー弁当 (p.38)
46	マギー 無添加コンソメ	ネスレ日本	ドライカレー (p.80)
47	焼きだし	純正食品マルシマ	米粉麺の焼きそば (p.73)
48	ミルクのようにやさしいダイズ	大塚食品	鯛のクリームコーン焼き弁当 (p.52)
49	まめぴよ ココア味	マルサンアイ	ハートのコロッケ弁当 (p.54)
50	A-1ソフトマーガリン	ボーソー油脂	きのこいっぱい・キッシュ風 (p.76)
51	発酵豆乳入りマーガリン	創健社	バナナのパンケーキ (p.106)
52	乳製品を使っていない豆乳入りホイップ	スジャータめいらく	パティシエのデコレーションケーキ (p.108)

名　　称	菓子パン
原 材 料 名	小麦粉，砂糖，植物性油脂，パン酵母，○○，○○，○○……（原材料の一部に大豆を含む）
内　容　量	1個
消 費 期 限	裏面下部に記載
保 存 方 法	直射日光，高温多湿を避けて保存してください。
販　売　者	○○株式会社

本製品の製造ラインでは，落花生を使用した製品も製造しています。

図 1 食品表示例
注）下線部分：アレルギー表示，二重下線部分：注意喚起表示

は，予期せぬ混入（コンタミネーション）が起こることがあります。このように原材料には原因食物を含まないが，製造過程での混入が避けられない場合には，原材料表示の欄外に注意喚起表示を記載することがあります（**図1**）。

3 鶏卵，牛乳，小麦不使用の加工食品について

1 鶏卵不使用の加工食品

　鶏卵は，加熱すると凝固する力（熱凝固性），クリームのように水と油を均一に混ぜ合わせる力（乳化性），泡立つ力（気泡性），コクや着色などの高い調理性から，様々な加工食品に使用されています。ハンバーグやミートボール，ハムやベーコン，ウインナーなどの畜肉加工品（**表1**の⑰〜⑳，㊶）や，かまぼこやちくわなどの魚肉加工品（㉑〜㉔）に，肉のつなぎとして卵白が用いられていますが，最近は使用しない製品も増えてきました。また，鶏卵の乳化性を利用したマヨネーズは，油脂，酢，水あめ，増粘剤や野菜の色素などを材料にして，マヨネーズ風に仕上げた半固形状の調味料（㉖，㉗）で代用されています。

　鶏卵は良質のたんぱく質源です。鶏卵アレルギーの場合は，肉類や魚類でたんぱく質を補います。魚を利用する場合は，下処理が不要で，長期保存ができて利便性の高い，缶詰を活用するのもよいでしょう。さらに，特定原材料不使用の災害備蓄用の缶詰（味付き）も開発・販売されています。

　また，洋菓子には鶏卵が欠かせませんが，鶏卵を含まない生菓子のプリンやプリンの素，ホットケーキミックス粉などの製品が市販されるようになりました（小麦，乳成分は使用されているものがあります）。また，大手製菓企業が専用工場から通信販売する製品や，学校給食のデザート用として汎用されている製品もあります（**表2**）。

2 牛乳・乳製品不使用の加工食品

　飲料としての牛乳代替には，豆乳・豆乳加工品や，アレルギー用ミルクを使用できます。無調整

表 2　鶏卵不使用の加工食品例

	種類	名称	原材料	製造者 (*販売者)
菓子類	焼菓子	すこやかお米の恵み 焼きドーナツセット	マロン：豆乳加工品，マロンペースト，米粉，砂糖，植物油脂，でん粉，調製豆乳粉末，オリゴ糖，寒天，食塩／トレハロース，加工でん粉，乳化剤，膨張剤，糊料（アルギン酸エステル），塩化マグネシウム含有物，香料，（一部に大豆を含む）	タカキベーカリー*
	焼菓子 (冷凍)	フレンズスイーツ お米 de ガトーショコラ（業務用）	豆乳，砂糖，米粉，植物油，ココアパウダー，水溶性食物繊維，カカオマス，加工デンプン，膨脹剤，ピロリン酸第二鉄	日東ベスト
	米菓	やさしいハッピーターン	米（うるち米，もち米），植物油脂，でん粉，砂糖，たんぱく加水分解物，粉末油脂，加工でん粉，調味料（無機塩等），ヒマワリレシチン，トレハロース，香料，ポリグルタミン酸	亀田製菓
	ようかん	えいようかん	砂糖，生あん，水あめ，寒天	井村屋
缶詰	備蓄食品	防災備蓄缶6缶セット	つぶつぶコーンと10種類の野菜スープ：スイートコーン，かぼちゃ，オニオンソテー（玉ねぎ，大豆油），大豆，人参，レンコン，トマト，乾燥マッシュポテト，枝豆，上白糖，赤ピーマン，食塩，ブイヨン，増粘剤（加工でんぷん），酸化防止剤（ビタミンE）	黒潮町缶詰製作所

注）平成30（2018）年6月現在。原材料は予告なく変更されることがあるため，購入ごとに確認が必要。

豆乳では牛乳と同等のカルシウム量を摂取できませんが，豆乳飲料や調整豆乳の中には，カルシウムやビタミンDを添加したものがあります（㊽，㊾）。大豆アレルギーがある場合には，アーモンド飲料や米麹を発酵させた乳酸菌飲料なども，牛乳と同じ白色の飲料として利用できます。

　調味料では，シチューの素やコーンスープの素などは，バターや牛乳，小麦粉を用いずに，米粉や植物油脂，増粘剤などでコクやとろみをつけた製品が市販されています（㉞〜㊵）。また，コーンクリーム缶詰（㉝），マッシュポテトのフリーズドライ品などでも代用できます。また，和風だしやブイヨン，ソース類には，乳糖や小麦を含むことが多いですが，含まない製品を選ぶことで，食事準備の手間を減らすことができます（㉘〜㉚，㉜，㊷〜㊼）。

　乳製品の代替には，豆乳に植物性乳酸菌を作用させたヨーグルト風の発酵食品やマーガリン（㊿，㉛），大豆レシチンの乳化性を生かしたホイップクリーム（植物性脂肪食品）（㊾）があり，おやつ作りや洋菓子の飾り付けなどに活用できます（表3）。

3　小麦不使用の加工食品

　小麦粉・小麦製品の代替には，米粉，とうもろこし粉，雑穀粉を原料とする加工食品を用いることができます（表4）。

　近年，米の新しい製粉法が開発され，粉粒を細かくした「微細米粉」が市販されるようになりました。この微細米粉は，加水後も粘りが少なく，小麦粉に近い特性をもつため，パンや麺，洋菓子などに利用されています。

　一般的に小麦粉は，品種やたんぱく質量によって，強力粉，中力粉，薄力粉に分かれており用途が明確です。これに対し，微細米粉はこのような区別がなく，製粉法や原料米の品種によって製品の調理特性が異なります。そのため，同じレシピで調理をしても，吸水量や粘りの程度，生地の膨らみに違いがみられることがあります。微細米粉を使用する際には，パッケージに記載されている

表 3　牛乳・乳製品不使用の加工食品例

	種　類	名　称	原材料	製造者
飲料	大豆飲料	ミルクのようにやさしいダイズ	大豆粉（遺伝子組換えでない），水あめ，果糖ぶどう糖液糖，砂糖，植物油脂，海藻エキス，食塩，トマトエキス，カラメルソース，ビタミン K_2 含有食用油脂／乳酸 Ca，炭酸 Ca，乳化剤，安定剤（増粘多糖類），香料，酸化防止剤（ビタミン E），ビタミン D	大塚食品
発酵食品	はっ酵豆乳食品	豆乳グルト	豆乳	マルサンアイ
油脂類	マーガリン	発酵豆乳入りマーガリン	食用植物油脂，食用精製加工油脂，発酵豆乳，食塩，レシチン（大豆由来），酸化防止剤	創健社
	植物性脂肪食品	乳製品を使っていない豆乳入りホイップ	植物油脂，有機豆乳，糖類（オリゴ糖，マルトース，砂糖），乳化剤（大豆由来），安定剤（加工でん粉，カラギーナン），メタリン酸 Na，香料	スジャータめいらく

注）平成30（2018）年6月現在。原材料は予告なく変更されることがあるため，購入ごとに確認が必要。

表 4　小麦不使用の加工食品例

	種　類	名　称	原材料	製造者（*販売者）
麺　類	麺	米粉ウェーブラーメン	米粉，食酢，酒精，増粘剤（キサンタンガム，アルギン酸エステル），クチナシ色素，打粉（加工でん粉）	小林生麺
		有機グルテンフリー・スパゲッティ	有機とうもろこし粉，有機米粉	アルチェネロ
	餃子の皮	トップバリュ熊本県産米粉使用餃子の皮　小麦粉不使用	米粉，還元水あめ，植物油脂，加工でん粉，酒精，ソルビット，増粘剤（キサンタンガム，HPMC），pH調整剤	イオン*
粉　類	微細米粉	米の粉	うるち米	共立食品
	プレミックス粉	ホワイトソルガムのまるちミックス粉	ホワイトソルガム粉，ベーキングパウダー，増粘多糖類	中野産業
		グルテンフリーホットケーキミックス	玄米粉，でん粉，砂糖，デキストリン，食塩，加工でん粉，膨張剤，増粘剤（キサンタンガム），乳化剤	熊本製粉
	米生パン粉	米パン粉	米粉（うるち米），食用オリーブ油，三温糖，生イースト，食塩，トレハロース，pH調整剤（酢酸 Na），増粘剤（HPMC）	タイナイ

注）平成30（2018）年6月現在。原材料は予告なく変更されることがあるため，購入ごとに確認が必要。

「パン用」，「菓子用」，「料理用」などの表示を確認し，用途に合った微細米粉を選ぶとよいでしょう。

　他の加工品として，小麦成分を含まない米粉パン（①～③），ビーフンやフォー，米粉パンで作られた揚げ衣用のパン粉（⑪），プレミックス粉（④～⑩），とうもろこしを主材料としたパスタ，米粉で作られた餃子や春巻の皮（⑯）などがあります。プレミックス粉には，膨張剤（ベーキングパウダー，重曹など），生地の膨らみを安定させるでんぷん（片栗粉，コーンスターチ，タピオカ粉など），生地の保水と食感をよくする増粘多糖類（マメ科の植物の実から抽出したグァーガム，ローカストビーンガムなど）などが配合されています。これらに水，イーストや調味料などを加えて調理することで，小麦製品に近い仕上がりになります。

　ただし，米粉パン用ミックス粉の中には，生地を軟らかく仕上げるために小麦の主要アレルゲンであるグルテンを含むものがあるので，注意が必要です。

3章

....

食物アレルギーの知識

[1] 食物アレルギー の基礎知識

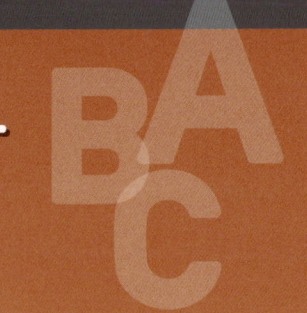

1　食物アレルギーとは

　食物アレルギーは，「食物によって引き起こされる抗原特異的な免疫学的機序を介して生体にとって不利益な症状が惹起される現象」と定義されています。本来，体にとって栄養になるはずの食物に対して，過剰に免疫反応が生じ，蕁麻疹，湿疹，咳嗽（がいそう），嘔吐・下痢などの症状が起こってしまいます。

2　体の中で何が起きているのか

　食物アレルギーの免疫学的機序には，主に IgE 抗体が関与しています。IgE 抗体には，原因物質と基本的に対の関係で反応する働きがあります。例えば，牛乳特異的 IgE 抗体は，牛乳抗原に対してのみ反応する性質をもっています。

　原因物質に対する IgE 抗体の反応は，原因食物に曝露されてから症状が２時間以内に現れることがほとんどで，この病態を**即時型反応**と言います。実際には，多くの食物アレルギー反応は30分程度で現れはじめます。

　またまれに２時間後以降に症状が誘発される食物アレルギー反応があります。これを，発症メカニズムによって**遅発型反応**，もしくは**遅延型反応**と呼びます。

3　様々な食物アレルギー

　食物アレルギーは，いくつかの病型に分類されます（**表3-1**）。このうち，圧倒的に多いのは前述した即時型です。即時型の特殊型として，食物依存性運動誘発アナフィラキシーと口腔アレルギー症候群があります。

《新生児・乳児消化管アレルギー》

　新生児期から乳児期早期に発症することが多く，主に牛乳が原因で，消化器症状が主体になります。症状は遅延型反応で，抗原に曝露されてから２時間後以降，なかには数日後に現れる場合もあります。嘔吐，下痢，血便を中心として，体重増加不良や発熱など，様々な症状が見られます。なかには大豆や米などで発症する例もあります。IgE 抗体は関与せず，抗原特異的Ｔリンパ球による反応と考えられています。一般的には，１歳で半数になり，２歳で９割前後が耐性を獲得する（治

表 3-1 食物アレルギーの臨床型分類

臨床型		発症年齢	頻度の高い食物	耐性獲得（寛解）	アナフィラキシーショックの可能性	食物アレルギーの機序
新生児・乳児消化管アレルギー		新生児期乳児期	牛乳（乳児用調製粉乳）	多くは寛解	（±）	主に非 IgE 依存性
食物アレルギーの関与する乳児アトピー性皮膚炎		乳児期	鶏卵，牛乳，小麦，大豆など	多くは寛解	（+）	主に IgE 依存性
即時型症状（蕁麻疹，アナフィラキシーなど）		乳児期〜成人期	乳児〜幼児：鶏卵，牛乳，小麦，そば，魚類，ピーナッツなど 学童〜成人：甲殻類，魚類，小麦，果物類，そば，ピーナッツなど	鶏卵，牛乳，小麦，大豆などは寛解しやすいその他は寛解しにくい	（++）	IgE 依存性
特殊型	食物依存性運動誘発アナフィラキシー（FDEIA）	学童期〜成人期	小麦，エビ，果物など	寛解しにくい	（+++）	IgE 依存性
	口腔アレルギー症候群（OAS）	幼児期〜成人期	果物・野菜など	寛解しにくい	（±）	IgE 依存性

資料）国立研究開発法人日本医療研究開発機構：食物アレルギーの診療の手引き2017

る）と考えられています。

食物アレルギーの関与する乳児アトピー性皮膚炎

多くは，生後まもなく顔面から湿疹が始まります（図3-1）。湿疹は徐々に体へ広がり，コントロールがつかなくなっていきます。原因食物は，即時型と大きな違いはありません。本来，本症の診断には手間がかかります。逆に言えば，安易に診断したり，されたりするものではありません。赤ちゃんで湿疹があり，検査したら特異的 IgE 抗体が陽性であったという理由だけで診断されてしまうと，必要以上に食物除去してしまうことが多いので，注意が必要です。

即時型症状

食物アレルギーの最も典型的なタイプです。症状は即時型反応によるものが中心となります。

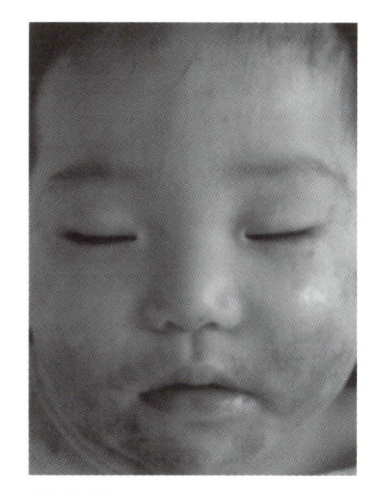

図 3-1 顔面の湿疹

食物依存性運動誘発アナフィラキシー（FDEIA；food-dependent exercise-induced anaphylaxis）

原因食物を食べただけでは症状は誘発されませんが，原因食物を食べてから 2 〜 4 時間以内に運動することで症状が誘発されます。もちろん，運動しただけでは症状は誘発されません。発症のピークは，原因食物を食べる量や運動量が増加する中高生から若年成人期です。原因食物は小麦，甲殻類が高率で，多くの場合アナフィラキシー症状が出ます。診断では，食物負荷試験に運動を組み合わせて，症状の再現性を確認します。診断されても，運動する前に原因食物を食べないか，食

べたら2〜4時間は運動をしなければ，日常的な原因食物除去の必要はありません。

《 口腔アレルギー症候群（OAS；oral allergy syndrome）》

「果物等を摂取した直後に，口腔内だけにかゆみなどの症状をきたし，まれに全身症状に至る現象」とされますが，果物以外にも同様の症状を訴えることは少なくありません。花粉症と関連して発症する OAS を，特に花粉−食物アレルギー症候群（PFAS；pollen-food allergy syndrome）と呼びます。症状は，原因食物を食べた直後から，舌がしびれた感じ，口の中のひりひり感，口の周りの紅斑，膨疹，掻痒感などの症状が起こります。

4　日本の即時型食物アレルギーの実態

1）食物アレルギーの有病率

厚生労働省が平成27（2015）年度に実施した，全国約140万人の保育所園児対象の調査では，1歳児の7.1%をピークに徐々に減少し，5歳児は2.3%となります（図3-2）。徐々に減っていくのは，3歳までに約半分，就学までに7〜8割の子どもが，主要な原因食物である鶏卵・牛乳・小麦を食べられるようになるからと考えられます。また，文部科学省が平成25（2013）年度に実施した全国調査では4.6%の有病率と報告されています。

2）年齢分布

発症のピークは0歳児で全体の34.1%を占め，その後は急激に減少します（図3-3）。全体では，3歳未満が64.5%，6歳未満が80.3%を占めます。小児期，特に乳幼児期の発症が多いことが特徴です。

3）原因食物

わが国における3大原因食物は鶏卵，牛乳，小麦です（図3-4）。これらだけで全体の2/3以上を占め，上位10品目で約95%を占めます。どの食物もアレルギーの原因になりうると考えられますが，上位の10品目でわが国の食物アレルギーのほとんどを説明することができることになります。

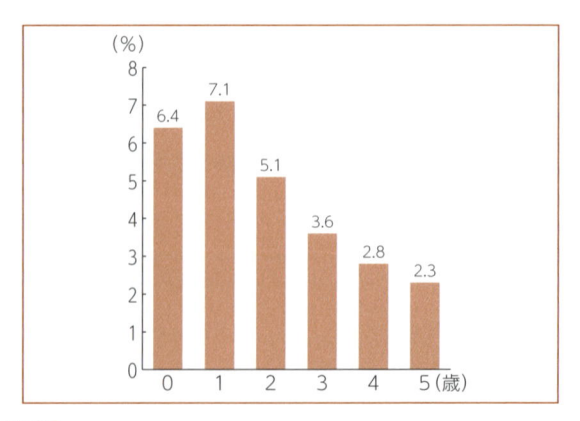

図 3-2　乳幼児の食物アレルギー有病率（保護者申告）
注）15,197施設（対象園児139万人）
資料）厚生労働省：子ども・子育て支援推進調査研究事業（平成27年）

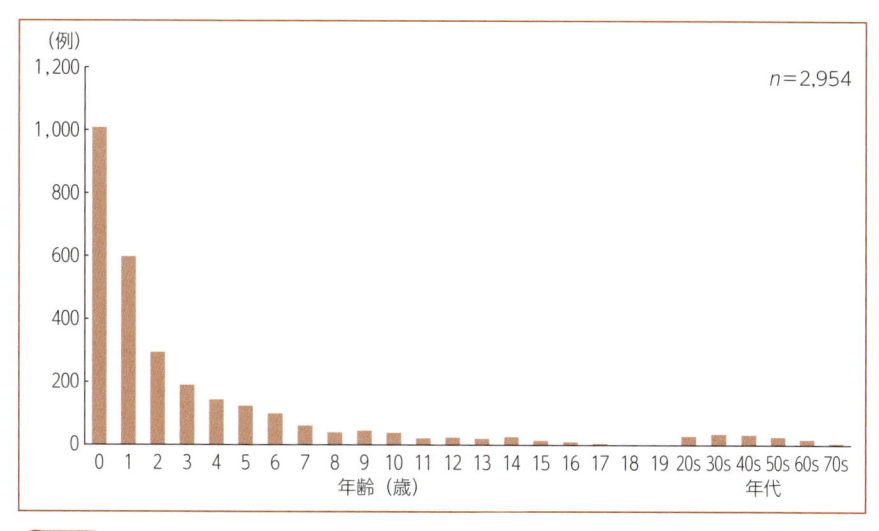

図 3-3　即時型食物アレルギーの発症年齢

注）20歳以上は10歳区切りで表示
資料）今井孝成，杉崎千鶴子，海老澤元宏：消費者庁「食物アレルギーに関連する食品表示に関する調査研究事業」
　　平成23年 即時型食物アレルギー全国モニタリング調査結果報告，**65**，942-946（2016）

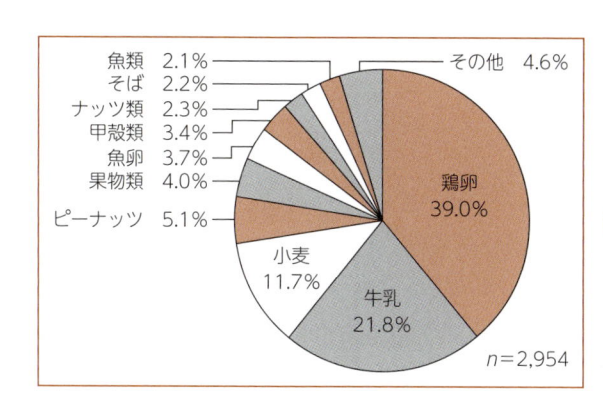

図 3-4　食物アレルギー原因食物

資料）今井孝成，杉崎千鶴子，海老澤元宏：消費者
庁「食物アレルギーに関連する食品表示に関する
調査研究事業」平成23年 即時型食物アレルギー
全国モニタリング調査結果報告，**65**，942-946
（2016）

　新規に診断される原因食物は，年齢ごとに特徴があります。0，1歳では鶏卵や牛乳が多く，幼児期前半では魚卵，ピーナッツ，果物が増え，それ以降は甲殻類，魚類等が多くなっていきます（**表3-2**）。

⑤　診断のポイント

《 **患者情報** 》

　食物アレルギー患者は，原因食物，重症度，症状が誘発される量，耐性獲得（治る）時期などが，人によって異なります。「食べて症状が出た」という保護者からの情報だけから検査に進んでしまうと，患児に必要のない除去負担を負わせてしまう可能性があります。診断にあたっては，①いつ，②何を，③どれくらい食べ，④何分後に，⑤どのような症状が現れたのか，時間経過とあわ

表 3-2　新規発症の原因食物

	0歳 (n=884)	1歳 (n=317)	2, 3歳 (n=173)	4～6歳 (n=109)	7～19歳 (n=123)	≧20歳 (n=100)
1	鶏卵 57.6%	鶏卵 39.1%	魚卵 20.2%	果物 16.5%	甲殻類 17.1%	小麦 38.0%
2	牛乳 24.3%	魚卵 12.9%	鶏卵 13.9%	鶏卵 15.6%	果物 13.0%	魚類 13.0%
3	小麦 12.7%	牛乳 10.1%	ピーナッツ 11.6%	ピーナッツ 11.0%	鶏卵 小麦 9.8%	甲殻類 10.0%
4	—	ピーナッツ 7.9%	ナッツ類 11.0%	そば 魚卵 9.2%		果物 7.0%
5	—	果物 6.0%	果物 8.7%		そば 8.9%	—

注) n=1,706。年齢群ごとに5%以上を占めるものを上位第5位まで記載
資料）今井孝成，杉崎千鶴子，海老澤元宏：消費者庁「食物アレルギーに関連する食品表示に関する調査研究事業」平成23年 即時型食物アレルギー全国モニタリング調査結果報告，65，942-946（2016）

せて詳しく聴きとり，その情報を十分に吟味する必要があります。

《 口周囲の皮膚・粘膜症状 》

　不必要な除去，過剰な診断の一因になっているのが，「触れて出る症状」への誤解です。食物を食べると，まもなく口周囲に発赤や蕁麻疹が現れたり，口唇が腫れたりすることがよくあります。これらが，食べた時に食物が皮膚・粘膜に接触することで誘発されている場合が少なくありません。もともと乳幼児には「よだれかぶれ」があったり，口周囲に発疹があったりして，触れた時に食べ物が刺激になりやすい状況にあります。口周囲の症状だけであった場合，食物アレルギー症状と早合点しない注意が必要です。

《 IgE 抗体検査 》

　即時型食物アレルギーを診断するには，そのメカニズムを考えると，抗原特異的 IgE 抗体の検査をするとよいと思われがちです。しかし実際は，血液や皮膚検査で IgE 抗体を検出しても，その結果から診断を確定することはできません。それどころか，必要以上の除去につながることがよくあります。このため，食物アレルギーの診断は，丁寧に問診し，検査結果は参考にして，最終的には食物経口負荷試験（以下，負荷試験）を実施して確定します。

　しかし，IgE 抗体の検出が有用な指標であることは間違いなく，その結果から負荷試験の陽性リスクを計ることができます。専門の医師に検査結果をみてもらい，負荷試験の適切なタイミングを見計らってもらうとよいでしょう。

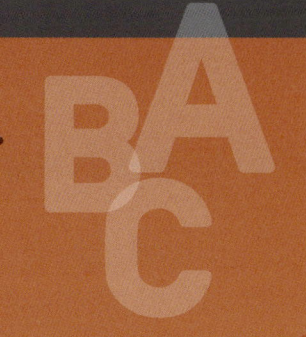

[2] 食物アレルギー治療

[1] 食物アレルギーの感作経路

　食物アレルギーは，つい最近まで，食物を口から食べることによって発症する（**経口感作**[*1]）と考えられていました。そのため，食物アレルギーの「治療」を行うには，食事から食物アレルゲン（アレルギーの原因物質 p.126参照）を除去して，**自然寛解**（徐々にアレルギー**感作**が弱くなった状態）を待つ「**除去食**」が，唯一の方法だと考えられてきました。

　2008年，イギリスの Lack は，疫学調査の結果から，口から食べた食物たんぱく質は，消化管の腸間膜リンパ節で食物に対して**耐性**[*2]の方向に働き，一方，湿疹などの傷ついた皮膚から食物アレルゲンが侵入して，皮膚の所属リンパ節でアレルギーを誘導するという「二重アレルゲン曝露仮説」を提唱しました（**図3-5**）。これは，食物アレルゲンを皮膚から曝露することによって食物アレルギーを発症する（**経皮感作**）という，今までの概念をくつがえす仮説でした[1]。

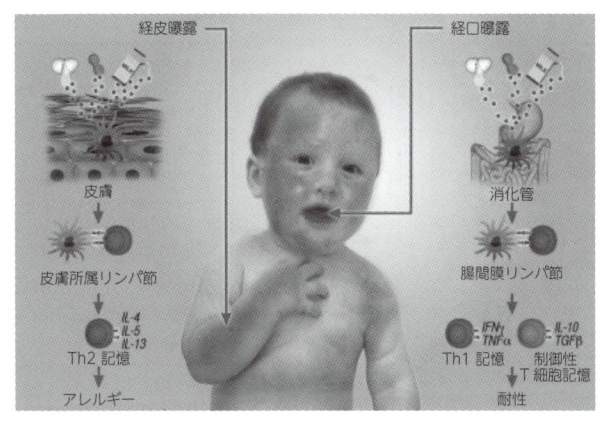

図 3-5　食物アレルギー病因についての二重アレルゲン曝露仮説

資料）文献1より，一部改変

[*1] **感作**：ある抗原に対して敏感な状態
[*2] **耐性**：アレルゲンによる免疫反応が起こらない状態

アトピー性皮膚炎を発症しやすい家系の乳児に対して，生後早期から保湿剤によるスキンケアを行うと，アトピー性皮膚炎を約30％予防できたという報告や，乳児期から湿疹があると約3倍，鶏卵に感作されやすかったという報告があります[2]。

また，アトピー性皮膚炎の治療を**プロアクティブ療法***により積極的に行うと，総IgE値，卵白・牛乳のアレルギー感作が軽減したという報告もあります[3]。

このように，乳児期早期から，保湿剤を塗布したり，湿疹があるところにステロイド外用薬を塗布して，皮膚をツルツルに整えることが，食物アレルギーの悪化予防と治療に結びつくことが分かってきました。

> ***プロアクティブ療法**：いったん湿疹を完全に抑えてから，湿疹が再び悪化しないように皮膚のよい状態を長く保つための塗り薬の使い方

食物アレルギーの治療・管理の基本は，「**正しい診断に基づいた必要最小限の原因食物の除去**」です。

Column 皮膚にある2つのバリア

人の表皮には，**角質バリア**と**タイトジャンクション**（以下，TJ）**バリア**の2つのバリアが存在しています。

Kuboらは2009年に，皮膚で抗原提示機能をもつ**ランゲルハンス細胞**が，通常は表皮TJバリアの内側に存在していますが，活性化されるとTJバリアを破壊することなくTJを越えて，角質層直下まで樹状突起を伸ばし，TJバリアの外側で樹状突起の先端からアレルゲンを捉えることを確認しました。アトピー性皮膚炎の皮膚では，表皮TJバリアを越えるランゲルハンス細胞が増えていて，表皮バリアの弱さのために，外界のアレルゲンと反応することを明らかにしました[1]。

天谷らは，2016年に角層が3つの機能別の層構造に分かれることを明らかにしました。角層上層にはイオンなどが比較的自由に入っては出ていくスポンジのような機能があり，中層には天然保湿因子が含まれ，水分保持に重要な働きをしています。下層にはフィラグリン（皮膚の角質層にあるたんぱく質で，この遺伝子変異があると，皮膚が乾燥しやすくガサガサした皮膚になる）依存性のバリア機能があります[2]。

皮膚にある2つのバリアを良い状態に保ち，外来アレルゲンの侵入を抑えることによって，新たな経皮感作を予防できると思われます。

1) Kubo A, Nagano K, Yokouchi M, *et al.*：External antigen uptake by Langerhans cells with reorganization of epidermal tight junction barriers, *J Exp Med*, **206**, 2937-2946（2009）
2) 天谷雅行：アトピー性皮膚炎と皮膚バリア障害，日小ア誌，**30**，339（2016）

≪「必要最小限の除去」とは？≫

「必要最低限の除去」については，次のように示されている[4]。

①食べると症状が誘発される食物だけを除去する。「念のため」，「心配だから」といって，必要以上に除去する食物を増やさない。

②原因食物でも，症状が誘発されない「食べられる範囲」までは食べることができる。「食べられる範囲」の量を除去する必要はなく，むしろ「食べられる範囲」までは積極的に食べるように指示することが望ましい。

問診や食事日誌，特異的 IgE 検査等の血液検査などを参考にして，食物アレルゲンを推定します。食物アレルギーの確定診断には，食物除去試験・食物経口負荷試験を行い，真の食物アレルギーかどうかを診断し，除去を必要最小限にするよう努めます。

4 食物除去をすすめるにあたって

食物アレルギーの治療として原因食物の除去が行われますが，鶏卵・牛乳・小麦は日常的に摂取され，加工品も多種類に及ぶので，食物除去は患者とその家族に多大な負担を生じさせます。そのため，除去する食物の特性を理解するとともに，患児の食生活の背景を十分に把握して，食物アレルギーに関して知識のある管理栄養士・栄養士の支援も得ながら，無理のない食事計画を立案することが重要です。

成長期にある小児に対して除去食を指導する際は，栄養素が不足しないように，代替食物の使用を勧めるとともに，身長・体重を定期的に計測し，成長障害をきたさないように配慮する必要があります。複数の食品を除去する場合は，管理栄養士・栄養士による栄養摂取量の評価や指導も必要です。

鶏卵・牛乳・小麦については，消費者庁の「**加工食品のアレルゲン含有量早見表2017**」[5]を参考に，食べられる加工食品を指示することもできます。

Column 室内環境中の食物アレルゲン

室内塵には，アレルギーの原因となるチリダニの死骸や糞が相当数含まれています。それと同じように，室内環境中に，食物アレルゲンが存在しています。増田らは，9名のアレルギー患児宅の台所，居間，寝室，寝具の計63カ所から塵を掃除機で収集し，室内塵1g中に，卵が平均19.0μg，牛乳が平均17.5μg，小麦が平均38.0μg，そばが平均0.2μg，ピーナッツが平均0.7μg含まれると報告しました[1]。これは，小児の気管支喘息の原因アレルゲンであるチリダニの主要アレルゲンである Der1（主にダニの排泄物）が，室内塵1g中2μg以上の濃度になると感作が起こり，10μg以上で症状が出るという報告と比較して，かなり高濃度に，日本の家庭で食物アレルゲンにつながる食物成分が検出されることを意味しています。

1) 増田進，宇理須厚雄，松山温子，他：家屋塵中の食物抗原量の測定，アレルギー，**53**，968（2004）

5 経口免疫療法

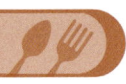

　現在，小児アレルギーの専門医療機関で臨床研究が旺盛に進められています。症状が出る食物アレルゲンを除去して待つのではなく，症状を監視しながら計画的に，積極的に摂取することによって，**耐性**（p.121参照）を誘導しようという治療法です。専門医療機関でも，まだ一定の方法は確立していないのが現状ですが，有望で，有効な治療であると思われます。しかし，平成29（2017）年11月，日本小児アレルギー学会より，急速経口免疫療法における重大な副反応が報告され，「経口免疫療法に関する注意喚起」が発せられました。安全性により留意した臨床研究が望まれます。

6 離乳食の開始時期

　離乳食は，「授乳・離乳の支援ガイド」（平成19年厚生労働省策定）に沿って，5〜6カ月頃から赤ちゃんの体調の良いときに開始します。すでに食物アレルギーが発症している場合は，原因となる食物を除いて，それ以外の食物で栄養素が偏らないように離乳食を進めます。

　2008年に，アメリカの小児科学会は，離乳食の開始時期について「固形食は4〜6カ月以前に開始されるべきではないが，それ以上に遅らせてもアトピー性疾患の発症を予防する根拠はない。魚，卵，ピーナッツについても同様である」としています。他にも，離乳食の開始を遅らせることで，食物アレルギーの発症を予防することはできないという報告は，多くの国からなされています。

　2015年，イギリスのグループから**LEAP スタディ**という臨床研究の結果が報告されました。生後4カ月以上11カ月未満のハイリスク乳児を対象に，ピーナッツを摂取するのと避けるのとで，どちらがピーナッツアレルギーの発症予防に有効かをランダム化比較試験で検討したところ，5歳時点でのピーナッツアレルギーの発症率は，避けた群の17.2％と比べ，摂取した群で3.2％と有意に減少したという結果でした[6]。さらに効果は，5歳から1年間完全除去の期間後も持続すると報告しました（LEAP-on スタディ）。

　この結果を受けて，日本アレルギー学会を含む世界の10団体から，「ピーナッツアレルギーの発症リスクが高い国では，乳児の離乳時期においては"遅く"ではなく，むしろなるべく"早く"ピーナッツの摂取を開始する方が有益である」との**国際的な共同声明**が発表されました[7]。

7 食物アレルギーの発症予防

　「食物アレルギー診療ガイドライン2016」[8] では，食物アレルギーの発症予防に関して，「食物アレルギーの発症予防のために妊娠中と授乳中の母親の食物除去を行うことを推奨しない。食物除去は母体と児に対して有害な栄養障害をきたす恐れがある」としています。

　また，離乳食の開始時期については，「生後5〜6カ月頃が適当であり，食物アレルギーの発症を心配して離乳食開始を遅らせることは推奨されない」としています。

　食物アレルギーの発症予防の研究は，緒についたところです。いつから，どのような食品を，ど

れくらいの量で離乳食として与えるのか，感作の確認の時期と，感作と発症が確認された子どもに対して，どのように安全で効果的な耐性獲得を誘導するかなど，今後の更なる検討が待たれています。

● 文　献 ●

1) Lack G：Epidermiologic risks for food allergy, *J Allergy Clin Immunol*, **121**, 1331-1336（2008）

2) Horimukai K, *et al.*：Application of moisturizer to neonates prevents development of atopic dermatitis, *J Allergy Clin Immunol*, **134**, 824-830（2014）

3) Fukuie T, *et al.*：Proactive treatment appears to decrease serum immunoglobulin-E levels in patients with severe atopic dermatitis, *Br J Dermatol*, **163**, 1127-1129（2010）

4) 国立研究開発法人日本医療研究開発機構：食物アレルギーの診療の手引き2017（研究開発代表者：海老澤元宏），p.16（2017）

5) 「加工食品のアレルゲン含有量早見表」検討委員会：加工食品のアレルゲン含有量早見表2017（2017）

6) Du Toit G, *et al.*：Randomized trial of peanut consumption in infants at risk for peanut allergy, *N Engl J Med*, **372**, 803-813（2015）

7) 日本アレルギー学会：ピーナッツアレルギー発症予防に関するコンセンサスステートメント
http://www.jsaweb.jp/modules/news_topics/index.php?content_id=217（2018年7月参照）

8) 日本小児アレルギー学会食物アレルギー委員会作成，海老澤元宏，他監修：食物アレルギー診療ガイドライン2016（2016）協和企画

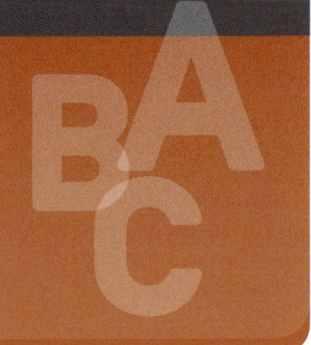

［3］ 食物アレルゲン

① はじめに

1 食物アレルギーの原因食物とは

　食物アレルギーの原因食物は多岐にわたっており，食べるものすべてがアレルギーの原因になりうると言っても過言ではありません。例えば，アワビやマツタケなどの高級食材も，過去に重篤なアレルギーの報告があったため表示推奨品目に指定されています。原因食物の中で最も患者数が多いのは鶏卵，牛乳，小麦であり，原因食物全体の2/3以上を占めています。さらにピーナッツ，果物類，魚卵，甲殻類，ナッツ類，そば，魚類と続き，これら上位10品目で約95％を占めています（p.119，図3-4，p.120，表3-2参照）。

2 アレルゲンとは

　アレルギーの原因物質をアレルゲンといいます。アレルゲンは，基本的にたんぱく質である場合が多く，たんぱく質はアミノ酸がたくさんつながってできています（図3-6）。たんぱく質を構成するアミノ酸は約20種類あり，そのうちイソロイシン，トリプトファン，トレオニン，バリン，

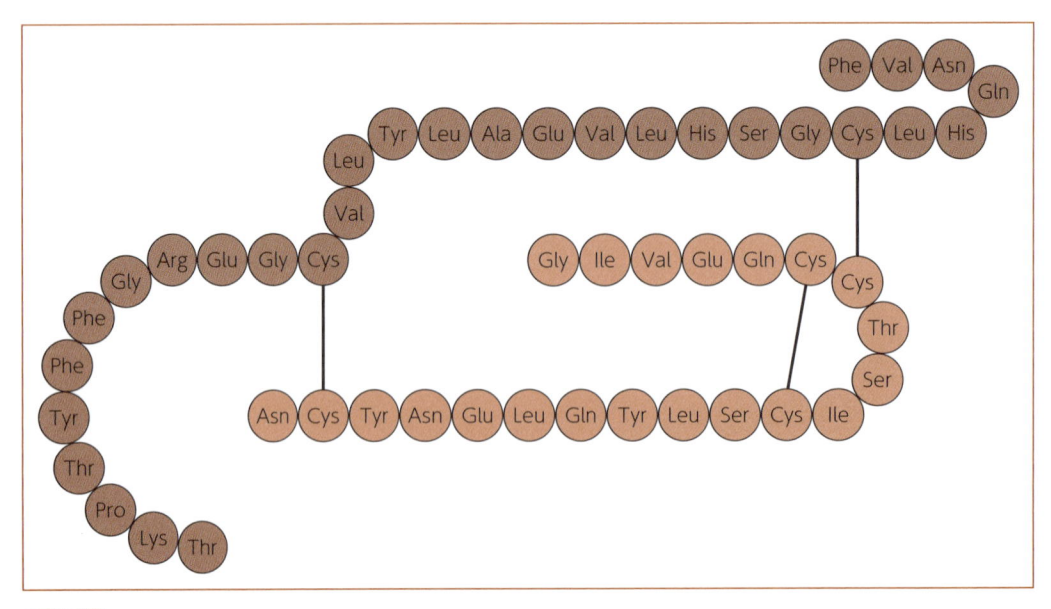

図 3-6　たんぱく質の構造（ヒトインスリンの例）

表3-3 たんぱく質を構成するアミノ酸

名　称	略号	所　在
アラニン	Ala	ほぼすべてのたんぱく質にみられる。
システイン	Cys	卵白に多い。
アスパラギン酸	Asp	植物性たんぱく質に多い。甘味料のアスパルテームの構成アミノ酸。
グルタミン酸	Glu	小麦たんぱく質のグリアジンに多い。昆布の旨味成分。
フェニルアラニン	Phe	甘味料のアスパルテームの構成アミノ酸。
グリシン	Gly	コラーゲンに多く含まれる。
ヒスチジン	His	赤身魚に多い。
イソロイシン	Ile	動物性たんぱく質，特に乳に多い。
リシン	Lys	動物性たんぱく質に多い。穀類たんぱく質には少ない。
ロイシン	Leu	動物性たんぱく質，特に乳製品に多い。
メチオニン	Met	動物性たんぱく質，特に卵に多い。野菜たんぱく質には少ない。
アスパラギン	Asn	豆類，成長期の野菜に多い。アスパラガスから発見されたことが名前の由来となっている。
プロリン	Pro	コラーゲンに多い。
グルタミン	Gln	豆類，成長期の野菜に多い。
アルギニン	Arg	魚の精子（白子）に多い。
セリン	Ser	絹たんぱく質の一種であるセリシンに多い。
トレオニン	Thr	動物性たんぱく質や豆類に多い。
バリン	Val	動物性たんぱく質や豆類に多い。
トリプトファン	Trp	動物性たんぱく質に多い。
チロシン	Tyr	たけのこに多い。

注）**色文字**は必須アミノ酸

ヒスチジン，フェニルアラニン，メチオニン，リシン，ロイシンの9種類はヒトの体内で合成できないため，必須アミノ酸と呼ばれています（**表3-3**）。

　たんぱく質を構成するアミノ酸の並び方は，たんぱく質ごとに異なっています。さらに，同じたんぱく質であっても動植物の種類によって異なっています。例えば，甲殻類（えび，かになど），頭足類（いか，たこなど），貝類の主要アレルゲンのたんぱく質は，ともにトロポミオシンですが，それぞれ共通する部分と異なる部分が存在しています。甲殻類であるえびとかにのトロポミオシンは構造がよく似ているため，えびアレルギーの人はかにも食べられないことが多いのですが，頭足類や貝類は食べることができる場合があります。

　ここでは，一般的な食品のアレルゲンについて紹介します。特殊なアレルゲンなど，より詳細に知りたい場合は，姉妹書である「食物アレルギー A to Z」（第一出版）などを参照してください。

2　原因食物

1　アレルギー発症とたんぱく質の性質

　食物アレルギーの原因食物中には多くのたんぱく質が含まれています。その中で，ごく一部のたんぱく質がアレルギーを引き起こす原因になっています。たんぱく質の大きさは，構成しているア

ミノ酸の数によって，魚類の主要アレルゲンであるパルブアルブミンのように小さなたんぱく質から，コラーゲンのように大きなたんぱく質まで様々です。小さなたんぱく質は比較的簡単な構造をしているため，ほとんどが加熱や酸・アルカリなどに対して安定しています。そのため，加熱などによってもアレルゲン性（アレルギー反応を引き起こす能力）が変化しない場合があります。一方，大きなたんぱく質は，複雑な立体構造のものも多いため，加熱などによって構造が変化し，アレルゲン性が低下したり消失したりすることがあります。このような性質はアレルギー発症の有無や程度にも影響します。生で食べても，煮たり焼いたりしてもアレルギーが起きる食品もあれば，加熱することでアレルギーが起きなくなる食品があるのは，そのような理由によるものです。

2 類似するたんぱく質によるアレルギー発症

誤食を防ぐために重要なことは，構造的に似たたんぱく質が含まれている種類では，同じようにアレルギーを起こす可能性があるということです。例えば，シラカバ花粉に含まれるアレルゲンと似たたんぱく質がバラ科の果物（りんご，もも，いちご，さくらんぼ，びわ，なしなど）にも含まれているため，シラカバ花粉症の患者の約50％は，バラ科の果物を食べてもアレルギーを発症すると言われています。

3 動物性食品

〈鶏卵〉

鶏卵は，原因食物中第1位を占め，特に乳幼児期では発症頻度の高い食品となっています。鶏卵のアレルゲンは主に卵白に存在しています。主要なアレルゲンとして，オボアルブミン，オボムコイド，オボトランスフェリン，リゾチームなどが知られています。これらはいずれも卵白中に存在しています。

- **オボアルブミン**：卵白に最も多く含まれているたんぱく質で，加熱により変性し，アレルゲン性が低下することが知られています。
- **オボムコイド**：熱に対して安定しており，アレルゲン性の低下は少ないため，加熱処理した加工食品でも発症する可能性が高く，注意が必要です。
- **リゾチーム**：溶菌作用があるため，かぜ薬などに使用されています。鶏卵アレルギー患者はこうした薬でアレルギーを起こす場合があります。

鶏卵にアレルギーがある場合は，うずらやあひるの卵についても注意が必要です。鶏肉，魚卵については，関連性は低いと考えられています。

〈牛乳〉

牛乳には，たんぱく質だけでなく，脂質，炭水化物，ミネラルなど多くの栄養素が含まれ，乳幼児期の食品として鶏卵とともに重要です。牛乳はたんぱく質の供給源であるとともに，カルシウムの重要な供給源でもあります。牛乳中に含まれるカルシウムはたんぱく質と結合しているため，他の食品に含まれているカルシウムと比較して体内に吸収されやすいことが知られています。

また，食物アレルギーの原因食物としても重要であり，鶏卵に次いで２番目に患者数が多い食品です。牛乳に含まれるたんぱく質の中でアレルゲンとして知られているものとして，カゼイン，β-ラクトグロブリン，α-ラクトアルブミンなどがあります。

　カゼインは，牛乳中に含まれるたんぱく質の中で最も多く含まれていて，約80％を占めます。牛乳からカゼインを分離して乳酸菌を加え発酵することで，ヨーグルトやチーズが作られます。牛乳からカゼインを除いたものをホエーと呼び，この中には様々なたんぱく質が含まれています。**β-ラクトグロブリンやα-ラクトアルブミン**も，このホエーの中に含まれています。

　牛乳アレルギーである場合，ヤギ乳を摂取してアレルギーを起こすリスクは約90％と言われています。したがって，ヤギ乳や羊乳で製造されたチーズでも同様に発症のリスクは高いと考えられます。

　なお，牛乳中には乳糖が含まれており，小腸でラクターゼという酵素によってグルコースとガラクトースに分解されます。しかしラクターゼ活性が低い場合，分解が不十分となり，腹部膨満感や下痢などを起こすことがあります。これは「**乳糖不耐症**」と呼ばれ，アレルギーとは異なります。

《魚介類》

　海藻類を除いた魚類，甲殻類，頭足類，貝類，くらげやうに，ほやなどを，まとめて魚介類と呼んでいます。特に魚類は，動物性たんぱく質の約40％を魚類から摂取する日本人にとって，重要なたんぱく質源となっています。また，ビタミンD，ビタミンB_{12}も，それぞれ78.1％，および71.0％を魚介類から摂取しています。しかし近年，いわゆる「魚離れ」が進んでいて，特に若い世代を中心に魚の摂取量が低下しています。とはいえ，先進国の中では最も多く摂取しており，それと対応するように魚類や甲殻類アレルギーが多く，甲殻類と魚類をあわせると，大人では原因食物の第１位を占めています。

　魚類を食べてアレルギー症状があらわれた場合，原因として，魚類アレルギー以外に，下記の２つが考えられます。

- **アレルギー様食中毒**：さば，いわし，まぐろ，かつお，さんまなどの赤身魚の筋肉中には，ヒスチジンというアミノ酸の一種がたくさん含まれていて，貯蔵中にヒスタミンへと変化することがあります。ヒスタミンを高濃度含む魚を食べると，30分から１時間後にアレルギーと似た症状があらわれ，30分から１時間くらい症状が続きます。これは食中毒に分類されています。
- **アニサキスアレルギー**：アニサキスは魚介類の代表的な寄生虫です。魚類を食べてアレルギーを起こした人の中には，魚類アレルギーではなくアニサキスアレルギーである場合もあるので注意が必要です。

4　植物性食品

《小麦》

　小麦はイネ科に属する一年生の植物で，世界で最も多く生産されている穀物です。アレルギー原

因食物の中では，鶏卵，牛乳に次いで3番めに患者数が多い食品です。

　症状は大きく4つに分けることができ，一般的な即時型のアレルギーのほか，小麦粉を吸い込むことにより喘息症状があらわれるパン職人喘息，小麦グルテンを摂取することにより腸炎の症状があらわれるセリアック病，小麦や甲殻類など特定の食物摂取後に，運動やアスピリンなどの薬品服用によって起きる食物依存性運動誘発アナフィラキシーがあります。

　小麦アレルギーの主要なアレルゲンとして，**グリアジン，グルテニン**などが知られています。

　近年，多くの患者が発生して訴訟にまで発展した，洗顔石鹸「茶のしずく」によるアレルギーは，この石鹸に添加されていた小麦の加水分解物が原因でした。

そば

　そばは，食物繊維やビタミンB群などが豊富に含まれ，日本以外でも広く食用にされています。また，そばに多く含まれるルチンはポリフェノールの一種で，高血圧症や動脈硬化症などの生活習慣病に対する予防効果が認められています。一方，アレルギーの原因食物としても重要で，特にそばアレルギーは，重症例も多いことが特徴です。

　そば屋では，同じ鍋でうどんも一緒に茹でることが多いため，うどんの表面にそばのアレルゲンが付着し，うどんを食べたにもかかわらず，そばアレルギーを発症した事故例が報告されているため，外食時には注意が必要です。

大豆

　大豆アレルギーは，クラスⅠアレルギーと，クラスⅡアレルギーに分けられます。

- **クラスⅠアレルギー**：経口的に摂取することにより発症します。症状は即時型で，豆腐などの大豆加工食品の摂取後，2時間以内に皮膚症状，消化器症状，呼吸器症状などが起きます。みそ，しょうゆなどの大豆発酵食品は，発酵によって大豆に含まれるたんぱく質が分解されているため，大豆アレルギーであっても，多くの患児は摂取可能です。
- **クラスⅡアレルギー**：花粉症のようにアレルゲンが非経口的に体内に侵入することでアレルギーを発症し，非常によく似ているたんぱく質を含む食物を摂取した際にアレルギー症状が起こります。近年，増加傾向にあり，豆乳や湯葉などを摂取すると口腔内の腫れ，かゆみ，喉頭浮腫など，口周囲の症状が主として見られるのが特徴です。またシラカバ，ハンノキなどのカバノキ科花粉**特異的 IgE 抗体価***が高く，これらの花粉症のある成人に多いのが特徴です。

ピーナッツ・種実類

　ピーナッツは，欧米において重要なアレルギー原因食物であり，毎年，多くの人がピーナッツアレルギーによって亡くなっていると言われています。そば同様，ピーナッツも重篤なアナフィラキシーの頻度が高く，日本でも特定原材料に指定され，表示が義務化されています（**表3-4**）。

> ***特異的 IgE 抗体価**：即時型アレルギー反応を起こす IgE 抗体が，どのようなアレルゲンに反応するかを測定した値

表3-4 特定原材料およびそれに準ずる食品

必ず表示される7品目 （特定原材料）	えび，かに，小麦，そば，卵*，乳*，落花生
表示が勧められている20品目 （特定原材料に準ずるもの）	あわび，いか，いくら，オレンジ，カシューナッツ，キウイフルーツ，牛肉，くるみ，ごま，さけ，さば，大豆，鶏肉，バナナ，豚肉，まつたけ，もも，やまいも，りんご，ゼラチン

注）本書では「鶏卵」，「牛乳」と表記している。

　ごまも近年の健康食品ブームに乗って消費量が拡大し，それに伴ってごまアレルギー患者も増加傾向にあります。同様に増加傾向にあるカシューナッツとともに現在，表示奨励品目に指定されています。

《 果物・野菜 》

　果物アレルギーの中で最も多いのが，キウイフルーツによるアレルギーです。主要なアレルゲンとしてアクチニジンが報告されています。**アクチニジン**はたんぱく質分解酵素であり，肉質を柔らかくする目的で使用されたり，口臭予防食品などでも利用されています。キウイフルーツは果肉が緑色のデリシオサ種と黄色のチネンシス種に大別されます。チネンシス種の一部の品種（レインボーレッド，ホート16A（ゼスプリゴールド）など）では，アクチニジン含有量が特異的に少ないとされています。

　バナナは，キウイフルーツに次いで，果物の中でアレルギー原因食物の第2位を占めています。ラテックスアレルギー（ゴムアレルギー）のある患者においては，アボカド，くり，パパイアなどとともにクラスⅡアレルギーを起こす可能性があります。

　野菜では，やまいも，ナス科（トマト，じゃがいもなど），セリ科（セロリ，にんじんなど），ウリ科（きゅうり，かぼちゃ，ズッキーニ，すいか，メロンなど）の野菜や，とうもろこしなどによるアレルギーが知られています。

　また，大豆と同様，花粉症をもつ人の一部に生の果物や野菜の摂取直後，口周囲のただれなどの症状をきたす場合があります。この病型を花粉–食物アレルギー症候群（p.118参照）と呼んでいます。

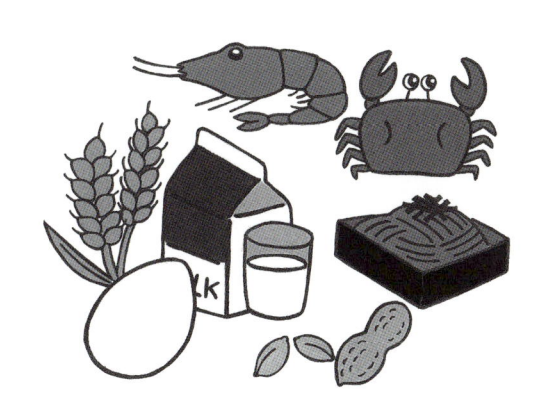

[4] 学校・幼稚園・保育所における給食対応

1　給食対応の基本方針

　学校・幼稚園・保育所等（以下，施設）では，事故を未然に防ぎ，万が一の事故対応を円滑に行うために，患児の状態について主治医と保護者から正しい医学的な情報を得て，その情報を整理した上で施設内で共有します。これを実践するために，文部科学省は施設に，「食物アレルギー対応委員会等を設置すること」，「生活管理指導表等を運用すること（学校は必須）」を求めています。また，食物アレルギーおよびアナフィラキシーに対するリスクマネジメントについて施設スタッフへの意識付けが重要です。スタッフ全員が予防策と事故対策の必要性を理解し，習熟し，実践します。例えば，調理場でのコンタミネーション（混入）対策，喫食時の誤食予防対策など，給食提供の各場面，各段階で行程の声出し指差しチェックなどが行われています。

　施設側も患児側も，患児の楽しい施設生活，給食を目指していることには違いはないはずです。それぞれが食物アレルギーやアナフィラキシーについて学び，理想的な対応を実践し，相互理解を進めることがとても重要です。

2　給食対応の具体的な方針

1）食物アレルギーがあっても給食を提供する。そのためにも，安全性が最優先

　給食には，「病気の種類によらず，あまねく園児・児童生徒たちに給食を供するべきである」という方針があります。その給食は，常に安全・安心でなければなりません。施設側は給食提供の最優先事項が安全性であることを改めて認識し，常に念頭に置きます。患児の多様性に対応しようとすることは，給食の安全性を損ない，事故に直結することを知らなければなりません。また，患児側はこうした提供側の論理を知り，理解を示さなければなりません。

2）組織的な対応

　施設長を頂点とする食物アレルギー対応委員会等を立ち上げ，組織的な給食対応を進めます。施設長は委員会の対応に責任を負います。給食対応は，特定の個人の努力により行われるものではなく，施設全体で行います。

3）ガイドラインにもとづき，医師の診断による「学校生活管理指導表」の提出が基本

　正しい診断に基づいて食物アレルギー対応を進めることで，効率的で安全な給食提供が実現します。文部科学省は「学校のアレルギー疾患に対する取り組みガイドライン」で学校等での「学校生活管理指導表」の運用を必須としていますし，保育所等でも医師の診断に基づく給食対応が根付い

てきました。また患児側は過剰な給食対応を施設へ求めないようにしなければなりません。施設において個々の患児らのニーズにあわせた対応をすると，給食現場の手順がいたずらに増えることになり，事故リスクが上がってしまいます。

4）安全性確保のために，原因食物の完全除去対応が原則

給食における理想的な食物アレルギー対応は，患児ごとの除去レベルにあわせた多段階の代替食対応です。しかし，これを安全に実践するには，たいへんな労力が発生します。これは現状の給食提供環境では，リスクマネジメントの観点から大きな問題があり，実際に，現場ではたくさんの誤食事故が発生しています。このため文部科学省は，給食での食物アレルギー対応は，除去の段階を設けず，「すべて提供する」か，「完全除去＝すべて提供しない」かの二者択一の方針を基本とするべきとしています。二者択一の対応は，給食対応の後退に見えますが，給食の安全性を高めるという点で，理にかなっています。保護者も患児の安全を最も重視しているはずです。施設側は丁寧に説明して理解を得る努力をし，患児側はその方針に理解を示します。

5）施設設備，人員などを鑑みて，無理な対応は行わない

前述したように過度に複雑で細かい対応は，混入のリスクと煩雑さを招きます。このため，文部科学省は特に重症患児への給食対応は避けて，弁当対応を行うよう推奨しています。これは，患児の安全を守り，間接的には現場の疲弊を防ぐことになります。具体的には，**表3-5**のような対象者を重症患児と定義して，弁当対応を勧めています。

表 3-5 弁当対応の考慮対象
（極微量で反応が誘発される可能性がある等の場合）

ⓐ調味料・だし・添加物の除去が必要
ⓑ加工食品の原材料の欄外表記（注意喚起表示）の表示がある場合についても除去指導がある
ⓒ多品目の食物除去が必要
ⓓ食器や調理器具の共用ができない
ⓔ油の共用ができない
ⓕその他，上記に類似した学校給食で対応が困難と考えられる状況

⑤ 病院の管理栄養士の対応

① はじめに

　病院の管理栄養士としての食物アレルギー患者への対応は，外来診療時および入院時の栄養食事指導と，入院中の食物アレルギー対応食の提供の２つが主な役割です。食物経口負荷試験の実施施設であれば，食物経口負荷試験食の提供が加わります。

　ここでは，食物アレルギー患者への栄養食事指導について述べます。

② 食物アレルギーの栄養食事指導の必要性

　管理栄養士は，医師から依頼があった場合に，食物アレルギーと診断された患者に対して栄養食事指導を行います。食物アレルギーと診断された患者は，医師の指示に基づいて，必要最小限の食物除去を行います。

　医師は除去すべき食物の診断をしますが，限られた診療時間の中で食事について説明することは難しい実情があります。そこで，管理栄養士は，医師の診断に基づいて実際に何を除去し，何を除去しなくてよいかなど，具体的な食生活のアドバイスを行います。食物アレルギーの患者は，正しい知識がないと不必要に食物を除去してしまい，栄養摂取状況に問題が出てくる可能性も考えられるので，食品の特性に詳しい管理栄養士からの栄養食事指導が欠かせません。

　栄養食事指導では，伝える情報を原因食物ごとの資料にまとめておき，日常の生活の中で参考にしてもらうとよいでしょう（表3-6〜9）。

表 3-6　鶏卵アレルギーの場合の食事

① 食べられないもの
鶏卵と鶏卵を含む加工食品 その他の鳥の卵 ＜鶏卵を含む加工食品の例＞ マヨネーズ，練り製品（かまぼこ，はんぺんなど），肉類加工品（ハム，ウインナーなど），調理パン，菓子パン，天ぷらやフライの衣，ハンバーグなどのつなぎ，洋菓子類（クッキー，ケーキ，アイスクリームなど）　など ★基本的に除去する必要のないもの：鶏肉，魚卵

② 鶏卵の主な栄養素と代替食品	
鶏卵M玉1個（約50g）あたり 　たんぱく質　6.2g　→	肉　薄切り2枚（30〜40g） 魚　1/2切（30〜40g） 豆腐（絹ごし）　1/2丁（130g）

表3-7　牛乳アレルギーの場合の食事

① 食べられないもの
牛乳と牛乳を含む加工食品 <牛乳を含む加工食品の例> ヨーグルト，チーズ，バター，生クリーム，全粉乳，脱脂粉乳，粉ミルク，練乳，乳酸菌飲料，発酵乳，アイスクリーム，パン，パン粉，市販のルウ（シチュー，カレーなど），洋菓子類（チョコレートなど），調味料の一部　など ★基本的に除去する必要のないもの：牛肉

② 牛乳の主な栄養素と代替食品
普通牛乳100mL あたり 　カルシウム　113mg　　➡　　豆乳　コップ2杯 ひじき煮物　小鉢1杯 アレルギー用ミルク　コップ1杯

表3-8　小麦アレルギーの場合の食事

① 食べられないもの
小麦粉と小麦を含む加工食品 小麦粉（薄力粉，中力粉，強力粉），デュラムセモリナ小麦 <小麦を含む加工食品の例> パン，うどん，マカロニ，スパゲティ，中華麺，麩，餃子や春巻の皮，お好み焼き，天ぷら，とんかつなどの揚げもの，市販のルウ（シチュー，カレーなど），穀物酢* など ★基本的に除去する必要のないもの：しょうゆ，他の麦類（大麦，ライ麦，オーツ麦）

② 小麦の主な栄養素と代替食品
食パン6枚切1枚あたり （薄力粉45g相当/強力粉30g相当）　➡　ご飯　おにぎり中1個 　エネルギー　160kcal　　　乾麺　1/2食分（40g） さつまいも　中1本（120g）

注）＊：穀物酢は除去する必要がない場合が多いので，主治医に相談。

表3-9　大豆アレルギーの場合の食事

① 食べられないもの
大豆類と大豆を含む加工食品 大豆類：黄大豆，黒大豆（黒豆），青大豆（枝豆） <大豆を含む加工食品の例> 豆乳，豆腐，湯葉，厚揚げ，油揚げ，がんもどき，おから，きなこ，納豆，しょうゆ*，みそ*，大豆由来の乳化剤を使用した食品（菓子類，ドレッシングなど）　など ★基本的に除去する必要のないもの：小豆，えんどう豆（グリーンピース），いんげん豆（さやいんげん，煮豆）など，その他の豆類

② 大豆の主な栄養素と代替食品
豆腐1/2丁あたり（絹ごし130g） 　たんぱく質　6.4g　　　➡　鶏卵アレルギーの場合（表3-6）， 　カルシウム　56mg　　　牛乳アレルギーの場合（表3-7） を参照

注）＊：しょうゆ，みそは除去する必要がない場合が多いので，主治医に相談。

③ 食物アレルギー診断時の栄養食事指導

1 除去すべき食物の確認

栄養食事指導では，まず，医師から指示された除去すべき食物を患者（小児の場合は保護者を含む）が正しく把握しているかを確認します。例えば，医師が鶏卵アレルギーであると診断した場合には，医師から鶏卵除去の指示を受けた事実を患者に確認します。除去食物の認識に間違いがないことを確認できたら，次にどのような食品を具体的に除去すべきなのかを説明します[1]。例えば，鶏卵アレルギーの場合には，鶏卵および鶏卵を含む加工食品を除去することを伝え，鶏卵を含む加工食品の例を示します（**表3-6**の「①食べられないもの」）。

アレルゲンによっては，加熱や発酵などの調理・加工によって変性することでアレルギーを起こす力が弱まるものがあります。例えば，鶏卵のアレルゲンは，加熱によってアレルゲン性が低下することが知られています[2]（p.128参照）。このように，患者の除去食物のアレルゲン性の変化についても伝えます。

また，一般的に，患者が小児である場合は年齢が上がるにつれて完全除去の状態から少量を食べられる状態となり，除去解除に向かうため，どのような食品から摂取可能となり，どのような食品が最後の方になるのかを，アレルゲン性の強弱の観点も交えて具体的に伝えます。例えば，鶏卵の場合であれば，加熱鶏卵少量（全卵の1/32個相当）──→加熱鶏卵中等量（全卵の1/8〜1/2個相当）──→加熱鶏卵50g（全卵1個）──→非加熱鶏卵のような段階を踏んでいくことが一般的です[3]。

2 食品表示の見方

食物アレルギーがある場合に食べてよいものを確認するためには，アレルギー表示について正しく理解しておく必要があります[4]。

栄養食事指導は，原材料表示の義務の有無（p.131参照）を踏まえた上で，患者の除去食物にあわせて行います。表示義務のない食物を除去する場合には，加工食品に含まれている原材料を確認して食べるように注意を促します。原材料の詳細を知りたい場合には，その食品の製造者に問い合わせます。

また，特定原材料7品目の表示は，代替表記が認められているため，見落とさないように注意を促します（**表3-10**）。さらに，原材料表示には除去すべきか迷うような紛らわしい用語があるので，除去する必要のないものについても説明します（**表3-11**）。

3 食べているもの，除去する必要のないものの確認

医師が除去を指示した食物以外に，患者（小児の場合は保護者を含む）が除去しなければいけないと思い込んでいるものなどがないかを確認することも大切です。例えば，小麦アレルギーの場合にしょうゆを使用しているか，アレルギーを理由に特別な調味料などを使用しているか，などを聞き取ります。医師が指示した除去食物以外を除去していることがわかった場合や，除去食物であっても実際に症状なく食べられているものがあることがわかった場合には，主治医に報告・相談をし

	表 3-10 代替表記			表 3-11 除去する必要のないもの

表 3-10 代替表記

鶏卵	たまご，あひる卵，うずら卵，タマゴ，玉子，エッグ
牛乳	ミルク，バター，バターオイル，チーズ，アイスクリーム
小麦	こむぎ，コムギ
落花生	ピーナッツ
えび	海老，エビ
そば	ソバ
かに	蟹，カニ

注）表示されるアレルギー物質には，別の表記も認められている。

表 3-11 除去する必要のないもの

鶏卵	卵殻カルシウム
牛乳	乳酸菌，乳酸カルシウム，乳酸ナトリウム，乳化剤（一部を除く），カカオバター
小麦	麦芽糖

注）紛らわしいが食べてよい。

て，今後の判断を仰ぎます。また，そばやピーナッツなどの特定の食物について，保護者が「食べさせるのが怖い」という理由で子どもに与えていない場合もあるので，このような場合にも主治医に報告します。

4 代替栄養素の代替食品

患者の除去食物に応じて，不足しがちな栄養素と代替食品について説明します。食物アレルギーがあっても主食，主菜，副菜のバランスを大切に食事をしていれば栄養面での問題は生じにくいですが，牛乳アレルギーの場合にはカルシウムの不足が懸念されるため，カルシウムの多く含まれる食品を示します（表3-7）。

乳児で牛乳アレルギーがある場合には，牛乳アレルギー用ミルクの利用を促すことになります。牛乳アレルギー用ミルクは数種類ありますが，使用されている牛乳のたんぱく質の種類などが異なるため，使用するミルクは医師の指示に従いましょう（表3-12）。

除去食物を使用しない食事やおやつのレシピについても，本書1章（p.5〜），2章（p.67〜）などを参考に伝えましょう。

5 食べられる範囲までの指導

小児期の食物アレルギーは，多くの場合，成長とともに治っていきます。食物アレルギーと診断された直後は基本的に完全除去をすることになりますが，多くの患者は定期的に食物経口負荷試験を受け，その結果から医師の指示のもとで，"食べて症状が出ない範囲までは食べる"ことができるようになっていきます。例えば，牛乳の完全除去をしていた患者が，牛乳25mLの負荷試験を受けて症状が出なければ，「牛乳を25mLまでは自宅で摂取してみましょう」という指示が医師から出されます。

負荷試験後は，まずは負荷試験食品と同じものを自宅で一定期間摂取します。負荷試験で牛乳25mLが使用されたパンケーキを食べたのであれば，自宅でも一定期間は負荷試験と同じレシピで作られたパンケーキを数回食べます。自宅で繰り返し摂取して症状が出ないことが確認できた後に，食べられる範囲を超えない量の他の加工食品も試していきます。この，食べられる範囲までの

表 3-12　牛乳アレルギー用ミルク

		加水分解乳				アミノ酸乳
		明治ミルフィー HP（明治）	MA-mi（森永乳業）	ビーンスタークペプディエット（雪印ビーンスターク）	ニュー MA-1（森永乳業）	明治エレメンタルフォーミュラ（明治）
最大分子量		3,500以下	2,000以下	1,500以下	1,000以下	－
乳たんぱく	カゼイン分解物	－	＋	＋	＋	－
	乳清分解物	＋	＋	＋	＋	
その他の主な組成	乳糖	－	＋	－	－	－
	大豆成分	－	－	大豆レシチン	－	－
	ビタミン K	＋	＋	＋	＋	＋
	銅・亜鉛	＋	＋	＋	＋	＋
	ビオチン	＋	＋	＋	＋	＋
	カルニチン	＋	＋	±（添加はないが微量含む）	＋	＋
	セレン	－	－	－	－	－
調乳100mL あたりのカルシウム (mg)		54（14.5% 調乳）	56（14% 調乳）	56（14% 調乳）	60（15% 調乳）	65（17% 調乳）

表 3-13　牛乳25mL が摂取可能な場合に食べられる
可能性の高い食品と量（例）

乳製品	量	乳製品	量
バター	133g まで	スライスチーズ	3.5g まで
乳酸菌飲料	72mL まで	パルメザンチーズ	1.8g まで
ホイップクリーム（乳脂肪）	44g まで	ヨーグルト（全脂無糖）	22g まで

注）牛乳25mL のたんぱく質量を0.8g で換算。文献5にもとづく

摂取の進め方（摂取頻度や摂取期間など）は，消費者庁の「加工食品のアレルゲン含有量早見表」を参考に医師の指示に従います。

　管理栄養士はこのように，除去食物であっても食べられる範囲での摂取を医師から指示された場合に，自宅で摂取可能な食品を具体的にアドバイスします。前述の例では，牛乳25mL 相当まで自宅で摂取してよいと医師から指示が出ているので，牛乳25mL 相当が含まれる食品を患者に伝えます。

　牛乳25mL まで摂取可能な場合に，食べられる可能性の高い食品と量を表3-13[5] に示します。ただし，この数値は，牛乳に含まれるたんぱく質の量をもとに計算した理論値であるため，実際に管理栄養士が患者に情報を提供する場合には，医師に確認する必要があります。

　牛乳のたんぱく質（アレルゲン）は，加熱や発酵による変性が少ないため換算しやすい食品ですが，理論上は食べられるはずの食品でも患者が実際に摂取すると症状が出る例があります。管理栄

養士の独自の判断で情報提供をすることは危険です。

　また，鶏卵のように加熱によるたんぱく質（アレルゲン）の変性が大きい食物については，換算はかなり慎重に行う必要があります。鶏卵の場合は，その食品に使用されている鶏卵の量，加熱時間，加熱温度によってアレルギーを引き起こす力が変わるので，牛乳を含む食品のように換算を容易に行うことができません。例えば，鶏卵を1/8個利用した食品のうち，加熱を十分にした食品（煮込みハンバーグなど）と加熱の少ない食品（プリンなど）ではアレルギーを引き起こす力は異なります。負荷試験で使用した食品に応じて，医師の指示のもと，患者への情報提供を行います。

6　食物アレルギーに関する不安解消

　食物アレルギーがあると，家庭内外での様々な場面で制約があり，特に患者の食事を作る役目を果たすことが多い母親の不安は，想像以上に大きいものです。食品の選択の幅が狭まるため献立がマンネリ化してしまう，子どもの栄養状態に不安がある，集団給食での食物アレルギー対応に不安や不満がある，周囲の理解が得られない，誤食事故が不安である，などの母親の悩みを聞き，苦労を共有し，負担を軽減できるようなアドバイスをすることが管理栄養士に求められています。

● 文　献 ●

1 ）厚生労働科学研究班：食物アレルギーの栄養食事指導の手引き2017（研究代表者：海老澤元宏）（2017）
2 ）伊藤節子：食物アレルギー患者指導の実際，アレルギー，**58**，1490-1496（2009）
3 ）日本小児アレルギー学会食物アレルギー委員会作成，海老澤元宏，他監修：食物アレルギー診療ガイドライン2016（2016）協和企画
4 ）消費者庁：加工食品のアレルギー表示　食物アレルギーでお悩みの皆さまへ！　http://www.caa.go.jp/foods/pdf/syokuhin1445.pdf（2018年 7 月参照）
5 ）文部科学省：日本食品標準成分表2015年版（七訂）（2015）

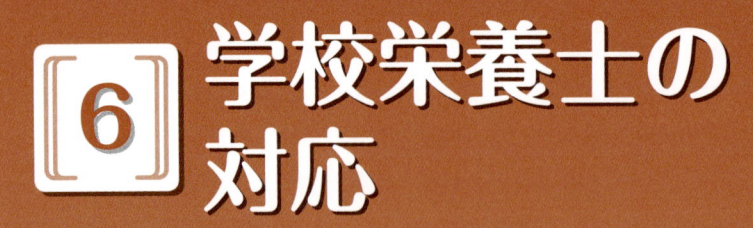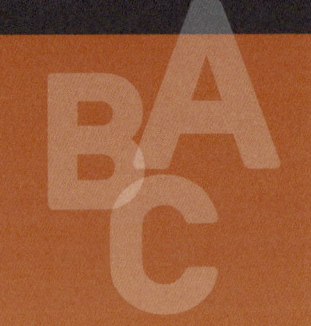

[6] 学校栄養士の対応

① 学校給食

　学校給食は，「学校給食法」を根拠法とし，学校給食法第8条に基づいて定められた「学校給食実施基準」を考慮して実施されています。学校給食実施基準は平成25（2013）年に一部改正され，「食物アレルギー等のある児童生徒に対しては，校内において校長，学級担任，養護教諭，栄養教諭，学校栄養職員，学校医等による指導体制を整備し，保護者や主治医との連携を図りつつ，可能な限り，個々の児童生徒の状況に応じた対応に努めること。なお，実施に当たっては公益財団法人日本学校保健会で取りまとめられた「学校生活管理指導表（アレルギー疾患用）」及び「学校のアレルギー疾患に対する取り組みガイドライン」を参考とすること」と記載されています。また，学校に勤務する栄養士（栄養教諭，学校栄養職員）は，文部科学省が示した「学校給食における食物アレルギー対応指針」や，この指針を参考に教育委員会が作成した食物アレルギー対応基本指針等に基づいて学校給食のアレルギー対応に取り組んでいます。

② アレルギー対応給食提供の考え方と流れ

1 アレルギー対応給食提供の考え方

　食物アレルギーのある児童生徒への給食提供では，安全性を最優先とします。安全性の確保のためには，原因食物の完全除去対応（提供するか，しないか，どちらかの対応）が原則とされています。

2 アレルギー対応給食決定までの流れ

　図3-7のように進めています。

　まず，保護者に対して対応給食希望調査を実施します。この際，保護者にアレルギー対応フローチャートで確認をしてもらうと理解してもらいやすいでしょう。調査は，新1年生には就学時健康診断等の際に行いますが，年度途中の場合も同じ流れで対応が決まります。次に，養護教諭と栄養士が「学

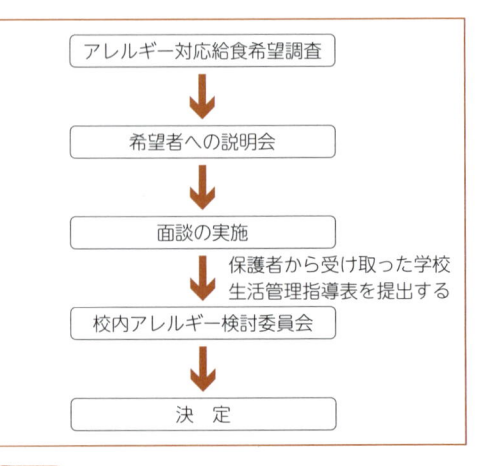

図3-7　アレルギー対応給食決定までの流れ

（図内）
アレルギー対応給食希望調査
↓
希望者への説明会
↓
面談の実施
↓　保護者から受け取った学校生活管理指導表を提出する
校内アレルギー検討委員会
↓
決　定

校生活管理指導表」をもとに保護者と面談を行います。この際，対応が困難な場合や，不可能な場合は，家庭からの弁当持参や，一品持参などについても話し合います。その後，校内アレルギー検討委員会を経て，対応内容が決定します。

③ 給食の調理場

1 自校式とセンター方式

学校給食の調理には，自校式（単独調理場方式）とセンター方式（共同調理場方式）があります。**自校式**は，学校内に併設された調理場で，その学校で提供する給食を調理します。**センター方式**は，複数の学校の給食をまとめて調理し，各学校に配送します。

単独調理場では，アレルゲンが含まれるメニューだけが除去食になりますが，共同調理場の場合は，毎日，専用容器に入った対応給食を食べるようになります。

最近新設される共同調理場には，アレルギー対応給食調理室や専属の調理員を配置しているところもありますが，多くは施設自体の改善がなされずに，ワンフロアの調理室にIH等のコンロを設け，アレルギー対応調理用の器具で調理が行われる例が多く見られます。

給食の調理場では，食中毒を予防するために，学校給食衛生管理基準にもとづき調理が行われます。調理場内の湿度を上げないように調理するドライシステムの取り入れが勧められていますが，古い調理場ではウェットシステムが多い現状です。ウェットシステムの調理場では，湿度を上げないため，床に水をまき散らさないように工夫する「ドライ運用の調理場」がほとんどです。

2 誤配を防ぐ配膳

アレルギー対応給食の配膳では，個人専用のランチジャーに入れたり，食器に盛りつけラップ等をかけた上でシールで個人名を示します（図3-8）。また，誤食を防ぐために，トレーの色を普通食と変える工夫なども行っています。共同調理場からの配送では，1食ごとにランチバッグに入れ，他の給食と区別します（図3-9）。

④ 献立の作成と確認

1 献立の作成

毎月の献立は作成後，献立委員会に提案します。アレルギー対応給食については，該当食材を除去した献立表を作成していますが，デザートや果物などは，可能であれば代替食で対応します。専用の調理室や専属の調理員が配属されている調理場では，代替食の献立が作成されます。

給食に使用する加工食品は商品規格書を取り寄せ，アレルゲンの確認をします。確認は複数のスタッフで行い，食材検収の際にも，納品された食材が発注したものと同じであるかを確認します。

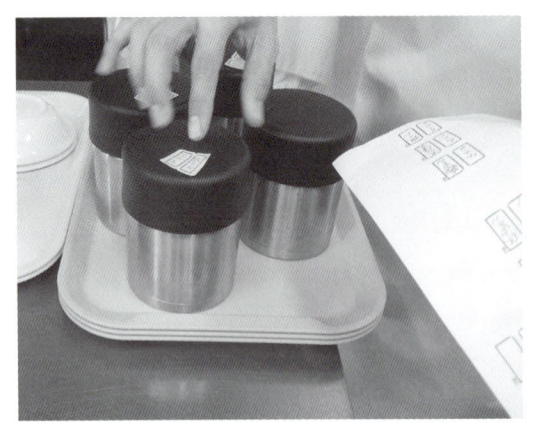 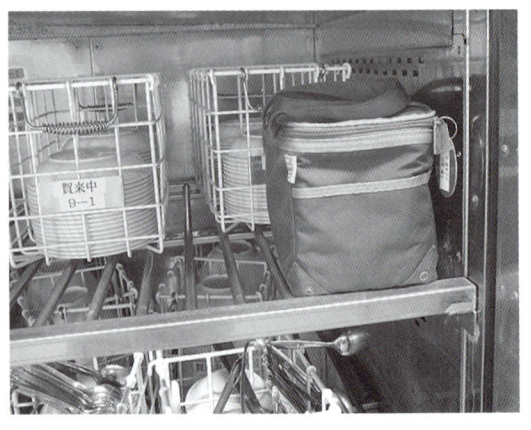

図3-8　誤配防止のためにトレーの色を変え，対応食を個別のランチジャーにつめる

図3-9　共同調理場からの配送時に使われるランチバッグ

2　献立の確認

2　献立の確認

　献立表ができたら，アレルギー対応児童の保護者に確認してもらいます。献立確認の方法は学校により異なりますが，当校ではアレルギー対応献立表を保護者に確認してもらっています。一品持参や対応食などの確認後に確認印を押してもらい，保護者・学級担任・栄養士がそれぞれコピーを持っておきます。また，栄養士が毎月保護者と面談して確認する場合もあります。

　保護者は，献立表を見てわからない献立や食品があるときには，直接栄養士に問い合わせるとよいでしょう。また，特に新1年生の場合は，食べたことのない食材があれば事前に家庭で試してみるとよいでしょう。献立を立てる栄養士も，わかりやすい献立名を表記することが大切です。

5　調理工程

1　作業工程表と作業動線図

　給食の調理にあたっては，作業工程表と作業動線図を作成し，ミーティングで各自が仕事内容を理解して衛生的な給食ができあがるように心がけます。アレルギー対応給食も同様に，ミーティングで，誰がどの時間にアレルギー対応給食の調理を行うかを作業工程表で確認し，全員で把握しておきます。専用のアレルギー対応給食調理室での調理の場合でも，同様に作業工程表や作業動線図を作成し，担当者全員で確認を行います（図3-10）。

2　食材の取り扱い

　アレルゲンが含まれる食材は，アレルギー対応給食の材料調達が終わるまで調理室内に入れないなどの配慮が必要です。

　揚げ物については，食材は普通食と同じであっても新しい油で揚げるなどの配慮を行います。保護者からの申し入れによりキャノーラ油や米油を使用している学校もありますが，給食は限られた

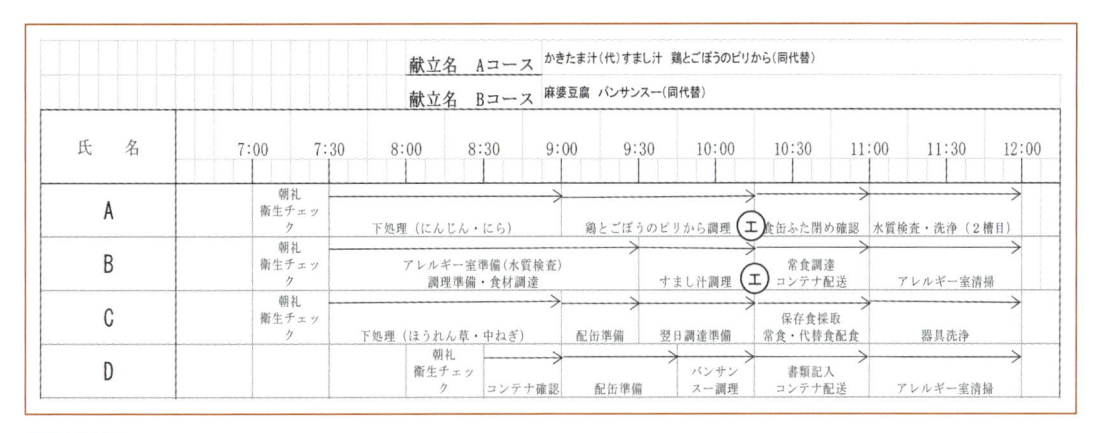

| 氏 名 | | 7:00 | 7:30 | 8:00 | 8:30 | 9:00 | 9:30 | 10:00 | 10:30 | 11:00 | 11:30 | 12:00 |

献立名　Aコース かきたま汁(代)すまし汁 鶏とごぼうのピリから(同代替)

献立名　Bコース 麻婆豆腐 バンサンスー(同代替)

氏　名	朝礼	内容
A	朝礼 衛生チェック	下処理（にんじん・にら）　　鶏とごぼうのピリから調理 工 食缶ふた閉め確認　水質検査・洗浄（2槽目）
B	朝礼 衛生チェック	アレルギー室準備(水質検査) 調理準備・食材調達　　すまし汁調理 工 常食調達 コンテナ配送　アレルギー室清掃
C	朝礼 衛生チェック	下処理（ほうれん草・中ねぎ）　配缶準備　翌日調達準備 保存食採取 常食・代替食配食　器具洗浄
D	朝礼 衛生チェック	コンテナ確認　配缶準備 バンサンスー調理 書類記入 コンテナ配送　アレルギー室清掃

図 3-10 アレルギー対応給食の作業工程表（例）

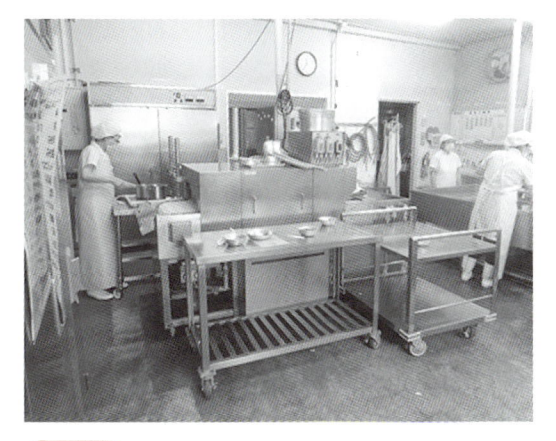

図 3-11 ワンフロアの調理室での対応給食の調理
注）対応給食担当の調理員（左）のみ，ピンク色のエプロンを使用している。

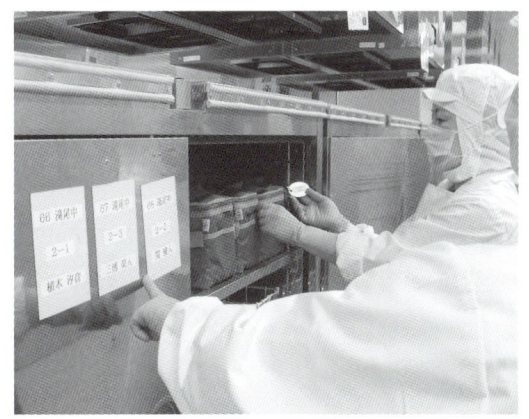

図 3-12 共同調理場からのコンテナ配送前，複数人による確認を行う

予算で運営しているため，保護者からの要望に応えられないことも多くあります。

3 調理員の服装

　アレルギー対応給食の担当者は，エプロンの色を他と違うものにするなどして区別します。ワンフロアの調理室でも，調理の仕上げや配膳はアレルゲンから距離を置いて行うように工夫します（図3-11）。

4 誤配の防止

　調理後は，誤配を防ぐために複数のスタッフで確認します。特に，共同調理場から配送される対応給食は，コンテナや配送校の間違いがないか，複数のスタッフで確認を行います（図3-12）。単独調理場では，対応給食も配膳室の棚に置きますが，栄養士や調理員が子どもたちから連絡カードを受けとり，情報を確認した上で給食を直接受け渡しするなどの誤配対策を行っています。教室では，担任も確認します。

6 まとめ

　学校給食では，衛生管理基準により，原材料と完成品を保存しておかなくてはならないため，1人分のアレルギー対応食を作る際に，3人分の食材が必要になります。また，調理員の配置も施設の整備も不十分な現状です。このような中，事故が起きないよう，栄養士と調理員は努力と工夫をしてアレルギー対応の給食を作っています。

　最近，学校給食で初めてアレルギー症状を起こす児童生徒が多くなり，養護教諭から，アレルゲンとなる食材の使用を控えてほしいなどの声が上がっています。しかし，学校給食は成長期にある児童生徒の心身の健康の増進，体位の向上を図るだけでなく，教育の一環として実施されていて，給食の時間はもとより各教科時間に活きた教材として活用されています。また，給食食材に地場産物を活用したり，地域の郷土食や行事食を提供することにより，地域の文化や伝統に対する理解と関心を深めることが期待できます。食物アレルギーをもつ子どもたちにも，学校給食の「安心」，「安全」，「おいしい」食の体験を通して，楽しい給食を提供できればと心から願っています。

　栄養士や調理員が細心の注意を払い，何人もの目と手で確認し，ミスを防ぐ体制を整えていますが，それでも思い込みやうっかりミスを起こしてしまうのが人間です。安心しておいしく食べられる，毎日の給食作りに取り組んでいきます。

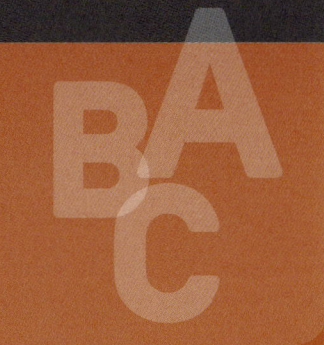

[7] 活動紹介

1 アレルギー支援ネットワークの活動

　アレルギー支援ネットワークは，医療・栄養・食品・保育・住宅など各分野の専門家，患者家族などで構成する特定非営利活動法人（NPO法人）で，自治体や企業，各分野の専門家と患者家族を結ぶ「中間支援組織」として活動をしています。平成21（2009）年9月にはアレルギーの分野では初めて「認定NPO法人」の認証を受けました。

　主な事業として，アレルギー大学，ホームページ・メールマガジンなどによる科学的なアレルギー知識の普及，アレルギー疾患をもつ人々への支援，患者会の設立・運営支援，地域医療機関への出張食事指導（管理栄養士），災害対策の普及，アレルギーにかかわる調査研究，生活の質向上のための商品開発，普及，販売および書籍の出版を行っています。

　平成26（2014）年には，「アレルギー大学」と「災害救援活動」が評価され，第66回保健文化賞（主催：第一生命保険㈱）を受賞しました。

1 アレルギー大学とは

　アレルギー疾患をもつ子どもたちを支える立場の保育士，幼稚園教諭，養護教諭など教職員，給食調理員，栄養士，保健師，看護師などの専門職を対象とし，食物アレルギーに関する体系的な知識と調理技術を習得する全国唯一の講座として，「アレルギー大学」を平成18（2006）年に創設しました（図3-13）。

　医学・食品栄養学・食育など最新の基本的な知識をはじめ，アトピー性皮膚炎や喘息などの食物アレルギーに合併する疾患や，保育園・幼稚園・学校でのアレルギー対応，ヒヤリ・ハット事例の紹介，考察と緊急時の対応などを学ぶことができます。

　さらに，調理実習では，アレルゲンを除去・代替する調理技術やコンタミネーション（混入）の防止技術はもちろんのこと，受講生どう

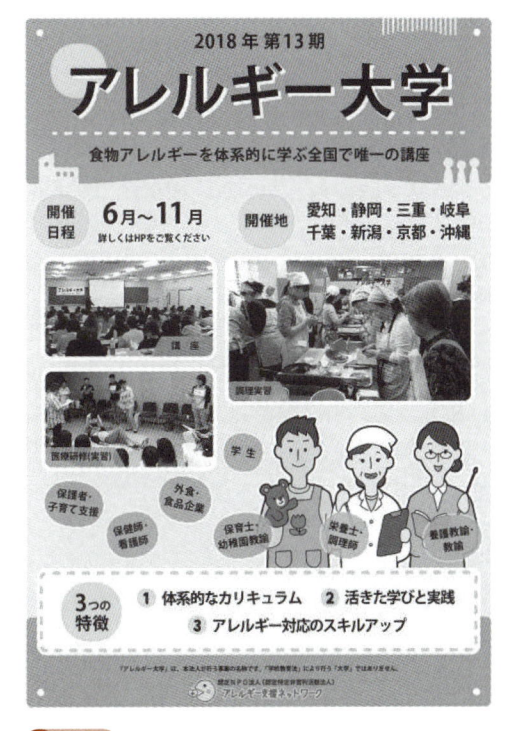

図3-13　アレルギー大学のパンフレット

しの交流やディスカッションを通じて，多職種の専門職と患者家族とがお互いの立場を理解し，食物アレルギーについての考えを深め合う場にもなっています。

　また，平成25（2013）年度からは，保育士・栄養士・教員を目指す学生を対象に，「アレルギー大学・ベーシックプログラム」（１日集中講座）を開講し，若い世代の啓発にも力を入れています。平成30（2018）年度の開講地域は，愛知，静岡，三重，岐阜，新潟，千葉，京都，沖縄の８府県で，千葉は NPO 法人千葉アレルギーネットワーク，京都は NPO 法人アレルギーネットワーク京都ぴいちゃんねっと，沖縄は一般社団法人アレルギー対応沖縄サポートデスク，それぞれ現地の法人とアレルギー支援ネットワークが協働して開講しています。

　平成27（2015）年にアレルギー疾患対策基本法が施行され，専門職には，アレルギーに関する最新の正しい知識の習得が今まで以上に求められます。アレルギー大学の修了生が，それぞれの地域や職場で，アレルギー疾患対策の施策を策定し実施するための大きな力になってくれることを期待しています。

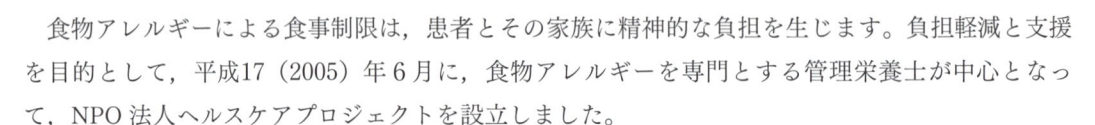

② Team-Allergy.com（チームアレルギー・ドットコム）の活動

　食物アレルギーによる食事制限は，患者とその家族に精神的な負担を生じます。負担軽減と支援を目的として，平成17（2005）年６月に，食物アレルギーを専門とする管理栄養士が中心となって，NPO 法人ヘルスケアプロジェクトを設立しました。

1 アレルギー対応レシピサイトの運営

　ヘルスケアプロジェクトでは，「特定の食材を除く毎日の食事を，栄養の偏りなく進める」というミッションのもと，食物アレルギー対応料理教室や，アレルギー専門医と共働で栄養相談，育児相談などの活動を行っていました。その活動の中で「毎日の食事作りに悩みを抱えている，より多くの家族に，食物アレルギー対応レシピを提供したい」という思いから，平成20（2008）年に Team-Allergy.com（チームアレルギー・ドットコム）というウェブサイトを立ち上げました。

　このサイトでは，７大アレルゲン（鶏卵，牛乳，小麦，そば，落花生，えび，かに）を除いたおかずやパン，おやつのレシピを毎月テーマを決めて更新し，平成30（2018）年６月現在約600レシピを公開しています。レシピのコンセプトは，①特定の食品を除くことで不足する栄養素が補えるもの，②安全・安心・新鮮な食材を使ったもの（有機 JAS 認定食品，極力食品添加物を使用しないもの，特定原材料が混入しない専用工場で作られたもの），③身近に手に入る材料で作れるもの，④簡単に作れるもの，⑤別献立ではなく家族全員がおいしく食べられるもの，の５つです。原因食物に応じてレシピを検索しやすくする機能を工夫し，１食当たりの栄養素量も表示しています。

2 自己管理能力を育てる「アレルギー児の食育」の推進

　患児は，乳幼児期は保護者の目の届く範囲で除去を進めていけますが，成長に伴って，学校給食や友人との外食，修学旅行，キャンプなど，食の環境が広がり，食の選択を自分で行わざるを得ない状況になります。しかし，小学校に上がっても"食"を保護者に委ね，自分では何も判断できな

い子どもが非常に多いのです。食物アレルギーが命にかかわるという怖さを知っているだけに，保護者も過保護になってしまい，子どもは自己管理能力が十分に育たないまま成長していきます。

そこで，チームアレルギー・ドットコムでは，年長の幼児から小学生を対象に，患児の自己管理能力を育てる食育活動に力を入れています。子どもたちは食べ物や栄養について学び，自分が食べられる食物を選択して調理し，食べることの重要性と楽しさを習得するとともに，食物アレルギーに正面から向き合っていきます（図3-14）。

今後は，アレルギーをもつ子どもたちがもっと暮らしやすい社会になるよう，園や学校，行政や病院，外食産業，宿泊施設，食品メーカーや小売業などと連携を図り，環境整備を行っていきたいと思っています。

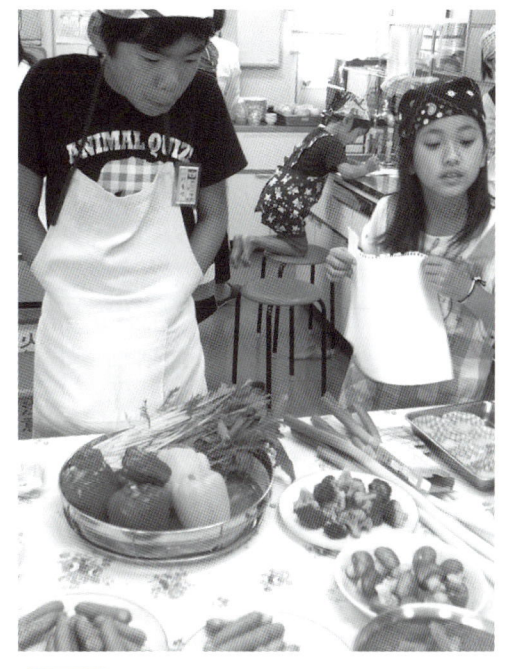

図 3-14　アレルギー児の食育
多くの食材の中から，自分が食べられる食材を選んで調理する。

参考文献・Web サイト

- 中村丁次，他編：食物アレルギー AtoZ 第2版（2014）第一出版
- 日本小児アレルギー学会食物アレルギー委員会作成，海老澤元宏，他監修：食物アレルギー診療ガイドライン2016（2016）協和企画
- 厚生労働省：保育所におけるアレルギー対応ガイドライン（2011）
- 厚生労働省：保育所における食事の提供ガイドライン（2012）
- 文部科学省スポーツ・青少年局学校健康教育課監修：学校のアレルギー疾患に対する取り組みガイドライン（2008）日本学校保健会
- 厚生労働科学研究班：食物アレルギーの栄養食事指導の手引き2017（研究代表者：海老澤元宏）（2017）
- 国立研究開発法人日本医療研究開発機構：食物アレルギーの診療の手引き2017（研究開発代表者：海老澤元宏）（2018）
- 宇理須厚雄総監修：ぜん息予防のための　よくわかる食物アレルギー対応ガイドブック2014（2014）環境再生保全機構
- 宇理須厚雄総監修：みんなで一緒に楽しくおいしく！ 食物アレルギーの子どものためのレシピ集（2016）環境再生保全機構
- 西間三馨編：学校の先生にも知ってほしい アレルギーの子どもの学校生活（2015）慶應義塾大学出版会
- ニッポンハム食の未来財団（食物アレルギーに関する情報提供）　https://www.miraizaidan.or.jp/
- 環境再生保全機構（アレルギー関連パンフレット頒布）　http://www.erca.go.jp/yobou/pamphlet/index.html
- NPO 法人ヘルスケアプロジェクト（食物アレルギーっ子のための献立サイト）　http://www.team-allergy.com/
- 認定 NPO 法人アレルギー支援ネットワーク　http://alle-net.com/
- 日本アレルギー学会（一般向けコンテンツ）　https://www.jsa-pr.jp/
- 日本小児アレルギー学会　http://www.jspaci.jp/　　　　　　　　　（Web サイトは2018年 7 月参照）

索 引

URL http://www.daiichi-shuppan.co.jp

上記の弊社ホームページにアクセスしてください。

＊訂正・正誤等の追加情報をご覧いただけます。
＊書籍の内容，お気づきの点，出版案内等に関するお問い合わせは，
　「ご意見・お問い合わせ」専用フォームよりご送信ください。
＊書籍のご注文も承ります。

食物アレルギーお弁当のABC
―食物アレルギーの知識と給食おきかえレシピ・アイデア集―

平成30（2018）年 8 月31日　　　初 版 第 1 刷 発 行

編著者	有田　孝司
	高松　伸枝
	近藤　さおり

発行者　　　栗田　茂

発行所　　　第一出版株式会社

　　　　　　〒102-0073　東京都千代田区九段北2-3-1　増田ビル1階

　　　　　　電話　（03）5226-0999　FAX　（03）5226-0906

印刷・製本　　　広研印刷

ISBN978-4-8041-1377-7　　C2077